Ecografia e procedure interventistiche percutanee

Fegato, vie biliari e pancreas

Mirko D'Onofrio • Andrea Ruzzenente

Ecografia e procedure interventistiche percutanee

Fegato, vie biliari e pancreas

Presentazione a cura di

Roberto Pozzi Mucelli

Springer

Mirko D'Onofrio
Istituto di Radiologia
Policlinico G.B. Rossi
Università di Verona
Verona

Andrea Ruzzenente
Dipartimento di Chirurgia e Gastroenterologia
Chirurgia A
Policlinico G.B. Rossi
Università di Verona
Verona

Con la collaborazione di:

Andrea Casarin
Niccolò Faccioli
Massimo Falconi
Roberto Malagò
Riccardo Manfredi
Erminia Manfrin
Enrico Martone
Roberto Pozzi Mucelli
Silvia Pachera
Giulia A. Zamboni

ISBN 978-88-470-1061-1
e-ISBN 978-88-470-1062-8

Springer fa parte di Springer Science+Business Media
springer.com

Impaginazione: Compostudio, Cernusco S/N (Milano)
Stampa: Printer Trento S.r.l., Trento

Stampato in Italia
Springer-Verlag Italia S.r.l., Via Decembrio 28, I-20137 Milano

Ai nostri figli

Presentazione

L'idea di questo libro nasce da un'esperienza che è andata progressivamente crescendo e consolidandosi nel corso degli anni presso la Sezione di Ecografia dell'Istituto di Radiologia del Policlinico G.B. Rossi di Verona. Vi sono delle ragioni a monte, che risiedono nella tradizione propria del Policlinico G.B. Rossi che ha visto, fin dai primi anni della sua storia, iniziata sul finire degli anni '60, una predilezione ed una particolare competenza per lo studio della patologia epatica e soprattutto pancreatica, tanto da renderlo un Centro di riferimento a livello nazionale ed internazionale per questa patologia. Nel corso degli anni anche la radiologia è cresciuta in questi settori, dapprima sotto il profilo diagnostico e poi anche sotto quello terapeutico. Questa evoluzione è avvenuta sotto la spinta dei colleghi clinici e chirurghi, con i quali si è instaurato un rapporto di reciproca collaborazione, fondamentale per la crescita del nostro gruppo.

L'attività "interventistica" comprende sia procedure diagnostiche che terapeutiche. Le prime riguardano in prevalenza fegato e pancreas e sono organizzate in modo da consentire un'analisi immediata del risultato del prelievo citologico, grazie alla collaborazione con l'Anatomia Patologica del Policlinico. Nella Sezione di Ecografia è presente uno spazio dedicato all'Anatomia Patologica che, in questo modo, è in grado di effettuare, subito dopo il prelievo, la lettura del materiale citologico. Ne consegue che il referto può essere realizzato nello spazio di poco tempo, per cui è possibile dare al paziente ed al medico curante le risposte in "tempo reale". Come spesso avviene, il successo di questa attività, grazie alle capacità degli operatori ed all'efficiente organizzazione, ha portato ad un sensibile aumento della richiesta e del numero delle procedure nel corso di questi anni, anche perché è andato aumentando l'afflusso di pazienti con patologia epatica, biliare e pancreatica. Parallelamente è cresciuta l'attività interventistica terapeutica legata alle procedure di drenaggio ed al trattamento delle lesioni neoplastiche epatiche.

Sulla base di queste premesse si è voluto fare il punto su queste procedure in ambito epatobiliare e pancreatico. Il libro è diviso in tre sezioni, di cui la prima dedicata al fegato e la seconda al pancreas. In entrambe si sottolinea il ruolo centrale che l'ecografia svolge nella guida di queste procedure, sia diagnostiche che terapeutiche. Pur non essendo un testo di imaging, la parte diagnostica ecografica è molto curata ed aggiornata, prendendo in considerazione anche aspetti moderni legati alle più recenti tecniche Doppler ed ai mezzi di contrasto ecografici. Vengono analizzate le procedure di agoaspirazione e di biopsia, per quanto concerne la parte diagnostica, e quelle di drenaggio, alcolizzazione e termoablazione, per quanto concerne la parte terapeutica. In entrambe le sezioni si dà risalto ai dati della Letteratura con tabelle riepilogative che consentono al lettore di avere una visione globale dei risultati.

La terza sezione è rivolta invece all'imaging non ecografico di riferimento e prende in considerazione le tecniche alternative, principalmente la Tomografia Computerizzata, ma anche la Risonanza Magnetica. Particolarmente interessante è la parte dedicata alla fusione d'immagine ed in particolare alla fusione tra le immagini ecografiche e TC, molto utile nelle procedure bioptiche ed interventistiche di tipo terapeutico per il reperimento di lesioni mal visibili o non raggiungibili con la sola ecografia.

Viene analizzato inoltre il contributo delle metodiche d'immagine nella pianificazione pre-procedurale e nel follow-up.

Il libro rappresenta un valido punto di riferimento per un'attività nella quale il radiologo deve impegnarsi per affermare la sua professionalità nei confronti di colleghi di altre discipline.

Verona, aprile 2008

Prof. Roberto Pozzi Mucelli
Istituto di Radiologia
Policlinico G.B. Rossi
Università di Verona

Indice

Sezione I. Fegato e vie biliari

Capitolo 1. Procedure diagnostiche

M. D'Onofrio, A. Ruzzenente, E. Martone, E. Manfrin, R. Malagò, A. Casarin, R. Pozzi Mucelli

1.1. Introduzione 3
1.2. Agoaspirato 4
1.3. Biopsie 15
1.4. Key points 20
Bibliografia 21

Capitolo 2. Procedure terapeutiche

A. Ruzzenente, M. D'Onofrio, S. Pachera, E. Martone

2.1. Introduzione 25
2.2. Drenaggi 25
2.3. Alcolizzazione percutanea - *Percutaneous Ethanol Injection* (PEI) 36
2.4. Termoablazione con radiofrequenza - *Radiofrequency Thermoablation* (RFA) 39
2.5. Key points 45
Bibliografia 45

Sezione II. Pancreas

Capitolo 3. Procedure diagnostiche

M. D'Onofrio, R. Malagò, E. Martone, E. Manfrin, R. Pozzi Mucelli

3.1. Introduzione 51
3.2. Agoaspirato 51
3.3. Biopsie 62
3.4. Key points 64
Bibliografia 64

Capitolo 4. Procedure terapeutiche
E. Martone, M. D'Onofrio, R. Malagò, M. Falconi, R. Pozzi Mucelli

4.1. Introduzione ... 67
4.2. Drenaggi ... 67
4.3. Key points ... 80
Bibliografia ... 80

Sezione III. Imaging non ecografico di riferimento

Capitolo 5. Metodiche guida
N. Faccioli, R. Manfredi

5.1. Introduzione ... 85
5.2. Metodiche di fusione d'immagine ... 85
5.3. Tomografia computerizzata ... 92
5.4. Risonanza magnetica ... 98
5.3. Key points ... 101
Bibliografia ... 101

Capitolo 6. Diagnostica per immagini: fegato e vie biliari
R. Malagò, R. Manfredi

6.1. Introduzione ... 105
6.2. Procedure diagnostiche ... 105
6.2.1. Planning pre-procedura ... 105
6.2.2. Follow-up post-procedura ... 111
6.3. Procedure terapeutiche ... 111
6.3.1. Planning pre-procedura ... 111
6.3.2. Follow-up post-procedura ... 114
6.4. Key points ... 116
Bibliografia ... 116

Capitolo 7. Diagnostica per immagini: pancreas
G. Zamboni, M. D'Onofrio, R. Pozzi Mucelli

7.1. Introduzione ... 121
7.2. Procedure diagnostiche ... 121
7.2.1. Planning pre-procedura ... 121
7.2.2. Follow-up post-procedura ... 127
7.3. Procedure terapeutiche ... 128
7.3.1. Planning pre-procedura ... 128
7.3.2. Follow-up post-procedura ... 134
7.4. Key points ... 135
Bibliografia ... 135

Indice analitico ... 137

Sezione I

Fegato e vie biliari

1 Procedure diagnostiche

Mirko D'Onofrio, Andrea Ruzzenente, Enrico Martone, Erminia Manfrin,
Roberto Malagò, Andrea Casarin, Roberto Pozzi Mucelli

1. 1. Introduzione

L'ecografia interventistica è frequentemente utilizzata per la diagnosi di patologie epatiche [1-9] e la sua diffusione, in molti casi, ne ha modificato in maniera significativa la strategia diagnostica [10-19]. L'abbondante Letteratura in materia e la standardizzazione delle procedure, iniziata oltre cinquant'anni fa, testimoniano il datato ed esteso interesse nei confronti di queste procedure ormai consolidate [20-21].

L'ecografia è particolarmente indicata per guidare le procedure diagnostiche interventistiche a livello epatico. Le ben note caratteristiche di questa metodica che contribuiscono al raggiungimento di tale risultato sono: la dinamicità dell'indagine, che consente di monitorare la procedura interventistica in tempo reale, l'elevata risoluzione spaziale raggiunta dall'attuale imaging ecografico, la crescente disponibilità delle apparecchiature ecografiche nei reparti radiologici, nonché il basso costo e la ripetibilità dell'indagine consentita dall'assente esposizione a radiazioni ionizzanti. Queste caratteristiche hanno favorito un progressivo incremento dell'utilizzo dell'ecografia a guida delle procedure interventistiche diagnostiche sul fegato, facendone, per frequenza, la metodica di prima scelta.

Importanti sviluppi tecnologici nel campo delle apparecchiature ed a livello farmacologico, con l'introduzione di nuovi mezzi di contrasto, hanno migliorato l'accuratezza diagnostica delle metodiche d'immagine e consentono, attualmente, un'identificazione ed una caratterizzazione lesionale eccellenti in ambito epatico, con conseguente progressiva riduzione delle indicazioni alle procedure interventistiche epatiche con finalità diagnostica. L'incremento dell'accuratezza della diagnosi non invasiva ridimensiona, pertanto, la necessità della diagnosi invasiva. In definitiva l'evoluzione tecnologica tende alla non invasività delle fasi diagnostiche della patologia epatica, come si evince dalle ultime linee guida che riservano spazi ridotti alle procedure interventistiche percutanee [22], grazie alle innovazioni sia in campo tecnologico (come ad esempio l'elastosonografia) che farmacologico (mezzi di contrasto organospecifici) che si prefiggono di ridurre al minimo il ricorso all'invasività a fini diagnostici.

M. D'Onofrio, A. Ruzzenente, *Ecografia e procedure interventistiche percutanee.*
ISBN 978-88-470-1061-1.

1.2. Agoaspirato

Materiali e tecniche

Per le procedure interventistiche ecoguidate sul fegato vengono utilizzati due tipi di sonde: con supporto laterale e con supporto centrale a cristalli interrotti (Fig. 1.1).

Le sonde con supporto laterale sono dotate di un kit di montaggio laterale: con questo tipo di sonda non è possibile tracciare una guida verticale per l'ingresso dell'ago, che può pertanto percorrere solo tragitti obliqui (Fig. 1.1). L'angolazione del tramite viene scelta tra quelle disponibili al fine di raggiungere la lesione percorrendo il tragitto più sicuro possibile. L'accesso laterale può tuttavia allungare il percorso che l'ago deve compiere per raggiungere la lesione. La brevità del percorso è un importante fattore che influenza la precisione del tragitto che l'ago percorre all'interno del fegato. Per lesioni di piccole dimensioni (1 cm) il percorso dovrebbe essere il più breve possibile, a parità di garanzia di sicurezza della via di accesso. In alcuni casi l'accesso controlaterale, ottenuto invertendo la rappresentazione ecografia del lato associata a rotazione della sonda di 180°, può essere preferito per guadagnare maggiore brevità o sicurezza del tragitto.

Le sonde con trasduttore piezoelettrico interrotto e supporto per ago in sede centrale sono dotate di kit di montaggio centrale: con queste sonde si possono ottenere sia tramiti verticali che obliqui, con angolazioni differenti (Fig. 1.1).

I kit di guida montati lateralmente, o centralmente, differiscono per il calibro dell'ago che possono supportare e posseggono differenti punti d'inserzione o posizioni che corrispondono all'angolo della traccia scelta.

Gli aghi utilizzati nelle procedure diagnostiche interventistiche epatiche differiscono a seconda del tipo di campionamento che si desideri ottenere, sia esso citologico o istologico.

Gli aghi per prelievo citologico in aspirazione (FNAC) sono di calibro variabile da 20 a 22G (Gauge; 20G = 0,812 mm; 22G = 0,644 mm) e sono dotati di un mandrino interno che, una volta rimosso, fa risalire per capillarità il materiale prelevato (aghi di Chiba). Gli aghi del tipo Menghini sono forniti di siringa collegata all'estremità che, posta in aspirazione manualmente o con dispositivo semiautomatico, consente di ottenere materale citologico per suzione. In quest'ultimo caso il calibro degli aghi è lievemente maggiore, generalmente compreso tra 21 e 20G (21G = 0,723 mm).

Metodologia e protocolli

Le procedure interventistiche diagnostiche sul fegato prevedono, come indispensabile fase preliminare, l'esclusione di disordini della coagulazione, tramite esami di laboratorio e l'ottenimento del consenso informato scritto del paziente. Viene quindi posizionato un accesso venoso con agocannula. La lesione epatica viene quindi studiata con ecografia in imaging B-mode, imaging armonico e studio Doppler. Il contenuto e l'organizzazione della lesione (contenuto solido/fluido, aree colliquative intralesionali, calcificazioni lesionali, capsula perilesionale) vengono valutati per identificare il punto migliore per il campionamento. Maggiore accuratezza, a tal fine, è garantita dall'impiego del mezzo di contrasto ecografico.

Allo stato attuale la possibilità di identificare ecograficamente lesioni epatiche con diametro intorno al centimetro ha importanti ricadute sulle indicazioni alle procedure interventistiche diagnostiche. Una piccola lesione focale solida epatica in un paziente oncologico, infatti, può modificare completamente la stadiazione. La certezza della diagnosi è di fondamentale importanza e spesso, nonostante l'esiguità dimensionale, può essere affidata all'agoaspirato ecoguidato (Figg. 1.2, 1.3). I pro-

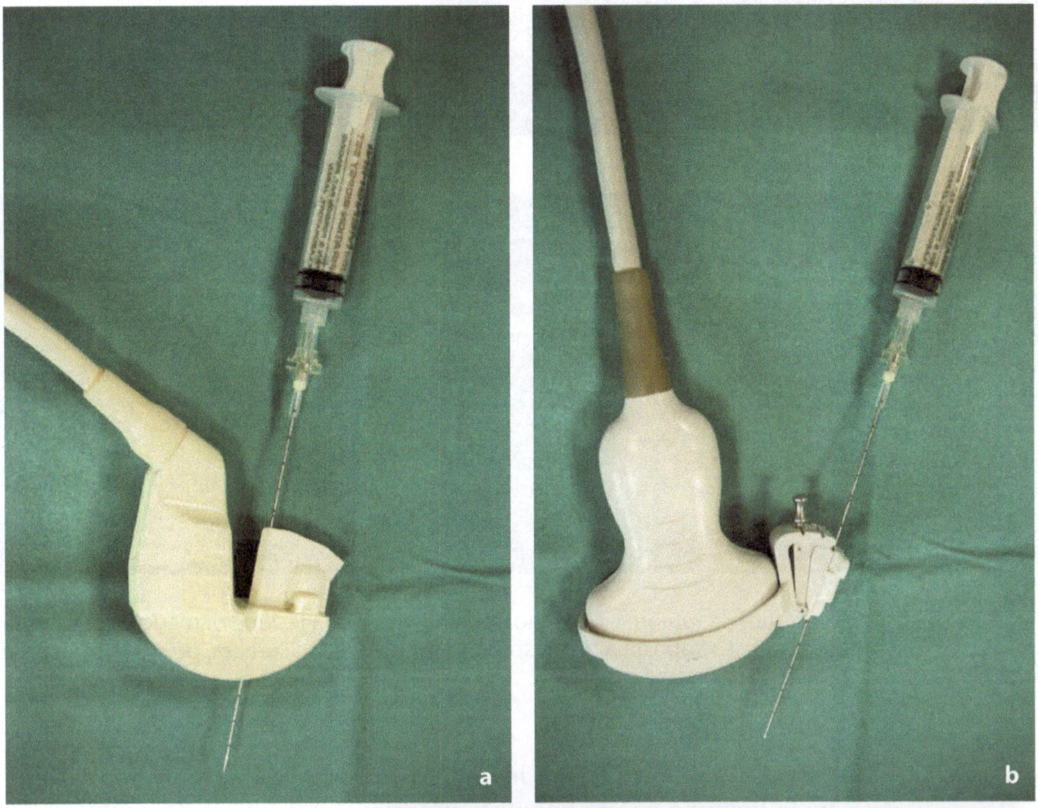

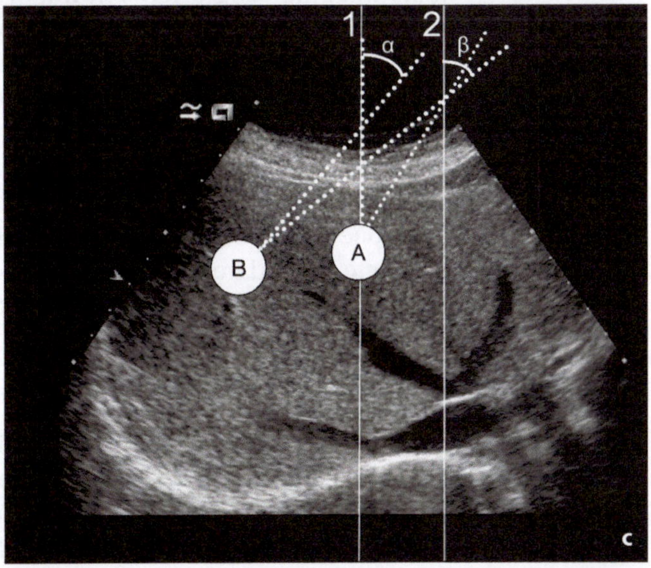

Fig. 1.1a-c. Sonde ecografiche con guida per procedure interventistiche diagnostiche. **a** Sonda con kit di guida centrale ed ago inserito parallelamente (0°). **b** Sonda con kit di guida laterale ed ago inserito obliquamente (29°). **c** L'angolo α della guida centrale (*1*) varierà per il raggiungimento della lesione *A* rispetto alla *B*, risultando comunque differente dall'angolo β della guida laterale (*2*) per il raggiungimento delle medesime lesioni

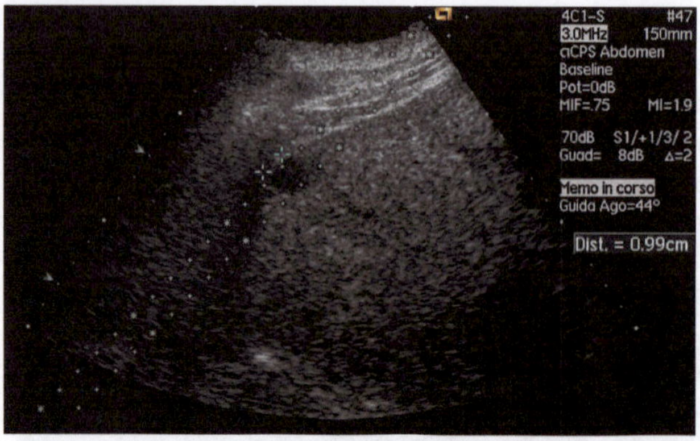

Fig. 1.2. Piccolo epatocarcinoma. Piccola (9,9 mm) lesione focale solida ipoecogena (misurata), comparsa al lobo epatico di destra in corso di sorveglianza in paziente con cirrosi epatica. La lesione non è stata confermata all'indagine TC. La lesione, nonostante le esigue dimensioni e la sede periferica, sottoglissoniana, è stata sottoposta in sicurezza ad agoaspirato ecoguidato con diagnosi finale di HCC

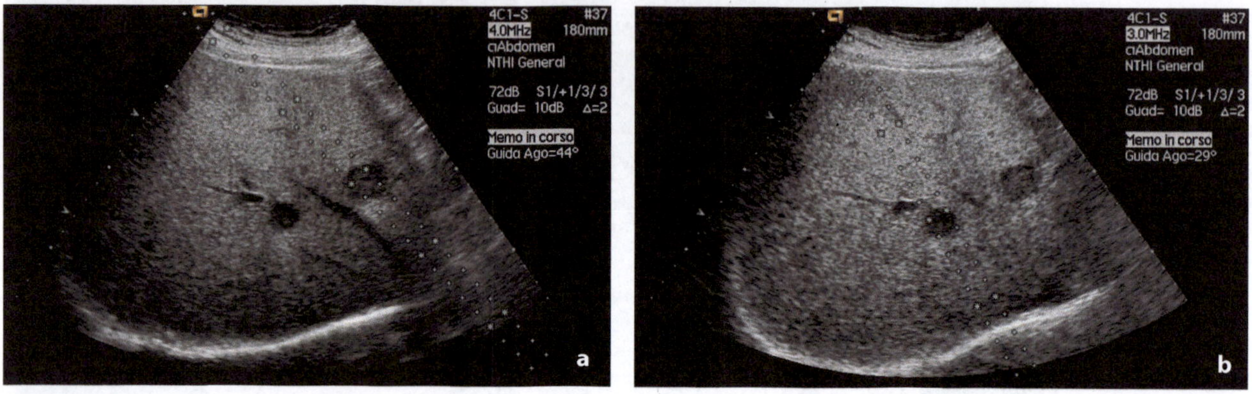

Fig. 1.3a, b. Piccole metastasi da tumore endocrino del pancreas. Sia la lesione di maggiori dimensioni (**a**) che la lesione più piccola (**b**) possono essere sottoposte ad agoaspirato ecoguidato in sicurezza, previa modificazione dell'angolazione della guida da 44° (**a**) a 29° (**b**) rispettivamente

gressi tecnologici hanno notevolmente incrementato la risoluzione spaziale dell'attuale imaging ecografico con importanti ricadute sull'accuratezza della diagnostica invasiva epatica ecoguidata. L'utilizzo dell'imaging armonico può rendere più agevole l'identificazione di piccole lesioni grazie ad un incremento della risoluzione di contrasto [23-25]. L'utilizzo di questa applicazione rende più accurato, da un punto di vista diagnostico, anche il campionamento cito/istologico di lesioni di grosse dimensioni, che spesso presentano nel loro contesto ampie aree necrotiche/colliquative, il prelievo delle quali non fornirebbe materiale adeguato (Fig. 1.4). La corretta distinzione delle porzioni liquide o colliquate da quelle solide della lesione (Fig. 1.5) consente di guidare il prelievo su queste ultime. Anche lo studio Doppler, grazie alla presenza di segnali vascolari tissutali, può fornire informazioni sulla vitalità delle diverse porzioni della lesione obiettivo della procedura percutanea, e può stabilirne l'entità della vascolarizzazione (macrocircolo), elemento spesso predittivo del comportamento perfusionale.

Lo studio Doppler è inoltre di fondamentale importanza per l'identificazione di arterie e vene lungo il percorso ed in sede perilesionale (Fig. 1.6), incrementando la sicurezza della procedura [26, 27]. La frequenza Doppler è impostata in modo da registrare i flussi di vasi addominali profondi (ad esempio 1,75 MHz) o superficiali (ad

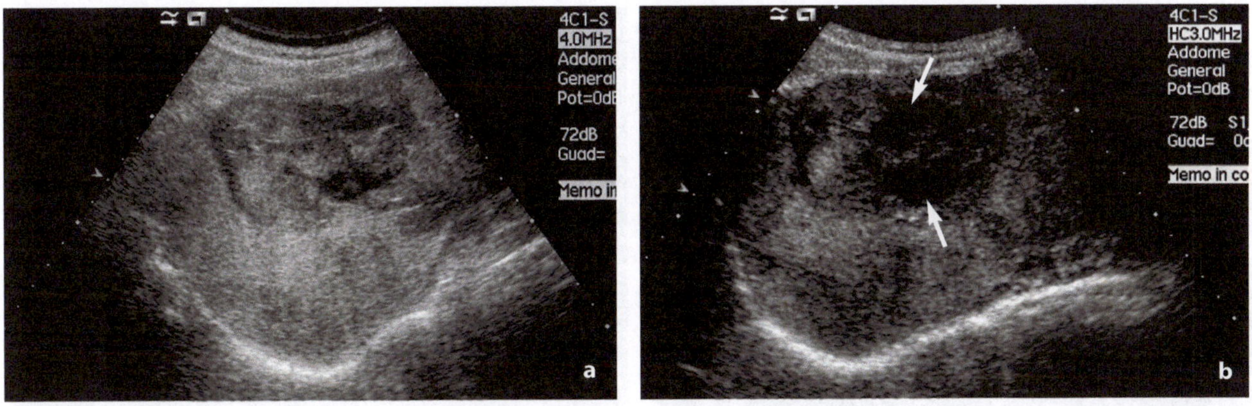

Fig. 1.4a, b. Voluminoso epatocarcinoma. **a** All'esame B-mode si riconosce voluminosa formazione espansiva del lobo epatico di destra ad ecostruttura solida disomogenea. **b** L'imaging armonico mappa meglio la lesione, consentendo di evidenziare alcune lacune necrotiche intralesionali (*frecce*)

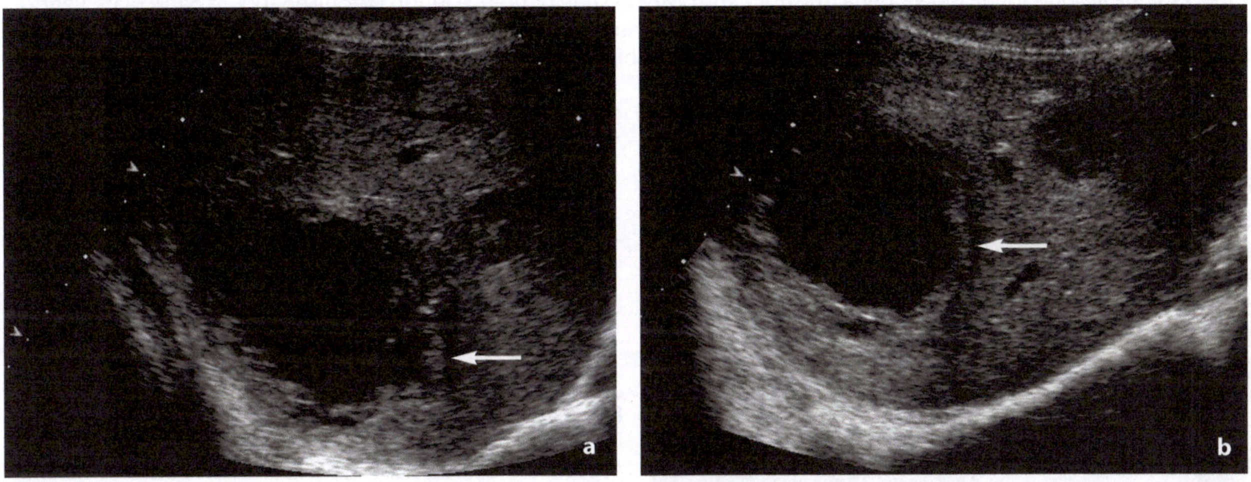

Fig. 1.5a, b. Metastasi colliquata da adenocarcinoma. **a** All'esame B-mode si riconosce formazione espansiva a contenuto liquido con altra piccola lesione focale ipoecogena solida in sua adiacenza. **a, b** L'imaging ecografico consente di riconoscere perfettamente le porzioni solide residue (*frecce*) della metastasi colliquata, che risultano disposte perifericamente

esempio 4 Mhz). Solitamente il valore varia a seconda delle caratteristiche della strumentazione ecografica e viene impostato in rapporto alla profondità della lesione epatica ed alla costituzione fisica del paziente.

L'attuale tecnologia consente elevata sensibilità ai flussi, con visualizzazione accurata dei vasi, permettendo di guidare in maniera molto precisa e sicura il tragitto dell'ago (Fig. 1.6). La procedura viene tuttavia eseguita in ecografia B-mode convenzionale per non avere gli artefatti color-Doppler ingenerati dall'ago, che possono impedirne la corretta visualizzazione. È quindi preferibile procedere a modificare in senso opposto le regolazioni della frequenza Doppler e della PRF (*Pulse Repetition Frequency*) al fine di visualizzare anche strutture vascolari superficiali ed a flusso lento in sede sottoglissoniana. L'elevata sensibilità dei sistemi Doppler consente di

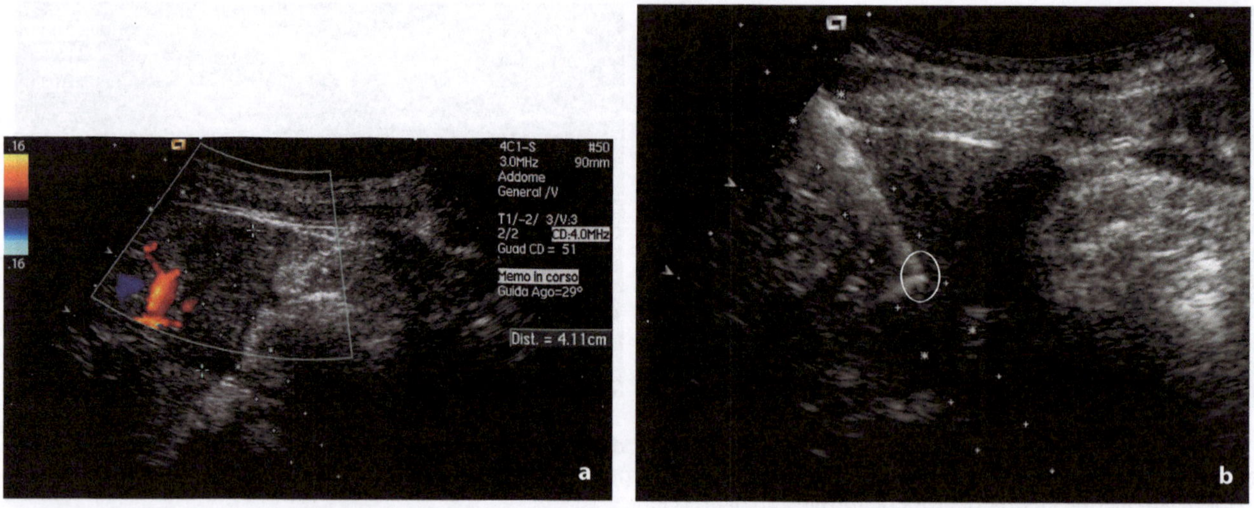

Fig. 1.6a, b. Metastasi da adenocarcinoma duttale del pancreas. **a** L'ecografia color-Doppler consente di guidare l'agoaspirato su una lesione solida ipoecogena (misurata) disposta in sede periferica lungo i profili epatici. In particolare vengono identificate con attenzione le grosse diramazioni venose ed arteriose intraepatiche lungo il tragitto e, quindi, opportunamente evitate durante il prelievo (**b**), riuscendo a posizionare in sicurezza la punta dell'ago (*cerchio*) nella lesione

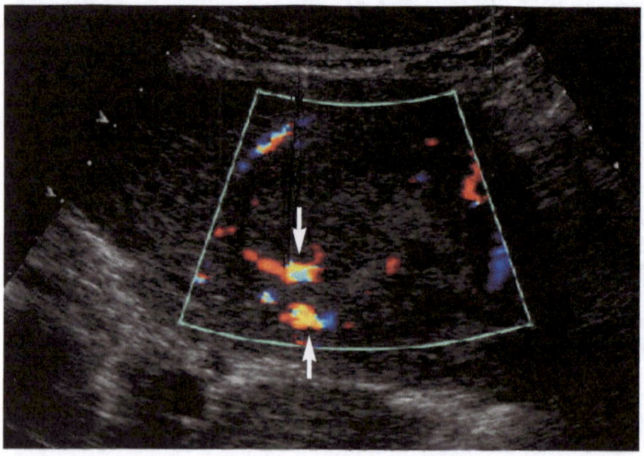

Fig. 1.7. Epatocarcinoma. L'esame color-Doppler dimostra il "network" vascolare della lesione solida, ipoecogena, con aspetto a mosaico, riconoscibile al lobo epatico di sinistra. In particolare, viene rappresentato il macrocircolo tumorale con immagine di grossi rami arteriosi afferenti la lesione (*frecce*)

mappare il *network* vascolare delle lesioni epatiche (Fig. 1.7), evitando l'attraversamento delle zone che contengano vasi portanti della circolazione tumorale della lesione, soprattutto nel caso di lesioni in sede superficiale o parailare.

La somministrazione di mezzo di contrasto conferma le informazioni fornite dal preliminare studio Doppler ed aggiunge altri importanti elementi diagnostici. L'ecografia con mezzo di contrasto (*Contrast-Enhanced Ultrasonography*, CEUS) consente innanzitutto una migliore caratterizzazione della lesione, a conferma della necessità della procedura diagnostica interventistica percutanea richiesta. Inoltre identifica in maniera ottimale la porzione vitale vascolarizzata di lesioni di grosse dimensioni, consentendo pertanto il corretto posizionamento dell'ago a tale livello (Figg. 1.8, 1.9). La somministrazione di mezzo di contrasto può dunque essere utile in caso di procedure interventistiche percutanee in quanto aumenta nelle lesioni di

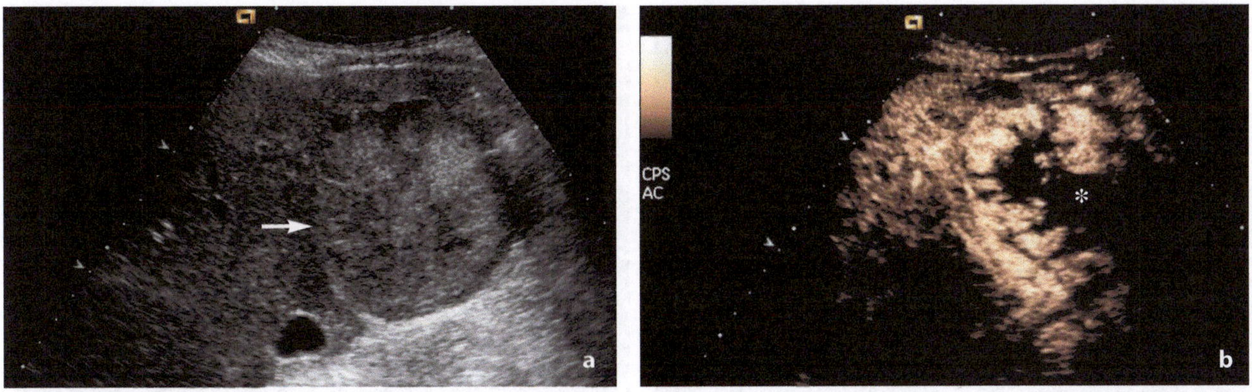

Fig. 1.8a, b. Voluminoso epatocarcinoma. **a** All'esame B-mode si riconosce voluminosa formazione espansiva solida capsulata (*freccia*) al lobo epatico di sinistra. **b** L'ecografia con mezzo di contrasto dimostra perfettamente la presenza di ampia area necrotica centrolesionale (*asterisco*)

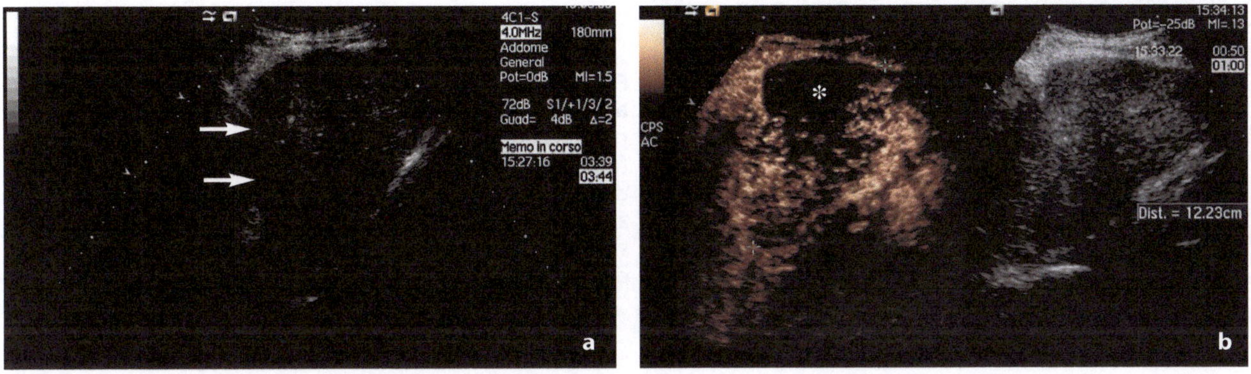

Fig. 1.9a, b. Voluminoso colangiocarcinoma periferico. **a** All'esame B-mode si rileva una voluminosa massa solida ipoecogena (*frecce*) che occupa pressoché completamente il lobo epatico di sinistra. **b** L'ecografia con mezzo di contrasto meglio delimita la lesione, evidenziando la presenza di ampia area necrotica nelle porzioni ventrali e periferiche della lesione (*asterisco*), possibile sede di prelievi facilmente inadeguati ai fini diagnostici

grosse dimensioni l'accuratezza del campionamento e, talvolta, rende possibile una procedura altrimenti non espletabile per scarsa, o addirittura assente, visualizzazione delle lesione senza l'iniezione di mezzo di contrasto (Fig. 1.10). Nel caso di lesioni maligne mal riconoscibili in ecografia basale, infatti, il mezzo di contrasto ne aumenta la cospicuità in fase tardiva [28, 29]. Ne consegue che la lesione, anche se di piccole dimensioni, diviene ecograficamente visibile è può quindi essere agoaspirata in ecografia (Fig. 1.10), evitando il ricorso a guide TC o RM, sicuramente più indagiose in presenza di lesioni di piccole dimensioni e visibili solo in fase contrastografica (biopsia TC guidata). La guida ecografica nella fase contrastografica della procedura interventistica può risultare difficoltosa per la non ottimale visualizzazione dell'ago, dovuta alla particolare processazione del segnale propria dei software contrasto-specifici dedicati alla visualizzazione delle microbolle del mezzo di contrasto ecografico. È quindi necessario, una volta identificata la sede della lesione in fase

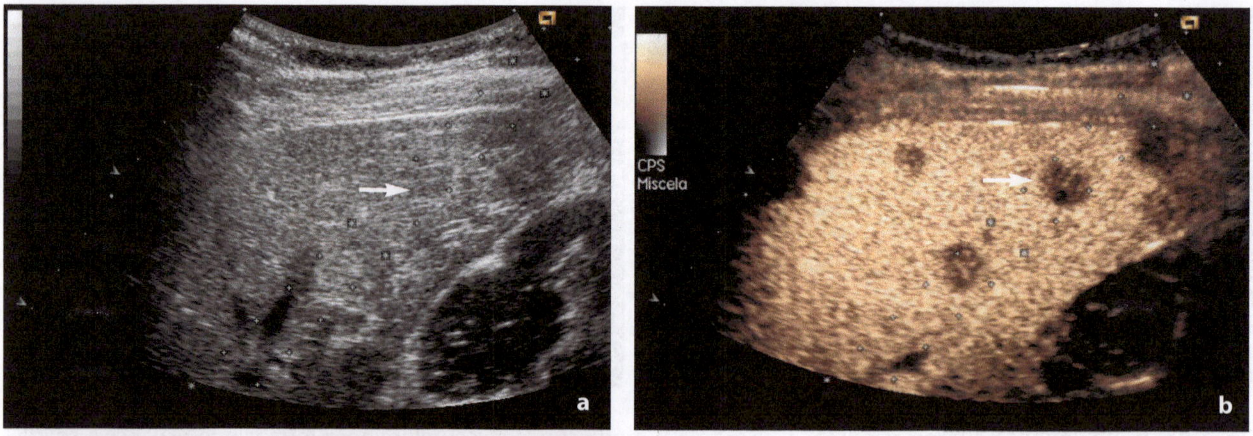

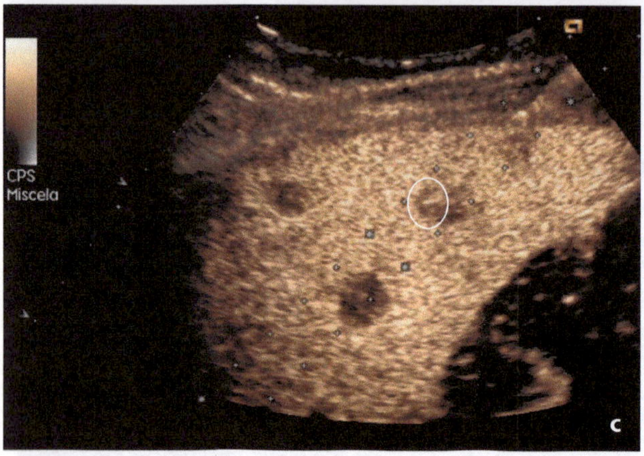

Fig. 1.10a-c. Metastasi da tumore endocrino del pancreas. **a** Lesione focale epatica isoecogena (*freccia*) che è stato possibile identificare solo dopo l'iniezione di mezzo di contrasto (*freccia* in **b**) in un paziente con neoplasia endocrina del pancreas. **c** La lesione è stata sottoposta ad agoaspirazione (*cerchio*) sotto guida ecocontrastografica. La diagnosi finale è stata di metastasi epatica da tumore endocrino del pancreas

dinamica tardiva, passare alla visualizzazione standard B-mode dell'immagine per guidare correttamente la procedura. Sono anche disponibili software che consentono di dividere lo schermo in due parti (*split screen*), l'una per la visualizzazione della fase contrastografica, l'altra per l'imaging convenzionale B-mode, oppure, in alternativa, di sovrapporre le due fasi/immagini al fine di guidare una procedura interventistica anche durante le fasi contrastografiche dinamiche (Fig. 1.10). L'ecografia con mezzo di contrasto è inoltre raccomandata nel caso in cui il primo campione prelevato risulti non diagnostico per la capacità della metodica di discriminare perfettamente le aree necrotico/colliquate, spesso centrolesionali, dalle porzioni vascolarizzate della lesione, frequenti in sede periferica, queste ultime obiettivo del prelievo (Figg. 1.8, 1.9).

La Letteratura indica nella visualizzazione a volte difficoltosa dell'ago il limite principale della guida ecografica alle procedure interventistiche [30]. Lo studio volumetrico in ecografia con scansioni automatiche e la possibilità di imaging 3D/4D consentono di visualizzare più piani (assiale, coronale, sagittale) con unica scansione e rappresentazione in tempo reale (Fig. 1.11). L'avanzamento tecnologico, legato all'uso di sonde dedicate (4D3C-LOGIQ 9, GE Healthcare, USA), consentirebbe la visualizzazione della traiettoria dell'ago, nonché della punta, ovviando alle sue possibili piccole deviazioni rispetto al piano del fascio.

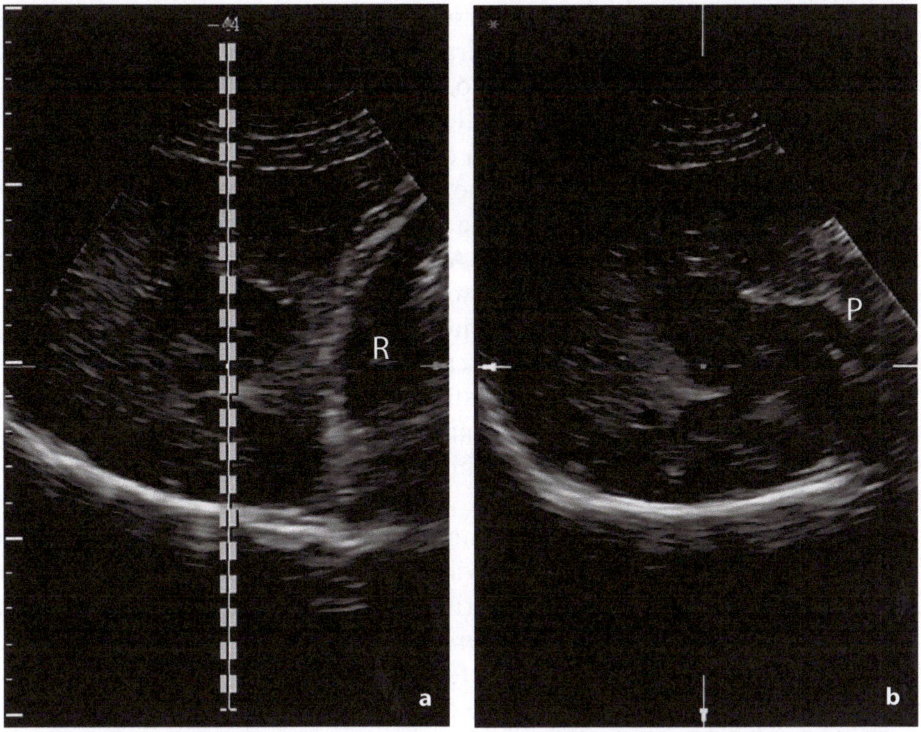

Fig. 1.11a, b. Metastasi da adenocarcinoma gastrico. La *linea tratteggiata* passa attraverso una voluminosa lesione ripetitiva del quinto segmento epatico, che viene contemporaneamente visualizzata su due piani ortogonali longitudinale (**a**), con conseguente migliore visualizzazione del polo superiore del rene (*R*), ed assiale (**b**), con conseguente migliore visualizzazione della vena porta (*P*)

Dopo la preliminare valutazione ecografica descritta, viene praticata l'anestesia locale a livello della parete anteriore, in corrispondenza del punto di entrata fino ai piani fasciali. La buona estensione dell'area di iniezione dell'anestetico garantisce una migliore sopportabilità della procedura e riduce così i movimenti riflessi da reazione a stimoli dolorosi della parete addominale, con conseguente massima precisione del passaggio dell'ago che raggiunge l'obiettivo senza alcuna deviazione. E questa è la condizione indispensabile per il raggiungimento di lesioni piccole, specie se profonde. La sonda ecografica con guida viene ricoperta da un coprisonda sterile; per la conduzione si utilizza gel sterile o disinfettante incolore.

Nelle procedure ecoguidate, rispetto a quanto avviene per la guida TC, la lesione è quasi sempre ben visibile in condizioni basali. Questa differenza è importante soprattutto nel caso di lesioni di piccole dimensioni. L'ecografia consente inoltre, a differenza dalla guida TC, una scelta della sede di entrata dell'ago più libera, grazie alla possibilità di ottenere in maniera semplice ed immediata proiezioni oblique, semplicemente basculando la sonda, in senso cranio-caudale o latero-laterale. Il percorso scelto sarà, come risultato, il più breve possibile. Quindi in ecografia il tramite di entrata sarà più sicuro grazie ad una mappatura vascolare del percorso ed il prelievo più accurato grazie ad una mappatura vascolare lesionale. Il tempo di esecuzione della procedura ecoguidata è inoltre ridotto, con agoaspirazione eseguita durante una singola apnea. Il percorso dell'ago deve evitare importanti strutture, quali la colecisti, le vie biliari e le diramazioni dell'arteria epatica all'ilo, nonché i solchi del legamento venoso e rotondo. In assenza di alternative valide di percorso è invece possibile l'attraversamento delle vene sovraepatiche.

Tracciati sull'immagine ecografica del fegato i punti di ingresso dell'ago relativi alla sonda ecografica in uso, la lunghezza del percorso e l'obliquità della traiettoria varieranno al variare degli angoli della guida prescelti per il preciso ed accurato raggiungimento della lesione (Fig. 1.1). A parità di sicurezza deve essere scelto il percorso più breve e meno obliquo. Questo accorgimento diviene un imperativo nel caso in cui si utilizzino aghi sottili, in quanto la possibilità di deviazione dal percorso designato aumenta con la riduzione del calibro dell'ago.

Una volta che la lesione epatica è stata raggiunta, per eseguire un campionamento citologico l'ago viene mosso all'interno della lesione con minimi movimenti di escursione. Nel caso si utilizzino aghi manuali, o semiautomatici, la siringa viene posta in aspirazione.

L'entrata e l'uscita dell'ago vengono quindi monitorati ecograficamente in tempo reale, dinamicamente, e la manovra viene compiuta nel corso di una singola apnea. Questo è un enorme vantaggio in termini di esecuzione, precisione e durata della procedura. Tuttavia l'apnea deve essere il più possibile correttamente mantenuta, al fine di evitare brusche escursioni del fegato in inspirio/espirio. L'ago infisso nel parenchima epatico, specie se di grosso calibro, potrebbe infatti determinarne piccole lacerazioni, in quanto rimane relativamente fisso rispetto alle escursioni respiratorie del fegato. Questa situazione è naturale che si verifichi più facilmente in TC, poiché con questa guida l'entrata e l'uscita non vengono abitualmente effettuate nel corso di una singola apnea. Con la guida TC vengono inoltre impiegati approcci spesso più indaginosi, commettendo l'errore di non valutare la fattibilità della stessa procedura sotto guida ecografica, con sicuro risparmio di dose radiante, tempo e contemporaneo guadagno clinico in termini di peso ed accuratezza complessiva della procedura. Immediatamente dopo l'esecuzione del prelievo viene valutata la superficie del fegato nella zona d'entrata. L'eco-color-Doppler consente di individuare eventuali fonti di sanguinamento lungo il tragitto [31, 32].

Tra le complicanze immediate è da segnalare la possibilità di reazioni vagali, specie nei soggetti più giovani ed in corso di procedure interventistiche sul lobo epatico di sinistra.

La presenza di un citologo durante l'esecuzione della procedura permette la preparazione e la lettura immediata del campione prelevato, che detterà i successivi passaggi della procedura diagnostica, ovvero l'eventuale ripetizione dell'aspirato o la prosecuzione con biopsia in caso di materiale inadeguato, oppure il termine della procedura nel caso di materiale diagnostico (Fig. 1.12).

L'analisi immediata del materiale prelevato da parte del citologo garantisce un'accuratezza diagnostica che raggiunge il 100% nello studio dei tumori epatici [9].

I campioni ottenuti con aghi sottili da ago aspirato (aghi del tipo Menghini) sono costituiti da materiale disperso, non organizzato e raccolto nella cavità capillare dell'ago, che viene poi usato per l'esame citologico. Il campione ottenuto con l'agoaspirato (FNAC) solitamente è costituito da materiale semifluido che viene strisciato su vetrino. Tale materiale deve essere il più possibile privo della componente ematica per facilitare una corretta visualizzazione delle cellule. La lettura ottimale del cam-

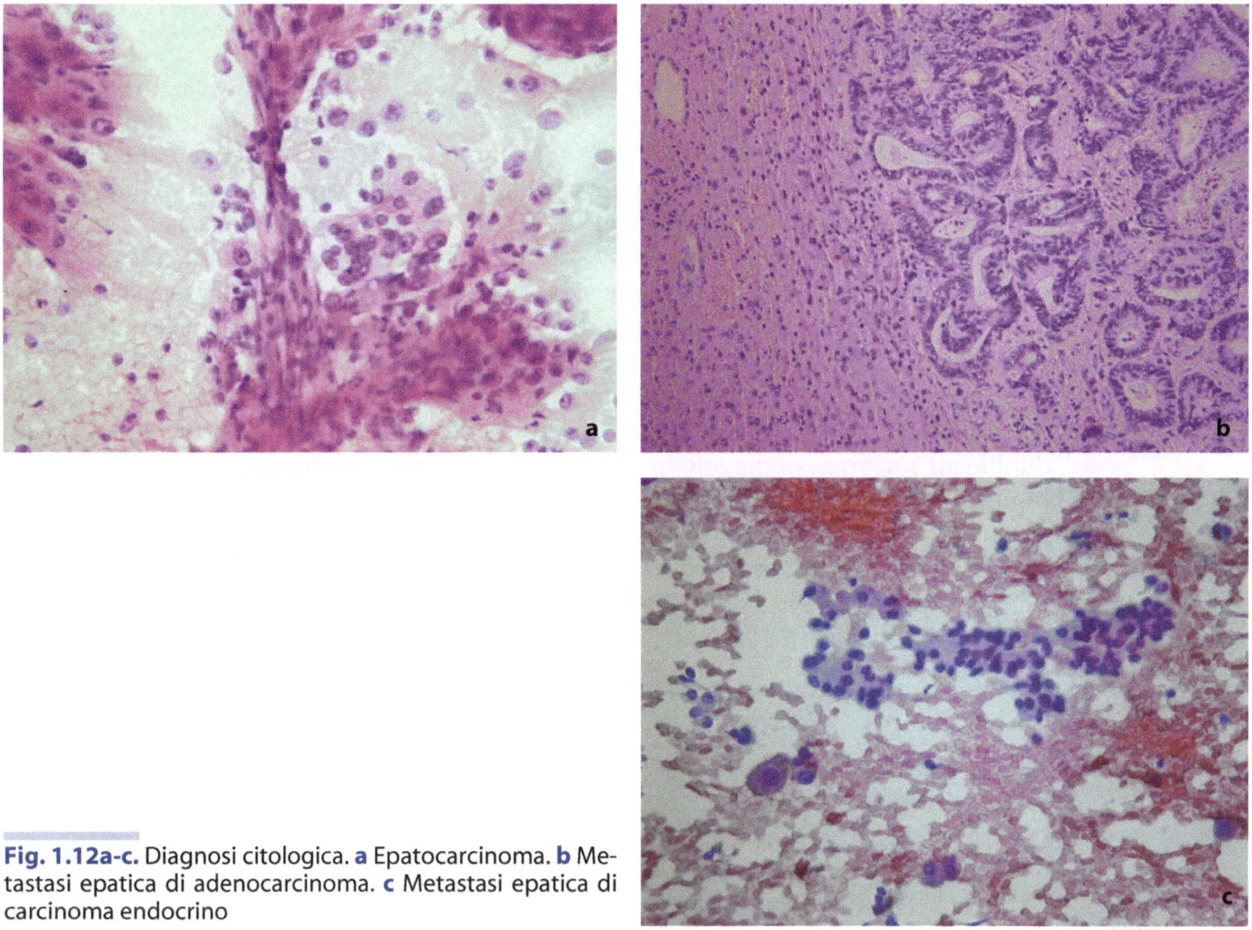

Fig. 1.12a-c. Diagnosi citologica. **a** Epatocarcinoma. **b** Metastasi epatica di adenocarcinoma. **c** Metastasi epatica di carcinoma endocrino

pione citologico è possibile in presenza di un solo strato di cellule integre, quindi il materiale deve essere posizionato il prima possibile sul vetrino e fissato per evitare la lisi delle cellule (e quindi gli artefatti morfologici). Il tipo di fissaggio dipende dal fissante utilizzato. Il fissaggio può essere eseguito con materiale di fissaggio a fresco (come ad esempio Diff-Quick, MGG) o con alcool. Il fissaggio più comunemente utilizzato è l'alcool al 95%. Il fissaggio permette la visualizzazione del prelievo al microscopio ottico. La disponibilità di fissatori a rapido effetto, che operino in pochi minuti (Diff-Quick, Papanicolaou), permette al citologo di esaminare rapidamente il campione prelevato. Può essere così valutata in tempo reale l'adeguatezza del materiale e quindi si può ottenere rapidamente la diagnosi. Quando invece non si riesce ad ottenere uno studio morfologico per una diagnosi definitiva, lo stesso campione citologico può essere utilizzato per un'analisi citochimica o immunocitochimica per l'eventuale tipizzazione cellulare.

Il ricorso ad una biopsia è da considerarsi quindi secondario e conseguente alla lettura immediata del prelievo citologico. Nella maggior parte dei quadri clinici, considerando l'attuale elevata accuratezza diagnostica dimostrata, i vantaggi descritti e l'analisi dei costi, l'agoaspirato è suggerito come procedura iniziale di scelta nella valutazione diagnostica invasiva delle masse epatiche [15].

Applicazioni cliniche

Le attuali linee guida [22] circoscrivono il ricorso alla diagnostica invasiva nel paziente cirrotico solo per lesioni di piccole dimensioni, con diametro inferiore ai 2 cm. L'esiguità dimensionale della lesione, infatti, riduce significativamente il potere diagnostico delle metodiche non invasive. La diagnostica per immagini può, peraltro, avere difficoltà diagnostiche anche nello studio di masse particolarmente voluminose, a causa dei fenomeni necrotici evolutivi che spesso caratterizzano queste lesioni (Figg. 1.8, 1.9). La diagnostica invasiva del fegato viene pertanto riservata a quelle lesioni che si pongono ai due estremi dello spettro dimensionale e possono creare difficoltà diagnostiche alle metodiche di imaging non invasivo.

L' agoaspirato del fegato rappresenta una procedura facile, a basso rischio ed accurata [1-9], che vede come applicazione principale la diagnosi citologica di lesioni dubbie all'imaging, di piccole lesioni in pazienti a rischio (pazienti cirrotici o oncologici) o di neoplasie inoperabili. I progressivi avanzamenti tecnologici e tecnici giustificano le lievi variazioni dei valori di accuratezza delle procedure diagnostiche percutanee epatiche che si osservano nei diversi periodi storici considerati. Nella Letteratura fino al 1992 sono riportati valori di accuratezza diagnostica che si assestano intorno all'88% (Tabella 1.1), che raggiungono il 93% (Tabella 1.2) dal 1992 ad oggi.

Tabella 1.1. Accuratrezza delle procedure diagnostiche percutanee ecoguidate: casistica fino al 1992 (revisione della Letteratura)

Casistica fino al 1992	Numerosità	Calibro	Accuratezza diagnostica
[1] Bret PM et al (1988)	159	>18G	92%
[2] Montali G et al (1982)	126	>18G	94%
[3] Edoute Y et al (1992)	123	>18G	89,4%
[4] Caldironi MW et al (1991)	260	>18G	87,7%
[5] Bell DA et al (1986)	197	>18G	85%
[6] Servoll E. et al (1988)	153	>18G	87,5%
[7] Fornari F. et al (1988)	63	>18G	84,1%

Tabella 1.2. Accuratrezza delle procedure diagnostiche percutanee ecoguidate: casistica dal 1992 al 2007 (revisione della Letteratura)

Casistica dal 1992 al 2007	Numerosità	Calibro	Accuratezza diagnostica
[33] Franca AV et al (2003)	68	>18G	93%
[8] Fornari F. et al (1994)	385	>18G	90,1%
[34] Ljubicic N. et al (1992)	74	>18G	92%
[35] Duysburgh I et al (1997)	77	>18G	91%
[36] Fornari F et al (1990)	481	>18G	95%
[37] Caturelli E. et al (2004)	114	>18G	95,6%
[38] Ch Yu S et al (1997)	129	≤18G	90,6
[39] Huang GT et al (1996)	420	≤18G	86%
[40] Tsou MH et al (1998)	322	>18G	99,3%
[41] Wang P et al (2007)	2528	≤18G	92,4%
[42] Changchien CS et al (2007)	228	>18G	96,9%
[9] Ceyhan K et al (2006)	167	>18G	94,5%
[16] Guo Z et al (2002)	118	≤18G	96,4%

Il rischio di impianti neoplastici lungo il tramite dell'ago mette in discussione l'utilizzo delle procedure interventistiche diagnostiche a livello epatico nei pazienti candidati a terapie curative [43]. Nei pazienti con diagnosi imaging concordante di malignità epatica e candidati alla chirurgia la diagnosi è sicuramente postoperatoria. Ma anche le linee guida per la gestione di lesioni focali epatiche nel paziente cirrotico indirizzano direttamente all'atto terapeutico i noduli con diagnosi di epatocarcinoma all'imaging non invasivo comparsi in corso di sorveglianza [22]. La diagnosi di epatocarcinoma è ritenuta possibile anche per noduli con diametro inferiore o uguale ai 2 cm, includendo l'ecografia con mezzo di contrasto tra le metodiche di imaging [44]. È tuttavia indispensabile la concordanza dei rilievi, in quanto l'affidarsi ad una singola metodica imaging può esitare in errori diagnostici [44]. Per noduli con dimensioni uguali o inferiori al centimetro il ricorso alla diagnosi invasiva percutanea con ago sottile consente oggi un'accuratezza diagnostica dell'88,6% [37]. È inoltre riportato come la biopsia con ago sottile sia superiore all'agoaspirazione per esame citologico [45]. Anche l'agoaspirazione percutanea, tuttavia, porta alla diagnosi di malignità epatica con alte sensibilità e specificità [40]. L'agoaspirazione percutanea, inoltre, non influenzerebbe significativamente, secondo quanto riportato in Letteratura, l'operabilità, la diffusione della malattia e la sopravvivenza del paziente con epatocarcinoma [10]. L'atto terapeutico, quando possibile, rimane comunque il passo successivo alla diagnosi certa, invasiva e non, di malignità epatica.

I riscontri in Letteratura sulle complicanze maggiori delle procedure diagnostiche interventistiche riportano valori inferiori all'1% utilizzando aghi con calibro maggiore di 18G (Tabella 1.3).

1.3. Biopsie

Materiali e tecniche

Le sonde ecografiche utilizzate per la guida all'esecuzione di prelievi bioptici sono le stesse già descritte. In particolare vengono utilizzati due tipi di sonde: sonde con guida laterale o sonde con guida centrale. Utilizzando le sonde con guida laterale l'ago viene visualizzato sempre con percorsi obliqui. L'angolatura del tramite viene opportunamente scelta per il raggiungimento della lesione. Le sonde con trasduttore piezoelettrico discontinuo e supporto per ago in sede centrale visualizzano sia tramiti verticali che obliqui. I kit guida montati lateralmente o centralmente differiscono in calibro, da 22 fino a 14G (22G = 0,644 mm, 14G = 1,628 mm) e posseggono differenti punti d'inserzione o posizioni che corrispondono all'angolo della traccia scelta rispetto all'immagine. La biopsia epatica sotto guida ecografica per studiare patologie epatiche diffuse viene eseguita a mano libera (Fig. 1.13).

Gli aghi per biopsia prelevano un frammento epatico o lesionale mediante una tecnica di aspirazione (aghi da aspirato o aghi del tipo Menghini) o tramite un meccanismo a "ghigliottina" (aghi da sezione o aghi del tipo Tru-cut). I loro calibri variano da 22 a 16G (16G = 1,291 mm). Gli aghi differiscono per meccanismo, ma anche per quantità di materiale prelevabile e traumatismo tissutale. Gli aghi tipo Menghini prelevano il materiale grazie all'arretramento del mandrino manuale, o semiautomatico, che crea una pressione negativa nel lume dell'ago, che viene quindi

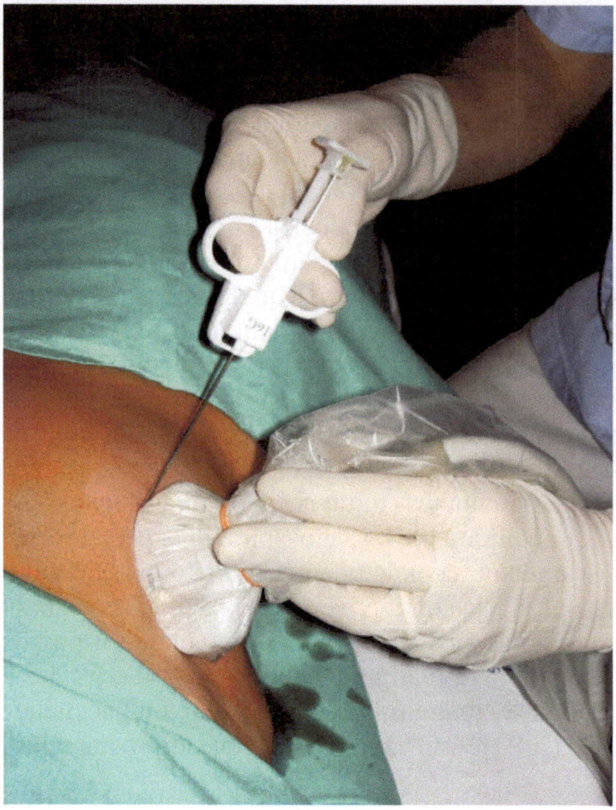

Fig. 1.13. Biopsia epatica sotto guida ecografica espletata a mano libera da un singolo operatore

avanzato all'interno della lesione o del parenchima epatico. Gli aghi trancianti agiscono con l'avanzamento del mandrino che presenta, in prossimità della punta, una doccia a forma di culla che preleva il tessuto con meccanismo a "ghigliottina". L'apertura dell'ago tipo Menghini in un piccolo vaso può impedirne il corretto funzionamento, mancando la realizzazione di una pressione negativa nel lume, fatto questo che nonostante l'adeguato percorso espletato può essere causa del mancato prelievo. La percentuale di fallimento in tal senso dell'ago tipo Menghini è sicuramente superiore a quella dell'ago tranciante. La culla degli aghi trancianti, tuttavia, è fissa e misura circa 2 cm, mentre il cilindro a pressione negativa degli aghi tipo Menghini è circa il doppio, risultando la lunghezza del frustolo, in definitiva, dipendente dalla strada fatta all'interno del bersaglio ad ago aperto. Ne conseguono, a parità di calibro, prelievi più lunghi con frustoli superiori ai 3 cm (Fig. 1.14). Il prelievo di tessuto con ago di tipo Menghini è meno traumatizzante, ma è da tenere presente che in caso di fallimento andrà ripetuto con ago tranciante.

Metodologia e protocolli

Viene posizionato un accesso venoso con agocannula; è quindi preparato un campo sterile e praticata l'anestesia locale a livello della parete addominale in corrispondenza del punto di entrata, con attenzione a rendere l'area il più possibile estesa e

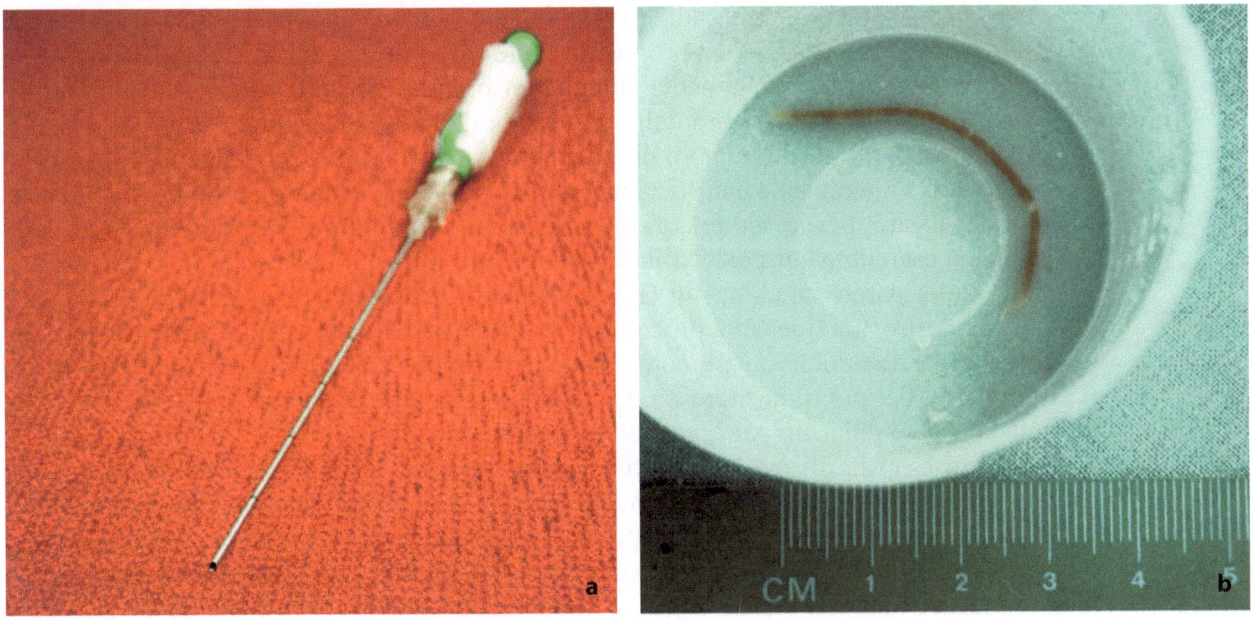

Fig. 1.14a, b. Biopsia epatica. **a** Ago tipo Menghini semiautomatico. **b** Frustolo bioptico epatico

profonda fino ai piani fasciali. Viene quindi praticata una piccola incisione, o meglio un "tunnel", inserendo un bisturi con punta a scalpello in posizione perpendicolare al piano cutaneo. La sonda ecografica con guida viene ricoperta da un coprisonda sterile. Per la conduzione si utilizza gel sterile o disinfettante incolore. Viene appoggiata la sonda sul paziente con l'ago caricato per biopsia inserito nella guida ed estremo nel "tunnel" cutaneo precedentemente creato.

Per lo studio ecografico della lesione e la valutazione del percorso più breve e sicuro per il suo raggiungimento si procede come decritto in precedenza per l'ago-aspirato.

Nel caso di biopsia del parenchima epatico (Fig. 1.14) sia l'utilizzo di aghi tipo Menghini semiautomatici che trancianti consente ad un singolo operatore di espletare l'intera procedura sotto guida ecografica (Fig. 1.13). L'approccio è intercostale, sull'ascellare media o posteriore (gli spazi intercostali in prossimità dell'ascellare anteriore offrono una finestra acustica che spesso include la colecisti, che verrebbe pertanto a trovarsi sul percorso dell'ago). Il percorso compiuto dall'ago all'interno del parenchima epatico è per lo più obliquo, longitudinalmente in senso caudo-craniale, per intersecare il fascio ultrasonoro della sonda tenuta con la mano sinistra, ed il più possibile antero-posteriore, per ottenere, nel caso si utilizzi un ago tipo Menghini, un frustolo di maggior lunghezza. Ma anche se si esegue il prelievo con ago tranciante la visualizzazione di un percorso più lungo, ed ugualmente sicuro, consente di effettuare il prelievo più in profondità, ottenendo quindi un frammento più rappresentativo ed informativo dal punto di vista diagnostico. È riportato come il calibro dell'ago utilizzato influenzi l'accuratezza diagnostica nella definizione di epatopatia diffusa. In particolare i vantaggi propri degli aghi sottili sono secondari rispetto alla performance diagnostica significativamente inferiore a quella consentita da aghi con calibri superiori ad 1 mm, quindi con aghi da 18 a 16G (18G = 1,024 mm, 16G = 1,291 mm) [46]. A tal proposito anche la lunghezza del frustolo gioca un ruolo importante ai fini diagnostici (lunghezza minima consigliata del frustolo pari a 25 mm) [47, 48]. Dal calibro dell'ago usato e dalla lunghezza del frustolo prelevato dipende, in definitiva, il numero di spazi portali inclusi utili ai fini diagnostici [48-50]. L'approccio intercostale è utilizzato perché il prelievo è di solito destinato al lobo destro del fegato, per le sue maggiori dimensioni, ed è inoltre preferibile per l'effetto tampone esercitato sul punto d'ingresso dell'ago a livello della superficie epatica da parte della parete costale, più rigida di quella addominale, favorito dal decubito laterale destro alla fine della procedura [31]. Nel caso in cui l'accesso avvenga a livello della parete addominale è consigliata una compressione diretta manuale in corrispondenza del punto di ingresso. È consigliata l'applicazione, in entrambi i casi, di una borsa del ghiaccio per favorire l'emostasi.

Per la biopsia di una lesione focale epatica (Fig. 1.15) la metodologia seguita, ovvero la preparazione del paziente, del campo sterile e del punto di entrata, è la stessa della biopsia del parenchima epatico, ma in questo caso è indispensabile l'utilizzo della guida laterale o centrale sulla sonda, in quanto la procedura non può essere realizzata a mano libera. Il raggiungimento della lesione, come abbiamo già ricordato in precedenza per l'agoaspirazione, è affidabile se eseguito con guida, specie per lesioni di piccole dimensioni. L'obliquità della traccia ed il tipo di guida vengono scelte in base al percorso stabilito, che deve essere il più breve e sicuro possibile, anche in considerazione dei calibri superiori degli aghi che si utilizzano.

L'attivazione del meccanismo di prelievo, raggiunta la lesione, avviene in diversi punti della stessa, con ago tranciante rispetto al tipo Menghini. Mentre il primo, infatti, deve essere aperto, a causa del descritto meccanismo di prelievo, alla periferia della lesione, l'ago tipo Menghini viene aperto al di fuori della lesione, in modo da includere una piccola porzione di fegato perilesionale e, quando consentito dalle dimensioni della lesione, attraversare la stessa da parte a parte, prelevando quindi

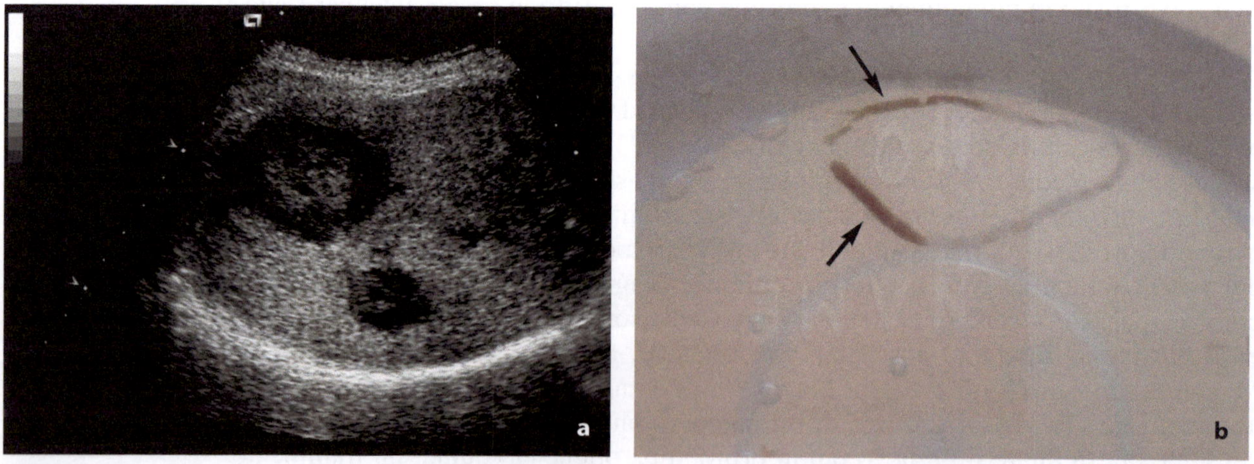

Fig. 1.15a, b. Linfoma non Hodgkin. **a** All'esame B-mode si rilevano grossolane localizzazioni di malattia sistemica. **b** Il frustolo bioptico prelevato da una delle lesioni epatiche ha confermato il coinvolgimento epatico. Si noti, osservando il frustolo, come la lesione, che corrisponde alla porzione bianca del frustolo, risulti inclusa tra due porzioni di parenchima epatico (*frecce*), a testimonianza dell'attraversamento completo della lesione da parte dell'ago in corso di prelievo

un frammento di fegato perilesionale al polo opposto rispetto a quello di entrata (Fig. 1.15). Questo, oltre ad essere di utilità ai fini diagnostici, consente di prelevare materiale lesionale anche poco compatto, poichè rimane contenuto tra due porzioni di parenchima epatico perilesionale (Fig. 1.15). Terminato il prelievo si procede alla compressione mirata sul punto d'ingresso come precedentemente descritto.

Il frustolo ottenuto viene posto in una soluzione di fissaggio, di solito formalina al 10%, e successivamente viene incluso in paraffina, tagliato al microtomo, colorato con ematossilina-eosina e studiato al microscopio. La preparazione di un campione istologico richiede almeno due giorni, perciò la valutazione dell'adeguatezza del materiale e la successiva diagnosi istologica, al contrario di quanto avviene per i campioni citologici, non può essere eseguita in tempo reale. La disponibilità di un campione istologico diagnostico, peraltro, consente la possibilità di eseguire più test sullo stesso tessuto prelevato, applicando più tecniche di colorazione istologica, istochimica ed immunoistochimica utili, e a volte indispensabili, per il raggiungimento della diagnosi finale.

Applicazioni cliniche

Nella pratica clinica migliori risultati dipendono sicuramente dall'apparecchiatura utilizzata e soprattutto dall'esperienza dell'operatore. Nel caso di lesioni focali epatiche i valori di accuratezza delle procedure bioptiche non si discostano da quelli riportati per l'agoaspirazione percutanea (Tabella 1.2), ritrovando in Letteratura anche segnalazioni con valori al di sotto del 90% [39].

La probabilità di provocare complicanze dovute alle dimensioni dell'ago può essere correlata al meccanismo di campionamento. In particolare un prelievo effettuato con ago da biopsia è più traumatico di uno effettuato con ago da agoaspirato.

I riscontri nella Letteratura circa le complicanze maggiori nelle procedure diagnostiche riportano valori inferiori all'1% utilizzando aghi con calibro >18G, con valore medio, sicuramente legato alle specifiche della ricerca, di 0,6% (Tabella 1.3). Il valore medio della percentuale di complicanze maggiori con l'utilizzo di aghi con calibro ≤18G è pari all'1,1% (Tabella 1.3).

Sembra quindi opportuno, tenuto conto delle complicanze dovute al trauma tissutale in corso di biopsia, eseguire tali procedure solo in caso di fallimento del prelievo citologico. Come già argomentato, il passaggio ad una biopsia lesionale in presenza del citologo è quindi da considerarsi in seconda battuta e successivo alla lettura del

Tabella 1.3. Percentuali di complicanze nelle procedure diagnostiche percutanee: revisione della Letteratura

Complicanze	Numerosità	Calibro	Complicanze maggiori
[51] Sbolli G et al (1990)	138	>18G	0,7%
[52] Herszenyi L et al (1995)	244	>18G	0,8%
[38] Ch Yu S et al (1997)	129	≤18G	1,6%
[1] Bret PM et al (1988)	159	>18G	0,4%
[41] Wang P et al (2007)	2528	≤18G	0,6%
[39] Huang GT et al (1996)	420	≤18G	1,1%

prelievo citologico. Considerando l'attuale elevata accuratezza diagnostica dimostrata dall'agoaspirazione ecoguidata, i vantaggi descritti e l'analisi dei costi, tale procedura rimane di prima scelta nella valutazione delle masse epatiche nella maggior parte dei quadri clinici [15].

Nel caso di epatopatie diffuse si ricorre alla biopsia stadiativa, in assenza di chiari aspetti di cirrosi epatica all'imaging, in presenza dei quali la procedura sarebbe inutile. La biopsia epatica è considerata lo standard di riferimento. Tuttavia la procedura non è priva di complicanze: sono riportati un tasso di morbilità del 3% e di mortalità dello 0,03% [53-55]. La biopsia, proprio a causa dell'intrinseco errore di campionamento sistematico (solo la 50millesima parte dell'organo viene campionata [56]), può quindi produrre dei falsi negativi in circa un terzo dei casi [57-59]. Nella stima istologica della fibrosi epatica sono state riportate delle discrepanze inter-osservatore ed intra-osservatore variabili dal 10 al 20%, con possibile sotto-stadiazione della cirrosi; è da segnalare, infine, che la procedura risulta essere relativamente costosa [56].

L'imaging ecografico attuale risulta particolarmente accurato nella diagnosi di cirrosi epatica. In particolare in campo ecografico è segnalato un notevole miglioramento della risoluzione spaziale e di contrasto anche grazie all'impiego dell'imaging armonico, con guadagno diagnostico importante nella diagnosi di cirrosi. Per la diagnosi di cirrosi è riportata in Letteratura una bassa sensibilità dei segni ecografici presi singolarmente sia basali che Doppler [53, 54, 60]. L'associazione dei diversi segni ecografici, invece, aumenta significativamente i valori di accuratezza, che raggiungono l'80-90% nella diagnosi di cirrosi [53, 61]. In particolare dalla Letteratura emergerebbe quindi l'elevata specificità dell'ecografia nella diagnosi di cirrosi epatica, con valori compresi tra il 90 ed il 100% [54, 57]. In conclusione, in presenza di diagnosi ecografica di cirrosi, la biopsia epatica non è più indicata.

1.4. Key points

1. L'agoaspirazione ecoguidata deve essere dedicata alla diagnosi delle lesioni focali epatiche non tipizzabili con metodiche di imaging non invasive.
2. Quando richiesta, per la procedura percutanea di agoaspirazione va preferita la guida ecografica; quantomeno non si dovrebbe prescindere dal valutarne la fattibilità.
3. Nella valutazione ecografica pre-procedura lo studio Doppler è mandatorio.
4. Il servizio integrato radio-citopatologico promuove l'ottenimento del materiale adeguato con accuratezza e qualità diagnostiche elevate.
5. La biopsia lesionale può essere considerata cronologicamente secondaria alla citologia.
6. La biopsia epatica deve essere eseguita sotto guida ecografica.
7. La biopsia epatica non deve essere eseguita in presenza di ecografia diagnostica per cirrosi epatica.
8. Il frustolo della biopsia epatica deve essere prelevato con ago del calibro di almeno 18G e deve avere una lunghezza superiore ai 2 cm.

Bibliografia

1. Bret PM, Labadie M, Bretagnolle M et al (1988) Hepatocellular carcinoma: diagnosis by percutaneous fine needle biopsy. Gastrointest Radiol 13:253-255
2. Montali G, Solbiati L, Croce F et al (1982) Fine-needle aspiration biopsy of liver focal lesions ultrasonically guided with a real-time probe. Report on 126 cases. Br J Radiol 55:717-723
3. Edoute Y, Tibon-Fisher O, Ben Haim S et al (1992) Ultrasonically guided fine-needle aspiration of liver lesions. Am J Gastroenterol 87:1138-1141
4. Caldironi MW, Boccato P, Maifredini CS et al (1991) "Cyto-assisted", ultrasound-guided biopsy in the diagnosis of focal disease of the abdomen. Tumori 77:65-69
5. Bell DA, Carr CP, Szyfelbein WM (1986) Fine needle aspiration cytology of focal liver lesions. Results obtained with examination of both cytologic and histologic preparations. Acta Cytol 30:397-402
6. Servoll E, Viste A, Skaarland E et al (1988) Fine-needle aspiration cytology of focal liver lesions. Advantages and limitations. Acta Chir Scand 154:61-63
7. Fornari F, Rapaccini GL, Cavanna L et al (1988) Diagnosis of hepatic lesions: ultrasonically guided fine needle biopsy or laparoscopy? Gastrointest Endosc 34:231-234
8. Fornari F, Filice C, Rapaccini GL et al (1994) Small (< or = 3 cm) hepatic lesions. Results of sonographically guided fine-needle biopsy in 385 patients. Dig Dis Sci 39:2267-2275
9. Ceyhan K, Kupana SA, Bektafl M et al (2006) The diagnostic value of on-site cytopathological evaluation and cell block preparation in fine-needle aspiration cytology of liver masses. Cytopathology 17:267-274
10. Ng KK, Poon RT, Lo CM et al (2004) Impact of preoperative fine-needle aspiration cytologic examination on clinical outcome in patients with hepatocellular carcinoma in a tertiary referral center. Arch Surg 139:193-200
11. Ding W, He XJ (2004) Fine needle aspiration cytology in the diagnosis of liver lesions. Hepatobiliary Pancreat Dis Int 3:90-92
12. Tsai YY, Lu SN, Changchien CS et al (2002) Combined cytologic and histologic diagnosis of liver tumors via one shot aspiration. Hepatogastroenterology 49:644-647
13. Houn HY, Sanders MM, Walker EM et al (1991) Fine needle aspiration in the diagnosis of liver neoplasms: a review. Ann Clin Lab Sci 21:2-11
14. Kung IT, Chan SK, Fung KH (1991) Fine needle aspiration in hepatocellular carcinoma. Combined cytologic histologic approach. Cancer 67:673-680
15. Jain D (2002) Diagnosis of hepatocellular carcinoma: fine needle aspiration cytology or needle core biopsy. J Clin Gastroenterol 35:101-108
16. Guo Z, Kurtycz DF, Salem R et al (2002) Radiological guided percutaneous fine needle aspiration biopsy of the liver: retrospective study of 119 cases evaluating diagnostic effectiveness and clinical complications. Diagn Cytopatholo 26:283-289
17. Hertz G, Reddy VB, Green L et al (2000) Fine needle aspiration biopsy of the liver: a multicenter study of 602 radiologically guided FNA. Diagn Cytopathol 23:326-328
18. Kanjanavirojkul N, Kularbkaew C, Yutanawiboonchai W (2000) Fine needle aspiration cytology of metastatic transitional cell carcinoma of the liver. J Med Assoc Thai 83:193-196
19. Hughes JH, Jensen CS, Donnelly AD et al (1999) The role of fine needle aspiration cytology in the evaluation of metastatic clear cell tumors. Cancer 87:380-389
20. Hegarty JE, Williams R (1984) Liver biopsy: techniques, clinical applications, and complications. Br Med J 288:1254-1256
21. Geller SA, Pitman MB (2002) Morphological diagnostic procedures (liver biopsy). In: MacSween RNM, Burt AD, Portmann BC et al (eds) Pathology of the liver. Churchill Livingstone, London, Edinbugh, New York
22. Bruix J, Sherman M, Llovet JM et al (2001) Clinical management of hepatocellular carcinoma. Conclusions of the Barcelona-2000 EASL Conference. Journal of Hepatology 35:421-430
23. Shapiro RS, Wagreich J, Parsons RB et al (1998) Tissue harmonic imaging sonography: evaluation of image quality compared with conventional sonography. AJR Am J Roentgenol 171:1203-1206
24. Lencioni R, Cioni D, Bartolozzi C (2002) Tissue harmonic and contrast-specific imaging: back to gray scale in ultrasound. Eur Radiol 12:151-165
25. Sodhi KS, Sidhu R, Gulati M et al (2005) Role of tissue harmonic imaging in focal hepatic lesions: comparison with conventional sonography. J Gastroenterol Hepatol 20:1488-1493
26. Lencioni R, Della Pina C, Bartolozzi C (2005) Percutaneous image-guided radiofrequency ablation

in the therapeutic management of hepatocellular carcinoma. Abdom Imaging 30:401-408
27. Polakow J, Ladny JR, Dzieciol J, Puchalski Z (1998) Ultrasound guided percutaneous fine-needle biopsy of the liver: efficacy of color doppler sonography. Hepatogastroenterology 45:1829-1830
28. Solbiati L, Tonolini M, Cova L et al (2001) The role of contrast-enhanced ultrasound in the detection of focal liver lesions. Eur Radiol 11 [Suppl 3]:E15-26
29. D'Onofrio M, Martone E, Faccioli N et al (2006) Focal liver lesions: sinusoidal phase of CEUS. Abdom Imaging 31:529-536
30. Moulton JS (2005) Percutaneous Image Giuded Biopsy. In: Baum S, Pentecost MJ (eds) Abrams' Angiography. Interventional Radiology. Little, Brown and Company Boston, New York, Toronto pp166-178
31. Dodd GD, Esola CC, Memel DS et al (1996) Sonography: the undiscovered jewel of interventional radiology. RadioGraphics 16:1271-1288
32. Kim KW, Kim MJ, Kim HC et al (2007) Value of "patent track" sign on Doppler sonography after percutaneous liver biopsy in detection of postbiopsy bleeding: a prospective study in 352 patients. AJR Am J Roentgenol 189:109-116
33. França AV, Valério HM, Trevisan M et al (2003) Fine needle aspiration biopsy for improving the diagnostic accuracy of cut needle biopsy of focal liver lesions. Acta Cytol 47:332-336
34. Ljubicic N, Bilic A, Lang N et al (1992) Ultrasonically guided percutaneous fine needle aspiration biopsy of the hepatic and pancreatic focal lesions: accuracy of cytology in the diagnosis of malignancy. J R Soc Med 85:139-141
35. Duysburgh I, Michielsen P, Fierens H et al (1997) Fine needle trucut biopsy of focal liver lesions: a new technique. Dig Dis Sci 42:2077-2081
36. Fornari F, Civardi G, Cavanna L et al. (1990) Ultrasonically guided fine-needle aspiration biopsy: a highly diagnostic procedure for hepatic tumors. Am J Gastroenterol 85:1009-1013
37. Caturelli E, Solmi L, Anti M et al (2004) Ultrasound guided fine needle biopsy of early hepatocellular carcinoma complicating liver cirrhosis: a multicentre study. Gut 53:1356-1362
38. Ch Yu S, Metreweli C, Lau WY et al (1997) Safety of percutaneous biopsy of hepatocellular carcinoma with an 18 Gauge automated needle. Clin Radiol 52:907-911
39. Huang GT, Sheu JC, Yang PM et al (1996) Ultrasound-guided cutting biopsy for the diagnosis of hepatocellular carcinoma - a study based on 420 patients. J Hepatol 25:334-338
40. Tsou MH, Lin YM, Lin KJ et al (1998) Fine needle aspiration cytodiagnosis of liver tumors. Results obtained with Riu's stain. Acta Cytol 42:1359-1364
41. Wang P, Meng ZQ, Chen Z et al (2007) Diagnostic value and complications of fine needle aspiration for primary liver cancer and its influence on the treatment outcome-a study based on 3011 patients in China. Eur J Surg Oncol 29 [Epub ahead of print]
42. Changchien CS, Wang JH, Lu SN et al (2007) Liu-stain quick cytodiagnosis of ultrasound-guided fine needle aspiration in diagnosis of liver tumors. World J Gastroenterol 13:448-451
43. Ohlsson B, Nilsson J, Stenram U et al (2002) Percutaneous fine-needle aspiration cytology in the diagnosis and management of liver tumours. Br J Surg 89:757-762
44. Forner A, Vilana R, Ayuso C et al (2008) Diagnosis of hepatic nodules 20 mm or smaller in cirrhosis: Prospective validation of the noninvasive diagnostic criteria for hepatocellular carcinoma. Hepatology 47:97-104
45. Borzio M, Borzio F, Macchi R et al (1994) The evaluation of fine-needle procedures for the diagnosis of focal liver lesions in cirrhosis. J Hepatol 20:117-121
46. Brunetti E, Silini E, Pistorio A et al (2004) Coarse vs. fine needle aspiration biopsy for the assessment of diffuse liver disease from hepatitis C virus-related chronic hepatitis. J Hepatol 53(12):1878
47. Bedossa P, Dargère D, Paradis V (2003) Sampling variability of liver fibrosis in chronic hepatitis C. Hepatology 38:1449-1457
48. Scheuer PJ (2003) Liver biopsy size matters in chronic hepatitis: bigger is better. Hepatology 38:1356-1358
49. Kage M, Fujisawa T, Shiraki K et al (1997) Pathology of chronic hepatitis C in children. Child Liver Study Group of Japan. Hepatology 26:771-775
50. Kaserer K, Fiedler R, Steindl P et al (1998) Liver biopsy is a useful predictor of response to interferon therapy in chronic hepatitis C. Histopathology 32:454-461
51. Sbolli G, Fornari F, Civardi G et al (1990) Role of ultrasound guided fine needle aspiration biopsy in the diagnosis of hepatocellular carcinoma. Gut 31:1303-1305
52. Herszenyi L, Farinati F, Cecchetto A et al (1995) Fine-needle biopsy in focal liver lesions: the usefulness of a screening programme and the role of cytology and microhistology. Ital J Gastroenterol 27:473-478

53. Colli A, Fraquelli M, Andreoletti M et al (2003) Severe liver fibrosis or cirrhosis: accuracy of US for detection-analysis of 300 cases. Radiology 227:89-94
54. Marcias MA, Redon P, Navas C et al (2003) Utilidad de la ecografia en el diagnostico de cirrosis en pacientes con hepatopatia cronica. Rev Esp Enferm Dig 95:245-247
55. Gaiani S, Gramantieri L, Venturoli N et al (1997) What is the criterion for differentiating chronic hepatitits from compensated cirrhosis? A prospective study comparing ultrasonography and percutaneous liver biopsy. J Hepatol 27:979-985
56. Wai CT, Greenson JK, Fontana RJ et al (2003) A simple non invasive index can predict both significant fibrosis and cirrhosis in patients with chronic hepatitis C. Hepatology 38:518-526
57. Aubè C, Oberti F, Korali N et al (1999) Ultrasonographic diagnosis of hepatic fibrosis or cirrhosis. J Hepatol 30:472-478
58. Oberti F, Valsesia E, Pilette C et al (1997) Non invasive diagnosis of hepatic fibrosis or cirrhosis. Gastroenterology 113:1609-1616
59. Takamatsu S, Nakabayashi H, Okamoto Y et al (1997) Non invasive determination of liver collagen content in chronic hepatitis. Multivariate regression modelling with blood chemical parameters and variables. J Gastroenterol 32:355-360
60. Lin DY, Sheen IS, Chiu CT et al (1993) Ultrasonographic changes of early liver cirrhosis in chronic hepatitis B: a longitudinal study. J Clin Ultrasound 21:303-308
61. D'Onofrio M, Martone E, Brunelli S et al (2005) Accuracy of ultrasound in the detection of liver fibrosis in chronic liver hepatitis. Radiol Med 110:341-348

2 Procedure terapeutiche

Andrea Ruzzenente, Mirko D'Onofrio, Silvia Pachera, Enrico Martone

2.1. Introduzione

L'utilizzo dell'ecografia nella diagnostica pre ed intra-operatoria delle malattie epatobiliari ha assunto un ruolo sempre più importante negli ultimi anni. Anche dal punto di vista terapeutico, l'ecografia interventistica ha un ruolo di primaria importanza nel trattamento di patologie infiammatorie, infettive e neoplastiche. In particolare l'approccio percutaneo ecoguidato è particolarmente indicato nel posizionamento di drenaggi per il trattamento di patologie infettive (ascessi epatici), nel trattamento delle cisti epatiche idatidee e delle cisti epatiche semplici. Nell'ambito della patologia biliare l'approccio percutaneo ecoguidato trova la sua indicazione nel trattamento percutaneo delle colecistiti acute con l'esecuzione della colecistostomia percutanea.

L'ecografia interventistica ha recentemente assunto un ruolo importante anche nel trattamento delle neoplasie epatiche primitive e secondarie. Gli approcci percutanei ecoguidati prevedono l'utilizzo di metodiche di ablazione locale che utilizzano diversi principi fisici (alcolizzazione percutanea, termoablazione con radiofrequenza (RF), laserterapia interstiziale, ablazione con microonde). Tuttavia sono l'alcolizzazione e la termoablazione con RF percutanea ecoguidata ad aver avuto la maggiore diffusione nella pratica clinica.

2.2. Drenaggi

Materiali e tecniche

I cateteri di drenaggio devono avere caratteristiche peculiari che li rendono adatti allo specifico utilizzo: in particolare devono essere radioopachi, avere un rivestimento idrofilo che ne faciliti l'inserimento all'interno dei tessuti, avere multipli fori in prossimità dell'estremità distale ed un'estremità con conformazione a "J" o a "*pig tail*" per ridurre il rischio di dislocazione. Il lume del drenaggio può essere unico o doppio (un lume è utilizzato per il drenaggio e l'altro come presa d'aria o per il lavaggio). Il calibro solitamente utilizzato non supera i 10F (Fig. 2.1) poiché con calibri maggiori

M. D'Onofrio, A. Ruzzenente, *Ecografia e procedure interventistiche percutanee.*
ISBN 978-88-470-1061-1. © Springer 2008

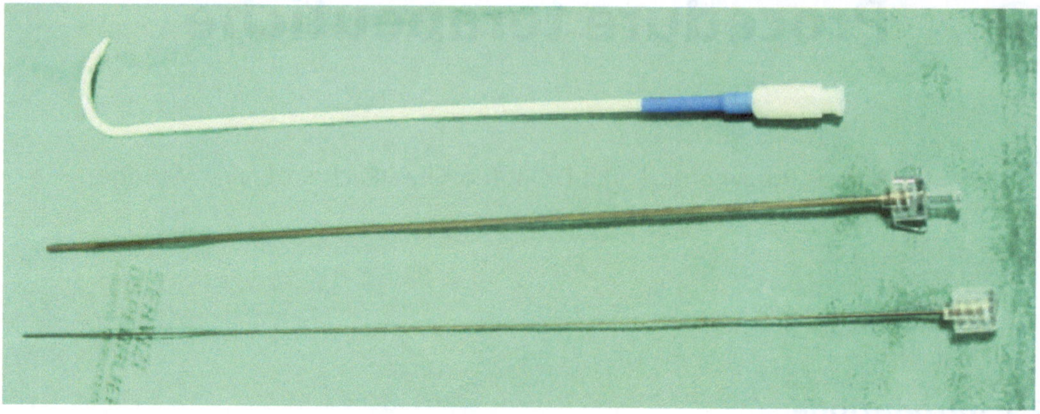

Fig. 2.1. Catetere di drenaggio da 10F smontato con mandrino ed ago a lato

si possono incontrare maggiori difficoltà durante l'inserimento. Le due tipologie di cateteri che possono essere utilizzati sono:

- cateteri montati su Trocar metallico: la puntura della lesione viene effettuata in un solo tempo ed il Trocar metallico viene ritirato una volta che il catetere è inserito nel contesto della lesione. Questo tipo di approccio è maggiormente indicato nelle lesioni più superficiali;
- cateteri introdotti su filo guida secondo la tecnica di Seldinger. Questa tecnica è particolarmente indicata nelle lesioni più profonde o di più difficile accesso.

Metodologia e protocolli

La valutazione del paziente prima della procedura di drenaggio percutaneo deve comprendere la valutazione completa della funzionalità epatica, degli indici di colestasi e della bilirubinemia. In accordo con l'anamnesi e con gli esami strumentali, dovrebbe essere esclusa la presenza di eventuali comunicazioni con le vie biliari. Come in ogni procedura invasiva devono essere escluse gravi turbe coagulative.

La somministrazione della terapia antibiotica deve precedere in tutti i casi la procedura invasiva: nelle manovre di puntura di ascessi epatici, infatti, la rottura di piccoli rami venosi portali o sovraepatici può esporre al rischio di disseminazione ematogena dei batteri. La scelta dell'antibioticoterapia deve essere indirizzata dalla sede probabile di origine dell'ascesso.

Prima della manovra invasiva è particolarmente importante la correzione degli eventuali coesistenti disturbi della coagulazione, poiché i pazienti con ascessi secondari a colangiti acute possono presentare frequentemente deficit dei fattori della coagulazione vitamina K dipendenti.

Nei pazienti con echinococcosi epatica il trattamento antielmintico con albendazolo o mebendazolo deve essere iniziato prima del trattamento percutaneo (circa una settimana prima) e proseguito per circa 1-6 mesi dopo la procedura [1].

Il primo tempo della procedura prevede l'accurato controllo ecografico della sede di puntura e del tragitto lungo il quale verrà posizionato il drenaggio. Dopo aver verificato con l'ecografia la sede della lesione, e decisa la via di accesso, si prepara un ampio campo sterile. La procedura di puntura delle lesioni epatiche è una manovra invasiva e deve essere posta particolare attenzione all'asepsi durante tutte le fasi. In base alla sede della lesione il paziente è posizionato in decubito supino per la puntura di lesioni nei segmenti di sinistra o anteriori destri. Per le lesioni al lobo destro il braccio di destra deve essere portato al di sopra della testa, in modo da permettere l'accesso intercostale in corrispondenza della linea ascellare media. In caso di lesioni posteriori il decubito laterale sinistro del paziente migliora la visualizzazione della lesione.

Nel drenaggio degli ascessi epatici il tragitto della puntura deve essere il più breve possibile e non deve essere diretto, per evitare il rischio di spandimento intraperitoneale di liquido purulento. Il tragitto deve quindi includere un tratto di parenchima epatico (Fig. 2.2). L'angolazione della guida ecografica viene quindi opportunamente scelta a tal fine. L'approccio transepatico, inoltre, migliora la stabilità del drenaggio ed impedisce lo spandimento in peritoneo del liquido drenato. Lo studio Doppler permette di evitare le grosse strutture vascolari lungo il tragitto intraparenchimale (Fig. 2.2). Posizionato il sistema di guida sulla sonda ecografica si procede all'esecuzione dell'anestesia locale della parete addominale fino al peritoneo parietale. Una piccola incisione facilita il passaggio del catetere di drenaggio attraverso la parete. Si procede, in questa fase, alla puntura diretta dell'ascesso in un solo tempo con i cate-

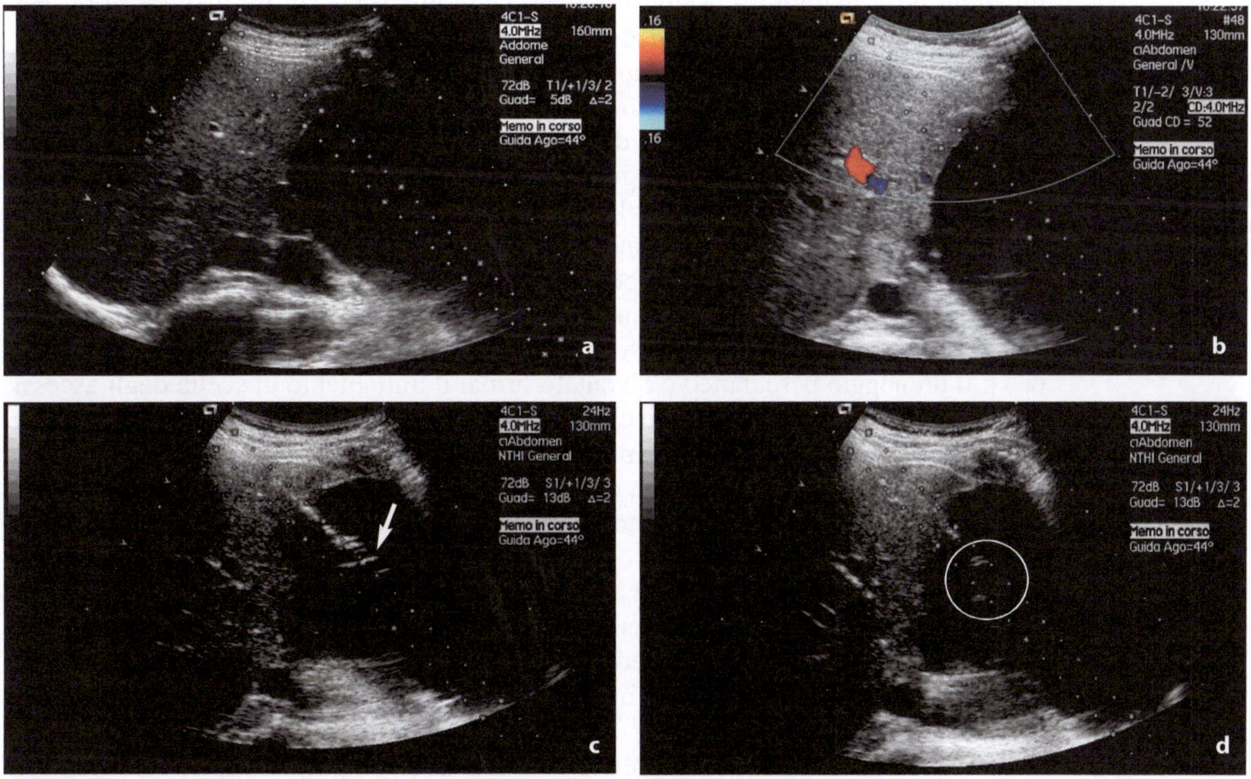

Fig. 2.2a-d. Drenaggio di voluminosa cisti epatica semplice. **a** Valutazione ecografica del percorso transepatico con scelta dell'obliquità della traccia di guida (44°) opportuna a tal fine. **b** All'esame color-Doppler viene esclusa la presenza di vasi lungo il percorso. **c** Penetrazione del catetere di drenaggio montato con tecnica Trocar (*freccia*). **d** Il catetere di drenaggio viene aperto e lasciato nel lume della lesione (*cerchio*)

teri montati su Trocar metallico o alla puntura con ago sottile ed al successivo posizionamento del catetere di drenaggio secondo la tecnica di Seldinger. Questa tecnica prevede la puntura della lesione con ago sottile (18G): dopo la verifica ecografica del corretto posizionamento dalla punta dell'ago nella lesione, viene introdotta una guida di tipo angiografico. Si procede con dilatatore alla dilatazione del tramite ed in seguito, su filo guida, si posiziona il catetere di drenaggio. L'ecografia monitorizza il corretto posizionamento del catetere all'interno della cavità ascessuale. La fase successiva prevede la completa aspirazione del liquido che è inviato per esame microbiologico.

Applicazioni cliniche

Ascesso epatico piogenico

È una malattia piuttosto infrequente, ma con elevata morbilità e mortalità. La sua incidenza negli Stati Uniti è di circa 20 casi per 100.000 ricoveri ospedalieri [2]. L'eziologia può essere suddivisa in base alla via d'infezione batterica. Gli ascessi di origine biliare sono i più frequenti (60%) e sono secondari a stenosi ed ostruzioni della via biliare per malattie benigne o maligne, con conseguenti colangiti ascendenti. L'origine portale è meno frequente (7%) ed è secondaria ad infezioni del tratto gastroenterico (diverticolite, appendicite, malattie infiammatorie croniche intestinali, infezioni post-operatorie). Meno frequenti sono gli ascessi di origine arteriosa, per continuità o secondari a traumi diretti. In circa il 17% dei pazienti la causa dell'ascesso non è riconducibile a nessuna causa e vengono definiti criptogenetici. Il trattamento degli ascessi epatici, in passato, era esclusivamente chirurgico. Il trattamento attuale si basa sull'utilizzo di antibiotici ad ampio spettro e sulle procedure di drenaggio percutaneo. Ancora oggi la chirurgia ha un ruolo importante per il trattamento degli ascessi nei casi in cui l'approccio percutaneo non sia praticabile o in caso di fallimento delle metodiche meno invasive [2–4].

L'approccio percutaneo con il posizionamento di cateteri di drenaggio o l'aspirazione con ago in combinazione con la terapia antibiotica si è dimostrato sicuro ed efficace nel trattamento degli ascessi epatico in numerose esperienze in Letteratura [5, 6, 7]. Il drenaggio percutaneo è diventato ormai il trattamento di scelta degli ascessi epatici e l'utilizzo dell'approccio chirurgico è riservato a pochi casi [8]. L'approccio percutaneo eco-guidato è quello maggiormente utilizzato per la semplicità di utilizzo. Nei casi in cui l'ecografia non consenta una visualizzazione adeguata della sede dell'ascesso, il ricorso ad altre metodiche di imaging (TC) permette l'esecuzione della procedura percutanea.

Le principali controindicazioni al drenaggio percutaneo sono i gravi disturbi della coagulazione, la presenza di ascite, la rottura in cavità addominale e la presenza di patologie concomitanti che richiedano un intervento chirurgico d'urgenza, come la colecistite acuta, la perforazione intestinale secondaria ad appendicite acuta o a diverticolite.

Il controllo dell'efficacia del drenaggio si basa su rilievi clinici (iperpiressia, dolore), laboratoristici (leucocitosi, PCR), sull'aspetto del liquido drenato (quantità, densità del pus) e sull'evoluzione morfologica della lesione ascessuale all'imaging (ecografia, TC). La pervietà del catetere deve essere quotidianamente controllata con l'iniezione di pochi millilitri di soluzione fisiologica sterile. Si deve sospettare un'ostruzione del drenaggio quando la quantità di liquido iniettato non corrisponde alla quantità di liquido aspirato. In caso di malfunzionamento, il drenaggio può essere sostituito con cateteri di calibro maggiore. La sostituzione richiede l'inserimento di un nuovo filo guida all'interno del drenaggio ed il riposizionamento di un nuovo drenaggio sotto guida ecografica o fluoroscopica.

Le principali complicanze del drenaggio percutaneo degli ascessi epatici sono:
- emorragia, determinata dalla lesione di vasi arteriosi o portali; comporta la formazione di ematomi intraparenchimali o il sanguinamento attraverso il drenaggio;
- perforazioni intestinali;
- peritoniti secondarie allo stravaso di pus dalla sede di inserzione del drenaggio;
- empiemi pleurici e pneumotoraci secondari alla puntura diretta dello sfondato costofrenico.

L'aspirazione ecoguidata con ago sottile è utile per confermare la diagnosi e ottenere materiale per gli esami colturali. In Letteratura sono ancora dibattute le indicazioni della semplice aspirazione o del posizionamento di drenaggio. Gli studi randomizzati presenti in Letteratura sul confronto tra semplice aspirazione e drenaggio hanno risultati non sempre concordi. Rajak e coll [9], in uno studio su 50 pazienti con ascesso epatico, ha riscontrato una maggior efficacia del drenaggio continuo nei confronti dell'aspirazione intermittente. Complessivamente il drenaggio continuo ha avuto successo nel 100% dei casi rispetto al 60% dei pazienti sottoposti ad aspirazione intermittente. Questi risultati sono stati recentemente confermati da Zerem e coll [10] che, in uno studio randomizzato su 60 pazienti, ha osservato un successo del 100% nel gruppo sottoposto a drenaggio continuo e del 67% in quello sottoposto ad aspirazione intermittente. L'Autore ha sottolineato che l'insuccesso della metodica di aspirazione è stata maggiore nei pazienti con ascessi di dimensioni maggiori (>5 cm) ed in presenza di ascessi multiloculati [10]. Al contrario Yu e coll [11], in uno studio randomizzato su 64 pazienti, ha riscontrato uguale efficacia del drenaggio continuo rispetto all'aspirazione, con una minore morbilità e durata della degenza (la differenza non ha avuto significatività statistica).

Dalle osservazioni della Letteratura si può concludere che le due opzioni terapeutiche (drenaggio continuo ed aspirazione) si equivalgono negli ascessi di piccole dimensioni (<5 cm), uniloculati, che collabiscono dopo la completa aspirazione. L'aspirazione, al contrario, ha maggiori probabilità di fallimento quando l'ascesso è di grandi dimensioni, multiloculato e contiene materiale purulento denso difficilmente aspirabile con l'ago sottile. In circa il 10% dei casi il drenaggio percutaneo non consente la completa aspirazione dell'ascesso. Il fallimento della procedura è più frequente negli ascessi con multiple sedimentazioni ed in presenza di pus molto denso. I drenaggi di calibro maggiore sono più efficaci, ma espongono a maggiori complicanze durante il posizionamento.

Echinococcosi epatica

È una zoonosi endemica in alcune regioni del mondo ed è causata più frequentemente da due specie del parassita echinococco: l'*Echinococcus granulosus* e l'*Echinococcus multilocularis*. Il ciclo di vita dell'echinococco si svolge in un ospite definitivo, che solitamente è il cane, ed in un ospite intermedio, che solitamente è la pecora. L'uomo è un ospite intermedio accidentale, solitamente infettato dal cane. L'infestazione da echinococco può interessare molti organi, ma la localizzazione epatica è la più frequente. L'echinococcosi epatica è gravata da complicanze severe quali le infezioni locali, la fistolizzazione con il sistema biliare con contaminazione dello stesso, la diffusione in peritoneo o l'invasione del cavo pleurico. La diagnosi è affidata alle metodiche di imaging ed al rilievo della sierologia positiva per il parassita. La chirurgia in associazione con la terapia medica antiparassitaria è ancora oggi la strategia terapeutica che permette la minor percentuale di recidive. Nonostante la benignità della patologia, il trattamento chirurgico richiede un'elevata esperienza nella chirurgia epatobiliare, soprattutto nei casi con interessamento dell'albero biliare. Il trattamento percutaneo, di più recente introduzione, è una risorsa terapeutica importante nel trattamento di questa patologia.

Le indicazioni al trattamento percutaneo si basano su numerosi fattori, tra i quali le condizioni generali del paziente, l'estensione della malattia a livello epatico e l'eventuale estensione extraepatica. Sono state proposte diverse classificazioni che, in base ai rilievi dell'imaging, valutano le dimensioni, le caratteristiche e la fase evolutiva della cisti. Una delle classificazioni più diffuse è quella ecografica proposta da Gharbi e coll [12]: sono definite 5 categorie in base all'aspetto ecografico e distinte le cisti giovani (Tipo I, II, III) e le cisti organizzate o calcifiche (Tipo IV e V) (Tabella 2.1). Nel 2001 il WHO-IWGE (WHO-Informal Working Groups on Echinococcosis) ha proposto una classificazione per selezionare meglio i pazienti candidati al trattamento percutaneo. Questa classificazione prende in esame la fertilità della cisti, lo stadio evolutivo e le dimensioni (*s*=small <5 cm; *m*=medium tra 5 e 10 cm, *l*=large >10 cm) (Tabella 2.1) [13].

Il trattamento percutaneo è indicato nelle cisti di dimensioni inferiori ai 10 cm uniloculari in fase fertile e precoce (Tipo CE1 secondo la classificazione WHO, Tipo I secondo Gharbi), nelle cisti uniloculari con scollamento della membrana proligena (Tipo CE3, Tipo II di Gharbi) e nelle cisti multiple quando il numero di cisti figlie è limitato (Tipo CE2, Tipo III di Gharbi).

Il trattamento percutaneo è controindicato nelle cisti non raggiungibili con la puntura percutanea, nelle cisti strettamente adese a strutture vascolari di grosso calibro e nelle cisti sottoglissoniane, nelle quali non è possibile avere un tramite transepatico adeguato. È controindicato anche il trattamento percutaneo di cisti con evidente comunicazione con le vie biliari.

Per il trattamento percutaneo delle cisti da echinococco dovrà essere disponibile un agente scolicida adeguato. In Letteratura le sostanze maggiormente utilizzate

Tabella 2.1. Comparazione tra classificazione di Gharbi e WHO-IWGE

Gharbi [12]	WHO-IWGE [13]	Aspetto ecografico
Non valutabile	Tipo Cystic Lesion (CL)	Lesione cistica netta (cisti monoloculare con parete netta)
Tipo I	Tipo CE1	Cisti monoloculare a parete netta
Tipo II	Tipo CE3	Cisti con scollamento della membrana
Tipo III	Tipo CE2	Cisti multiple
Tipo IV	Tipo CE3 con degenerazione solida del contenuto cistico	Cisti a contenuto prevalentemente solido o pseudotumorale
Tipo V	Tipo CE5	Cisti calcifica

CL: *cystic lesion* (cisti da echinococco in stadio molto precoce).
CE: *cystic echinococcus;* gruppo 1 (lesione cistica): tipo *CL*; gruppo 2 (fertile): tipi *CE1* e *CE2*; gruppo 3 (transizionale): tipo *CE3*; gruppo 4 (non fertile): tipi *CE4* e *CE5*.

sono la soluzione salina ipertonica e l'alcool etilico. Non vi sono evidenze in Letteratura che le diverse sostanze scolicide si associno ad un diversa efficacia del trattamento. La soluzione salina ipertonica è la più utilizzata, è disponibile in diverse concentrazioni, variabili tra il 3 ed il 30%. La sua azione scolicida si attua creando un forte gradiente osmotico lungo la membrana cuticolare esterna del parassita che causa la lisi cellulare. Questa soluzione ha un'elevata densità e si identifica alla TC come aree di elevata attenuazione del segnale. Tale caratteristica consente di valutare in modo accurato il grado di diluizione della sostanza all'interno della cisti, la sua corretta distribuzione e la presenza di eventuali comunicazioni extraepatiche. L'altra soluzione, largamente utilizzata per il trattamento percutaneo, è l'alcool etilico al 95-99%: questa soluzione è un potente sclerosante ed è controindicato in presenza di comunicazioni con le vie biliari. L'alcool, a contatto con l'epitelio biliare, è responsabile di gravi colangiti chimiche. L'alcool ha un elevato potere sclerosante e permette la sclerosi di cisti di grandi dimensioni (>6 cm) o multiloculari.

Il trattamento percutaneo dell'echinococcosi epatica è stato proposta nel 1986 da un'equipe tunisina che ha riportato la prima serie prospettica [14]. Si basa sulla puntura della cisti (P) l'aspirazione del liquido con ago sottile (A), l'iniezione della sostanza scolicida (I) e la successiva aspirazione di tutto il contenuto della cisti (R). La procedura è definita, quindi, dall'acronimo PAIR. Alla preliminare indagine ecografica si identifica la via di puntura della cisti, che deve includere preferibilmente un tratto trans-epatico di circa 2-3 cm. Questo accorgimento riduce il rischio di spandimenti intraperitoneali del liquido intracistico, che possono essere responsabili di gravi reazioni anafilattiche. In questi pazienti, per il rischio di anafilassi, la procedura deve inoltre essere effettuata in ambiente dedicato, che permetta la monitorizzazione continua del paziente e l'assistenza anestesiologica continua. Una volta selezionata la sede della puntura si procede all'esecuzione dell'anestesia locale ed alla successiva puntura della cisti con ago sottile (22G) o con catetere (8F). Quest'ultima opzione si è dimostrata maggiormente efficace nelle cisti di dimensioni maggiori di 5 cm. Dopo l'aspirazione di 10-15 mL, il liquido deve essere esaminato accuratamente per verificare l'assenza di tracce di bile. Il liquido è tipicamente limpido ed incolore, tipo "acqua di sorgente". Nei casi dubbi è necessario eseguire il *fast test* per la ricerca della bilirubina. In questa fase l'iniezione di mezzo di contrasto può fornire una valutazione aggiuntiva su eventuali comunicazioni con le vie biliari. La presenza di tracce di bile controindica l'iniezione di qualsiasi sostanza scolicida. In assenza di comunicazioni con le vie biliari si procede all'aspirazione completa del contenuto della cisti. Alcuni Autori suggeriscono l'analisi al microscopio ottico del liquido, in modo da verificare la vitalità dei parassiti; altri, al contrario, suggeriscono una valutazione del titolo antigenico sul liquido aspirato. Nella fase successiva si procede all'iniezione dell'agente scolicida, nella quantità pari ad 1/3 dell'aspirato. Dopo 5 minuti si procede alla completa riaspirazione del liquido iniettato ed alla rimozione dell'ago.

Molte varianti della tecnica originale sono state proposte, tra queste alcuni Autori suggeriscono l'utilizzo di cateteri di drenaggio (PAIRD) [15]. Il drenaggio viene lasciato in sede per 24 ore se non compaiono fistole biliari: la conferma dell'assenza di comunicazioni con le vie biliari può essere ottenuta con l'opacizzazione contrastografica delle cisti. L'utilizzo del drenaggio continuo della cisti è suggerito da questo Autore per le cisti di dimensioni maggiori di 6 cm.

Le tecniche PAIR e PAIRD sono indicate soprattutto nelle cisti uniloculate, mentre la loro efficacia è inferiore nelle cisti multiloculari, nelle quali ogni cisti dovrebbe essere punta separatamente. Saremi e McNamara (1995) hanno sviluppato una tecnica alternativa chiamata PEVAC (*Percutaneous Evacuation of Cyst Content*) [16]. Questa tecnica prevede la puntura della cisti con le stesse modalità della tecnica PAIRD. In una seconda seduta il drenaggio viene sostituito da un introduttore del calibro di 14-18F, all'interno del quale viene introdotto un catetere collegato ad un aspiratore che viene indirizzato verso le cisti figlie e le membrane endocistiche. Uno speciale strumento tagliente viene utilizzato per frammentare le membrane e facilitarne l'aspirazione. Alla fine della procedura un drenaggio viene lasciato in sede come spia per eventuali fistole biliari [17]. Ancora in fase sperimentale è l'utilizzo della termoablazione della cavità cistica residua: l'utilizzo della radiofrequenza consente la distruzione termica delle membrane endocistiche e la sterilizzazione della cavità cistica [18].

Le principali complicanze riportate in Letteratura, e raccolte da una meta-analisi su 769 pazienti trattati con tecnica PAIR, riportano una mortalità correlata alla procedura dello 0,1% (un paziente deceduto per anafilassi). Dopo la procedura percutanea la frequenza di complicanze maggiori è stata del 7,9%: le complicanze più frequentemente osservate sono state la comparsa di fistola biliare (4%), la sovrainfezione batterica della cisti (2%) e l'anafilassi (1%). La comparsa di complicanze minori è più frequente (13,1%): iperpiressia (5,5%), manifestazioni minori di tipo allergico (4,8%) e transitorio aumento degli enzimi epatici (1,2%) [1].

L'ecografia è uno strumento molto efficace nella valutazione di follow-up, poiché identifica con precisione le modificazioni del *pattern* ecografico. In una prima fase si osserva il distacco della membrana germinativa dal pericistio ed in una fase successiva inizia la riduzione volumetrica della cisti, la riduzione della quota fluida, con l'addensamento del contenuto cistico (formazione dello pseudo-tumore), e l'eventuale scomparsa completa della cisti. La TC documenta allo stesso modo le modificazioni morfologiche: l'addensamento del contenuto intracistico, la scomparsa di eventuali cisti figlie e la comparsa di eventuali calcificazioni. La TC associata al monitoraggio del titolo anticorpale costituisce l'indagine di follow-up di scelta. La frequenza consigliata in Letteratura per il controllo TC dopo il trattamento è ad 1, 3, 6 mesi e successivamente con frequenza annuale [19].

La procedura percutanea necessita di una accurata selezione dei pazienti, tuttavia ha dimostrato la sua efficacia in numerose esperienze in Letteratura. In una meta-analisi in 769 pazienti con più di 1.000 cisti trattate, Smego e coll [1] ha osservato un'efficacia della terapia nel 95,8% dei casi (737 pazienti), con una recidiva del 1,6%. I pazienti sottoposti a PAIR, se confrontati con un gruppo di 952 pazienti sottoposti ad intervento chirurgico, hanno presentato una minor frequenza di complicanze rispetto alla chirurgia (7,9 vs 21%), una mortalità minore (0,1 vs 0,7%) ed un ricovero più breve (2,4 vs 10,5 giorni) [1].

Drenaggio ed alcolizzazione di cisti epatiche semplici

Le cisti semplici epatiche sono neoformazioni epatiche benigne contenenti liquido sieroso e senza comunicazioni con le vie biliari. Macroscopicamente hanno aspetto sferico, od ovoidale, con diametro variabile da pochi millimetri ad oltre 20 cm. Le cisti di piccole dimensioni sono circondate da parenchima epatico normale, mentre nelle cisti di grandi dimensioni il parenchima epatico circostante è compresso e può essere atrofico. Le cisti semplici non hanno sepimentazioni e sono uniloculari. Il liquido della cisti è solitamente limpido, ma può essere brunastro nei casi di emorragia intracistica. Le cisti sono spesso multiple e ricordano il quadro imaging della malattia policistica epatica-renale. Microscopicamente la parete della cisti è costituita da un singolo strato di cellule epiteliali cuboidali (o colonnari) che ricorda l'epitelio dei dotti biliari. In passato le cisti erano considerate una patologia rara con un'incidenza nelle casistiche autoptiche inferiore all'1% [20]. L'utilizzo sempre più diffuso delle tecniche di imaging (ecografia e TC) ha consentito di definire più precisamente la reale incidenza di questa patologia. Dalle casistiche ecografiche l'incidenza della patologia cistica è del 3% e nelle casistiche TC raggiunge il 18% [21, 22]. Nella maggior parte dei casi le cisti semplici sono asintomatiche, mentre quando raggiungono grandi dimensioni possono indurre la comparsa di sintomatologia dolorosa addominale. Una delle complicanze più frequenti è l'emorragia intracistica, che induce un improvviso peggioramento della sintomatologia. Le altre complicanze, meno frequenti, sono la rottura spontanea in peritoneo, l'emorragia intraperitoneale, l'infezione batterica, la comunicazione con le vie biliari intraepatiche e l'emobilia.

La diagnosi differenziale deve essere posta con le altre lesioni cistiche di origine infiammatoria (ascessi), con le neoplasie maligne necrotiche, con gli angiomi, le cisti idatidee ed i cistoadenomi.

Il trattamento delle cisti epatiche semplici era un tempo unicamente chirurgico, mentre il trattamento percutaneo e laparoscopico, di più recente introduzione, sono diventate attualmente le opzioni terapeutiche di scelta. Le cisti semplici asintomatiche non hanno indicazione al trattamento, ma necessitano unicamente del follow-up radiologico. Il trattamento è indicato unicamente nel caso in cui i sintomi siano direttamente correlati alla cisti; le cisti di dimensioni inferiori agli 8 cm raramente sono sintomatiche. Nei casi dubbi può essere utile l'aspirazione della cisti per verificare l'efficacia del trattamento nella risoluzione dei sintomi. In Letteratura le sostanze maggiormente utilizzate per la sclerosi della parete della cisti sono l'alcool etilico e le tetracicline. Posizionato il catetere di drenaggio si procede all'aspirazione di qualche mL di liquido. Le caratteristiche del liquido vanno analizzate accuratamente prima di procedere all'iniezione della sostanza sclerosante: il liquido deve essere limpido e citrino, deve essere fluido e non mucoide. In presenza di pregresse emorragie intracistiche il liquido può apparire brunastro: anche in questo caso l'iniezione del liquido sclerosante è controindicato per il rischio di fistole biliari misconosciute. Nella fase successiva si procede alla completa aspirazione della cisti ed all'iniezione del liquido sclerosante nella quantità pari ad 1/3 del volume della cisti; nel caso di utilizzo dell'alcool etilico la quantità utilizzata non deve superare i 100 mL per il rischio di complicanze legate all'eccessivo riassorbimento di alcool. Alcuni Autori suggeriscono l'instillazione di 10-20 mL di anestetico locale (lidocaina) all'interno della cavità cistica a scopo antalgico prima dell'iniezione dell'alcool [23]. L'alcool è lasciato nella cisti per un tempo variabile da 3 a 20 minuti: in questa fase variazioni posturali del paziente facilitano il contatto della parete cistica con il liquido ed aumentano l'efficacia del trattamento. Nella fase successiva si procede alla completa aspirazione del liquido. Il drenaggio è solitamente rimosso subito dopo la riaspirazione del liquido sclerosante.

Le complicanze della procedura sono infrequenti (10%) e la mortalità è eccezionale (0%) [24]. Le complicanze più frequenti sono il dolore, secondario all'iniezione di

Tabella 2.2. Risultati del trattamento percutaneo delle cisti semplici

Autore	Pazienti (n)	Tipo sclerosante	Risoluzione sintomi	Recidiva %	Ripetizione sclerosi (%)
Furuta 1990 [26]	6	alcool	6	0	0
Simonetti 1993 [27]	30	alcool	25	16	0
Montorsi 1994 [28]	21	alcool	21	0	
vanSonnenberg 1994 [29]	20	alcool Tetracicline Doxicillina	17	10	
Larssen 2003 [30]	7	alcool	7	0	
Yang 2006 [23]	31	alcool	31	0	
Erdogan 2007 [31]	30	alcool	30	20	3

alcool, l'iperpiressia, la nausea ed il vomito e l'intossicazione da alcool [25]. Il riassorbimento dell'alcool dalla cavità cistica è correlato al tempo di esposizione e l'alcolemia raggiunge il picco dopo circa 3-4 ore dall'instillazione di alcool. I sintomi da intossicazione alcolica possono presentarsi con l'utilizzo di elevate quantità di alcool e prolungati tempi di esposizione e comprendono cefalea, nausea, sonnolenza, rash cutanei ed ipotensioni prolungate [23].

L'efficacia della scleroterapia delle cisti semplici è ben documentata in Letteratura: questo trattamento, poco invasivo, ha buoni risultati in termini di risoluzione della sintomatologia e di controllo a distanza della recidiva di malattia. Nella Tabella 2.2 sono riportati i risultati, presenti in Letteratura, circa il trattamento percutaneo delle cisti semplici. Anche le metodiche più invasive (chirurgia laparoscopica e laparotomica) hanno risultati simili alla tecnica percutanea, in termini di efficacia nella risoluzione dei sintomi e di recidiva della cisti epatica. Erdogan e coll, in uno studio retrospettivo su 41 pazienti, ha riscontrato una recidiva del 20% per i pazienti sottoposti ad alcolizzazione percutanea e del 27% nei pazienti sottoposti a trattamento chirurgico. Da sottolineare la comparsa di complicanze maggiori nel 9% dei pazienti trattati con la terapia chirurgica [31].

Colecistostomia percutanea

Il trattamento della colecistite acuta ha subito notevoli cambiamenti negli ultimi decenni grazie all'introduzione della colecistectomia laparoscopica come *gold standard*. La colecistectomia laparoscopica ha infatti dimostrato la sua efficacia e sicurezza anche come trattamento d'urgenza della colecistite acuta. La decompressione percutanea della colecisti rappresenta un trattamento che può limitare l'evoluzione del processo infiammatorio e permette l'esecuzione dell'intervento di colecistectomia in regime d'elezione.

La colecistostomia percutanea è indicata nei casi di colecistite acuta litiasica e acalcolotica in pazienti critici o ad elevato rischio per il trattamento chirurgico. Questo tipo di approccio è particolarmente indicato nell'ambito dei pazienti con gravi patologie associate, nei quali l'intervento di colecistectomia ha un rischio anestesiologico e chirurgico elevato.

La preliminare indagine ecografica conferma la diagnosi di colecistite acuta, documentando i seguenti elementi di imaging: distensione della colecisti con diametro maggiore di 5 cm, ispessimento delle pareti della colecisti con calibro maggiore di 3 mm, dolorabilità alla pressione della colecisti con la sonda ecografica (segno di Murphy), presenza di calcoli o di sabbia biliare nel lume della colecisti ed eventuale presenza di versamento pericolecistico [32]. Nella fase successiva si sceglie la via migliore di drenaggio, che può essere diretta o trans-epatica. La via diretta è più semplice nei casi di colecisti molto distese, che debordano dal margine epatico, ed è gravata da una più elevata frequenza di dislocazione del catetere di drenaggio. La via trans-epatica riduce la dislocazione del drenaggio, lo spandimento di bile dal tramite ed il rischio di puntura di altri organi. La puntura della colecisti può essere eseguita con drenaggi montati su Trocar metallici o con la tecnica di Seldinger. Verificato il posizionamento del drenaggio all'interno della colecisti, si procede alla progressiva aspirazione del suo contenuto. Il liquido aspirato deve essere inviato per esame colturale. In questa fase il corretto posizionamento del drenaggio può essere verificato con ecografia o fluoroscopia con iniezione di mezzo di contrasto iodato. In questa fase l'esecuzione di una colangiografia completa è controindicata per il rischio di colangiti acute.

Le complicanze della procedura sono limitate (0-18%) e la mortalità è eccezionale (0-3%) [33-35]. Una delle complicanze più frequenti è il coleperitoneo, più frequente con l'approccio diretto anteriore. Le altre complicanze descritte sono l'emorragia e la dislocazione del catetere di drenaggio.

Il monitoraggio dopo la procedura è clinico ed ecografico. Dopo l'iniziale risoluzione della sintomatologia infettiva è indicata l'esecuzione di un controllo fluoroscopico con mezzo di contrasto iodato. La mancata risoluzione dei sintomi nelle prime 24-48 ore è sospetto per una causa diversa della patologia infettiva; nei casi di gangrena della colecisti la decompressione della colecisti non riesce a ridurre i sintomi. Il controllo con mezzo di contrasto iodato permette di verificare il corretto posizionamento del catetere di drenaggio e permette di eseguire una colangiografia per escludere la presenza di calcolosi nella via biliare principale. Il catetere di drenaggio può essere rimosso al momento dell'intervento chirurgico di colecistectomia in elezione, o in caso di trattamento conservativo può essere rimosso dopo 2-3 settimane, periodo in cui il tramite trans-epatico diventa fibroso ed il rischio di coleperitoneo è minimo.

La procedura ha una elevata percentuale di successo con la rapida risoluzione della sintomatologia dolorosa ed infettiva in oltre il 90% dei casi [35-39]. L'efficacia della procedura consente di dilazionare l'intervento chirurgico di colecistectomia laparoscopica o laparotomica. La colecistostomia percutanea consente, infatti, di ridurre i rischi correlati all'intervento chirurgico d'urgenza. Nei casi di colecistite acuta alitiasica, frequente nei pazienti ricoverati in terapia intensiva o nei pazienti ad elevato rischio chirurgico, la colecistostomia percutanea può rappresentare il trattamento definitivo.

Trattamento delle neoplasie

Le neoplasie del fegato, primitive o secondarie, sono molto comuni e spesso pongono problemi di scelta del miglior approccio terapeutico. L'epatocarcinoma è la neoplasia primitiva più frequente e la sua incidenza è elevata sia in Occidente che in Oriente. Allo stesso modo il cancro del colon-retto è una delle neoplasie più frequenti in Occidente e circa il 40% dei pazienti sviluppano metastasi epatiche, la cui resezione chirurgica è il trattamento di scelta per garantire migliori risultati a lungo termine. Allo stesso modo, nel trattamento dell'epatocarcinoma la resezione chirurgica radicale ed il trapianto epatico sono le opzioni terapeutiche di scelta. Sfortunatamente soltanto una minoranza dei pazienti con neoplasie epatiche sono resecabili. Nel corso dell'ultimo decennio sono state sviluppate molteplici terapie alternative nel trattamento di queste neoplasie. Tra queste, le terapie ablative locali (alcolizzazione, termoablazione con RF, laserterapia interstiziale, ablazione con microonde, crioterapia) hanno dimostrato una buona efficacia nel controllo locale della malattia. Nei paragrafi seguenti saranno illustrate le due metodiche (alcolizzazione e termoablazione con RF) che hanno avuto la maggiore diffusione nella pratica clinica e che vengono preferenzialmente applicate con l'approccio percutaneo ecoguidato.

2.3. Alcolizzazione percutanea - *Percutaneous Ethanol Injection* (PEI)

Materiali e tecniche

L'alcolizzazione percutanea richiede l'utilizzo di un ago (Fig. 2.3) di piccolo calibro (20-22G) della lunghezza sufficiente per raggiungere la lesione (15-20 cm). La sostanza utilizzata per l'iniezione è alcool etilico ad alta concentrazione (95-99%). In Letteratura è riportato l'utilizzo di altre sostanze citotossiche (acido acetacetico) con risultati molto simili alla tradizionale alcolizzazione.

Metodologia e protocolli

I pazienti candidati al trattamento con alcolizzazione percutanea per epatocarcinoma devono essere sottoposti ad un'attenta valutazione della funzione epatica: la coesistente epatopatia cronica presente in oltre l'80% dei casi espone a rischi elevati di emorragia. In caso di gravi alterazioni della coagulazione è utile una correzione con

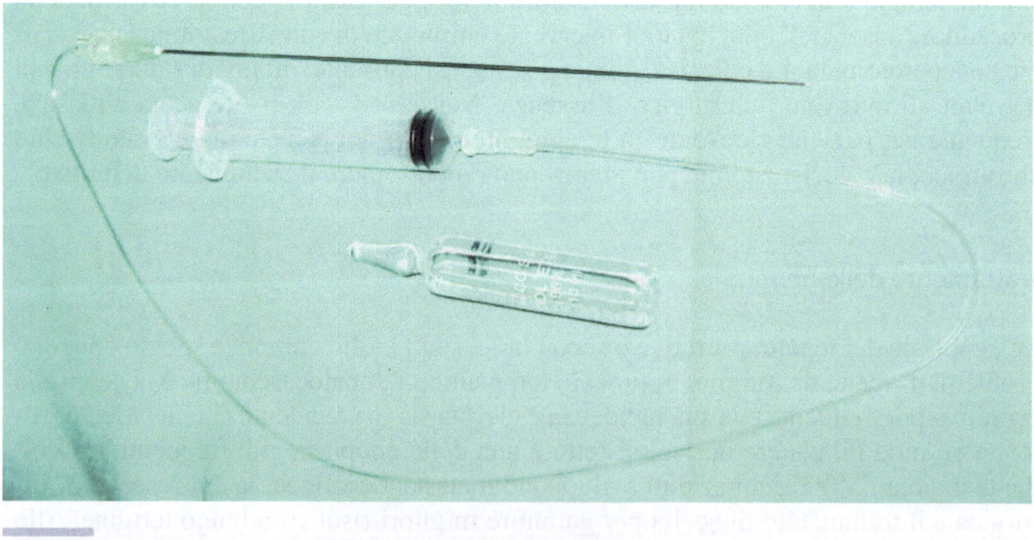

Fig. 2.3. Ago utilizzato per alcolizzazione percutanea (21G)

plasma fresco congelato o la trasfusione di piastrine nel periodo appena precedente alla procedura.

Il paziente, posizionato in decubito supino o laterale destro, viene sottoposto alla preliminare esplorazione ecografica per verificare l'accessibilità della lesione alla puntura percutanea e l'assenza lungo il tramite di puntura della colecisti o di altri organi. L'utilizzo del Doppler può aiutare ad escludere la presenza di strutture vascolari di grosso calibro lungo il tramite di puntura. In questa fase l'utilizzo del mezzo di contrasto ecografico può essere utile nella visualizzazione di piccole lesioni o nelle lesioni isoecogene.

Eseguita l'anestesia locale si procede alla puntura della lesione. L'ago viene posizionato al centro della lesione e si procede all'iniezione lenta di alcool, in quantità variabile tra 2 e 10 mL in funzione delle dimensioni del nodulo. Il volume totale di alcool iniettato è stimato secondo la seguente formula: $V(mL)= 4/3 \times \pi (r+1)^3$ [40]. L'ecografia monitorizza in tempo reale le fasi dell'iniezione di alcool, che appare come la formazione di un alone iperecogeno all'interno della lesione (Fig. 2.4). Al ter-

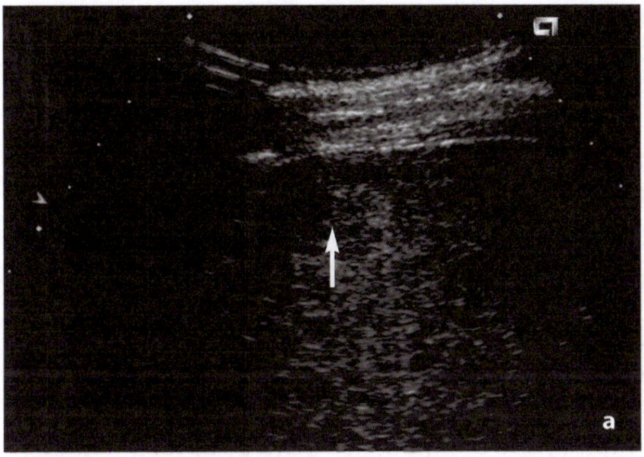

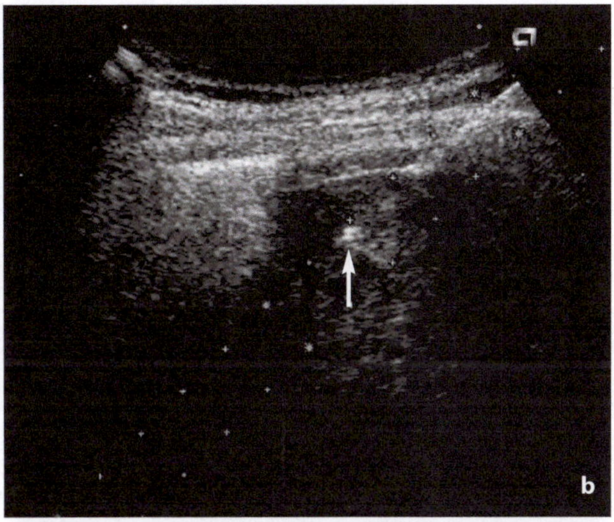

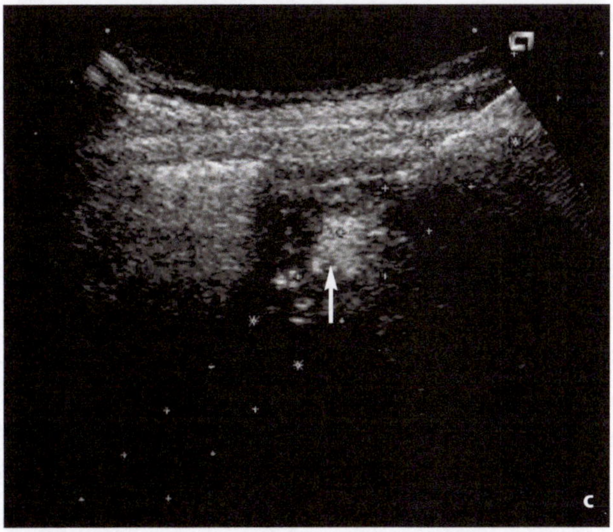

Fig. 2.4a-c. Alcolizzazione percutanea ecoguidata. **a** All'esame B-mode si identifica piccolo nodulo periferico al lobo epatico di destra in paziente epatopatico. **b, c** Il nodulo, diagnosticato come epatocarcinoma all'ecografia con mezzo di contrasto ed alla TC, viene sottoposto ad alcolizzazione sotto guida ecografica. L'ecografia documenta perfettamente il posizionamento della punta dell'ago nella neoplasia (*freccia* in **b**) e la diffusione dell'alcool con viraggio alla iperecogenicità dell'area trattata (*freccia* in **c**)

mine dell'iniezione la lesione appare uniformemente iperecogena con un cono d'ombra posteriore. La procedura di alcolizzazione solitamente è ripetuta in più sedute, a cadenza settimanale. Alcuni Autori hanno proposto l'alcolizzazione percutanea in singola seduta utilizzando quantità maggiori di alcool ed in anestesia generale [41].

Applicazioni cliniche

Questa modalità terapeutica è stata introdotta nella pratica clinica negli anni '80. Si basa sull'iniezione intratumorale di una sostanza altamente citotossica (alcool etilico al 95-99%) che causa disidratazione e necrosi delle cellule tumorali. All'effetto citotossico diretto si accompagnano fenomeni trombotici a carico dei piccoli vasi, che causano l'ischemia della neoplasia. La procedura viene preferenzialmente eseguita per via percutanea sotto guida ecografica, perché l'ecografia permette la monitorizzazione in tempo reale della diffusione dell'alcool all'interno della lesione.

L'alcolizzazione percutanea trova la sua migliore indicazione nell'epatocarcinoma di piccole dimensioni escluso dal trattamento chirurgico. È generalmente applicata nelle lesioni singole o multiple (fino a 3) di dimensioni inferiori o uguali ai 3 cm, sebbene in molti centri sia applicata in lesioni fino ai 5 cm [42-44]. L'utilità dell'alcolizzazione percutanea nel trattamento delle lesioni metastatiche è limitata, poiché l'efficacia nel controllo locale di malattia in queste patologie è molto modesto.

Le controindicazioni includono presenza di grave ascite, gravi turbe della coagulazione e grave piastrinopenia. La procedura è controindicata dalla maggior parte degli Autori nelle neoplasie con localizzazioni extraepatiche, nelle neoplasie con aspetto infiltrativo ed in presenza di trombosi neoplastica a carico del tronco principale della vena porta o dei rami principali delle vene sovraepatiche. Le neoplasie a sede sottoglissoniana hanno rischio più elevato di spandimento di alcool in cavità peritoneale e di *seeding* neoplastico.

La procedura è solitamente ben tollerata e le complicanze sono poco frequenti. La mortalità della procedura è eccezionale (0,09-0,1%) e la comparsa di complicanze maggiori si osserva in meno del 5% dei casi (ascessualizzazione della lesione, emorragia intraperitoneale, emobilia, trombosi portale) [41, 44]. Le complicanze minori sono più frequenti ed includono dolore, iperpiressia e sintomi da intossicazione da alcool. La comparsa di *seeding* neoplastico lungo il tramite di puntura si osserva in circa l'1% dei casi [45].

La monitorizzazione dell'efficacia del trattamento si basa sulla documentazione della necrosi della lesione che nell'epatocarcinoma si esprime alle metodiche di imaging (ecografia, TC e RM) come l'assenza di vascolarizzazione della lesione trattata. All'ecografia la lesione trattata appare nell'immediato come iperecogena per la ritenzione di alcool; l'iperecogenicità si risolve nell'arco di alcune ore. Nelle settimane successive le lesioni sottoposte a trattamento appaiono, nei confronti delle indagini pre-operatorie, come aree solide di dimensioni uguali o maggiori alla lesione trattata, che in fase contrastografica arteriosa non assumono mezzo di contrasto. Il protocollo di follow-up, per documentare l'efficacia del trattamento, solitamente include TC o RM con mezzo di contrasto. Più recentemente l'utilizzo dei mezzi di contrasto ecografici si è dimostrato efficace nel documentare l'entità della necrosi della lesione [46].

Tabella 2.3. Risultati del trattamento con alcolizzazione dell'epatocarcinoma

		Sopravvivenza %		
Autore	**N pazienti**	**1 anno**	**3 anni**	**5 anni**
Shiina 1993 [40]	98	85	62	52
Livraghi 1995 [47]				
Child A singolo <5 cm	293	98	79	47
Child B singolo <5 cm	149	93	63	29
Lencioni 1997 [48]				
Child A-B, 1-3 HCC < 5 cm	184	–	67	41
Pompili 2001 [49]				
Child A, 1-2 HCC <5 cm	111	94	62	41

Tabella 2.4. Confronto tra alcolizzazione percutanea e resezione chirurgica

		Sopravvivenza %			
Autore	**N pazienti**	**1 anno**	**3 anni**	**5 anni**	***p***
Castells 1993 [52]					NS
Chirurgia	33	81	44	–	
PEI	30	83	55	–	
Yamamoto 2001 [53]					NS
Chirurgia	58	97	84	61	
PEI	39	100	82	59	
Daniele 2003 [54]					NS
Chirurgia	17	82	63	–	
PEI	65	91	65	–	
Cho 2007 [55]					NS
Chirurgia	116	95	76	66	
PEI	116	98	73	49	

L'efficacia dell'alcolizzazione percutanea nel controllo locale di malattia e nel migliorare la sopravvivenza a lungo termine dei pazienti con epatocarcinoma è stato dimostrato in numerose esperienze in Letteratura (Tabella 2.3). L'alcolizzazione induce necrosi completa delle lesioni inferiori ai 3 cm in circa il 70% dei casi, l'efficacia del trattamento è strettamente correlato alle dimensioni, con una necrosi completa nel 100% delle lesioni inferiori ai 2 cm [40, 47]. La recidiva locale dopo trattamento compare in circa il 16-38% dei casi [43, 50, 51]. Nei tumori di piccole dimensioni l'alcolizzazione percutanea ha dimostrato risultati a medio-lungo termine comparabili con la chirurgia resettiva (Tabella 2.4).

2.4. Termoablazione con radiofrequenza - *Radiofrequency Thermoablation* (RFA)

Materiali e tecniche

La termoablazione con RF utilizza il calore indotto dal passaggio di corrente elettrica all'interno dei tessuti. La corrente elettrica viene prodotta da un generatore ed erogata attraverso un ago elettrodo (14-19G) posizionato nel contesto del tumore

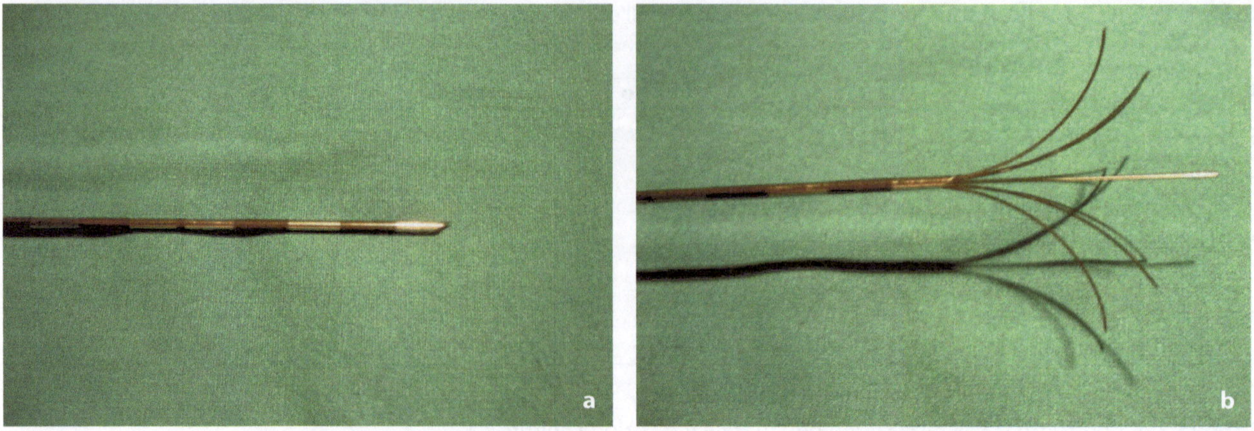

Fig. 2.5a, b. Ago espandibile chiuso (**a**) ed aperto (**b**) per termoablazione con radiofrequenza

(Fig. 2.5). Attualmente vengono utilizzati diversi modelli di ago-elettrodo: aghi-elettrodi raffreddati singoli o multipli (Tyco, Health Care), espandibili non raffreddati ad elettrodi multipli (Radiotherapeutics ed Angiodynamics, RITA Medical System) o elettrodi singoli non raffreddati (Berchtold).

I tempi di applicazione sono differenti in base al tipo di apparecchiatura e in base alla differente conformazione degli elettrodi.

I vari modelli di generatori e di aghi elettrodi hanno dimostrato risultati simili in termini di sicurezza ed efficacia. In particolare il volume della necrosi locale non ha dimostrato differenze significative in studi sperimentali di confronto [56]. Con le apparecchiature oggi utilizzate l'area di necrosi dopo singolo trattamento può raggiungere circa i 4-5 cm. Per lesioni più grandi sono necessari posizionamenti multipli dell'ago.

Metodologia e protocolli

La preparazione del paziente deve includere un'accurata valutazione della funzionalità epatica e della coagulazione. Utile l'utilizzo della profilassi antibiotica pre-operatoria.

La termoablazione può essere applicata per via percutanea, laparoscopica e laparotomica. La via percutanea ha il vantaggio della mini-invasività; in alcune lesioni sottoglissoniane la via percutanea può esporre al rischio di lesioni ad organi vicini o ad un maggior rischio di emorragia. Il preliminare controllo ecografico deve verificare l'accessibilità della lesione (Fig. 2.6). La termoablazione con RF deve essere utilizzata con particolare attenzione nelle neoplasie adiacenti alla colecisti, ad altri organi ed ai grossi vasi portali. Sono riportate, infatti, lesioni della colecisti, di altri organi e delle vie biliari per il danno termico durante l'applicazione della radiofrequenza. L'indagine ecografica verifica inoltre che il tramite di puntura non lesioni grossi rami vascolari sia portali che sovraepatici.

La termoablazione con RF viene eseguita con l'ausilio dei una sedazione profonda o di un'anestesia generale. La durata del trattamento, il calibro dell'ago-elettrodo

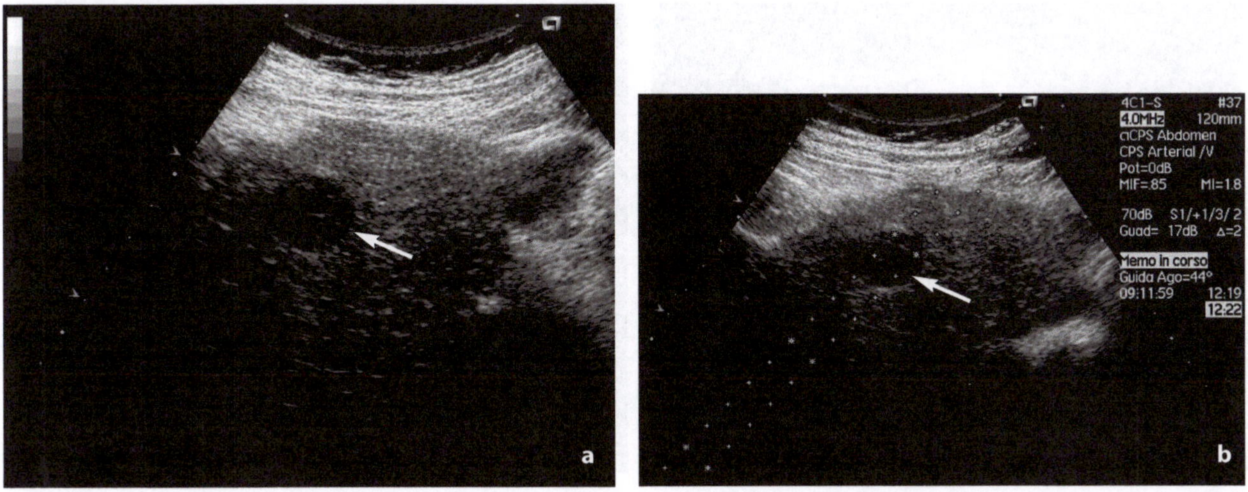

Fig. 2.6a, b. Termoablazione percutanea ecoguidata. **a, b** All'esame B-mode viene valutata l'esplorabilità ed il precorso più breve e sicuro per il raggiungimento della lesione (*frecce*)

e l'elevata temperatura erogata durante il trattamento rendono la procedura difficilmente eseguibile in anestesia locale.

L'ago-elettrodo viene posizionato nel contesto della neoplasia e si procede all'applicazione della radiofrequenza. L'ecografia verifica in tempo reale il corretto posizionamento dell'ago (Fig. 2.7); durante la procedura all'ecografia si evidenzia la progressiva comparsa di un alone iperecogeno (Fig. 2.7c) con un cono d'ombra posteriore dovuto alla formazione di microbolle di gas, secondarie all'applicazione del calore. Terminata la procedura si rimuove l'ago-elettrodo e si verifica l'assenza di segni di sanguinamento dal tramite di puntura. Viene quindi effettuata una valutazione perfusionale in ecografia, utilizzando il mezzo di contrasto, per documentare la riuscita del trattamento con completa devascolarizzazione della lesione (Fig. 2.7d).

Applicazioni cliniche

L'applicazione clinica di questa metodica è stata descritta per la prima volta da Rossi e coll nel 1993 [57]. Dal punto di vista tecnico si basa sulla distruzione termica della neoplasia, indotta dal passaggio di corrente elettrica (350-500 KHz). Il passaggio di corrente elettrica induce agitazione ionica del tessuto che si converte in calore da frizione.

La termoablazione con RF ha indicazioni simili alle altre metodiche percutanee di ablazione locale delle neoplasie primitive epatiche. In particolare, negli epatocarcinomi di piccole dimensioni (<5cm) è considerata una metodica potenzialmente radicale con elevata percentuale di necrosi completa. In casi selezionati può essere applicata anche in lesioni di dimensioni maggiori, fino a 7 cm.

Le indicazioni al trattamento delle metastasi epatiche colon-rettali con la termoablazione con RF sono più controverse. In questo ambito la chirurgia resettiva è

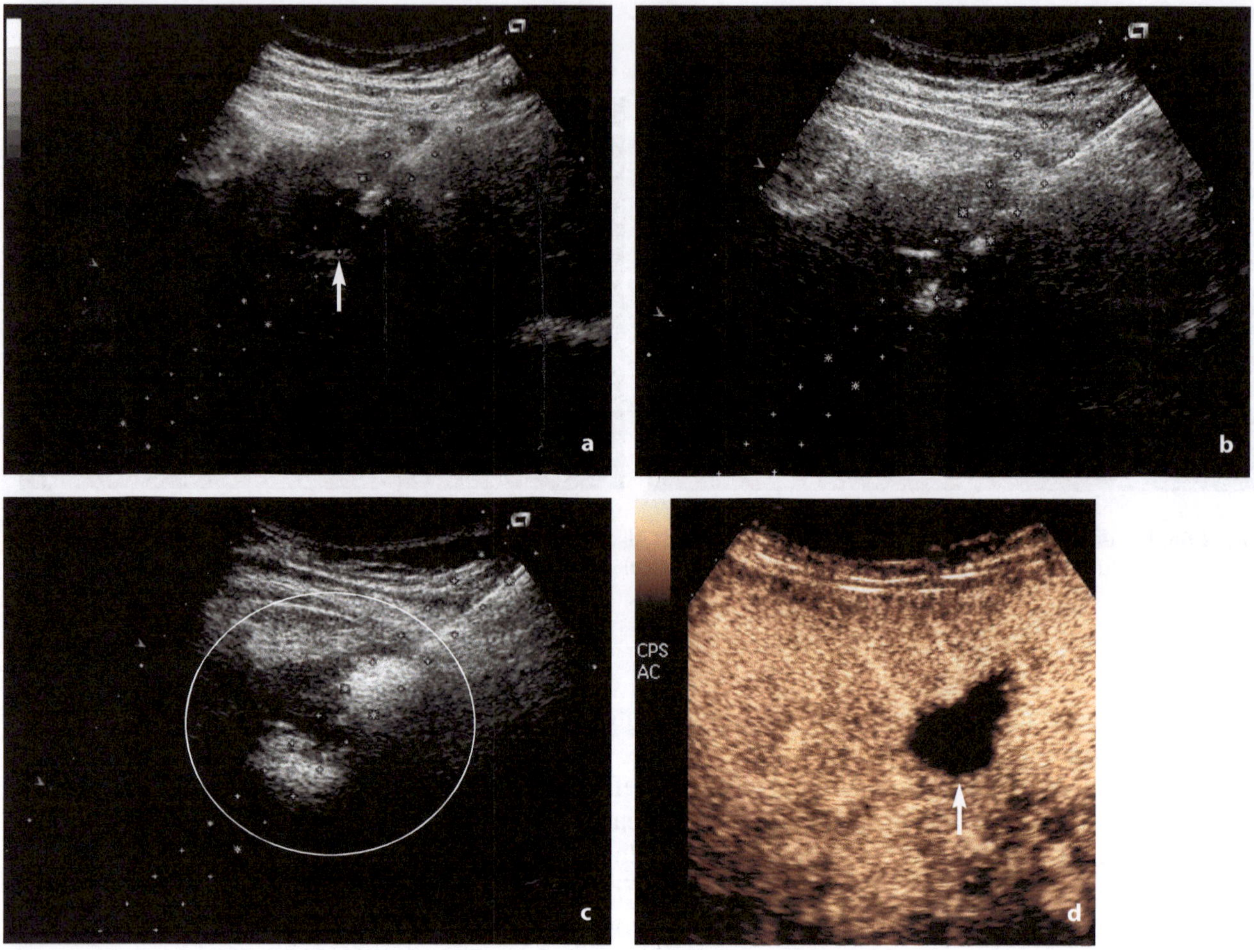

Fig. 2.7a-d. Termoablazione percutanea ecoguidata. L'ecografia monitorizza in tempo reale la procedura. **a** L'ago viene fatto arrivare a ridosso della lesione (*freccia*) e quindi aperto (**b**). **c** L'inizio del trattamento è testimoniato dallo sviluppo di un alone iperecogeno (*cerchio*) dovuto alla formazione di microbolle di gas. **d** Il controllo perfusionale, espletato con ecografia con mezzo di contrasto, documenta la devascolarizzazione omogenea della lesione (*freccia*) a garanzia del trattamento completo

ancora il trattamento di scelta ed i risultati della termoablazione non sono ancora confermati da studi clinici con numerosità e follow-up adeguati. La termoablazione può avere un ruolo nei pazienti con metastasi di piccole dimensioni (fino a 4 cm) esclusi dal trattamento chirurgico nell'ambito di un trattamento multimodale. In associazione con la chirurgia resettiva, la termoablazione con RF è stata utilizzata per il trattamento consensuale dei pazienti con lesioni multiple, in modo da incrementare la radicalità del trattamento [58, 59].

La termoablazione con RF ha dimostrato la sua efficacia anche nel trattamento di lesioni metastatiche non di origine colon-rettale, in particolare ha dimostrato buona efficacia nelle metastasi da neoplasie mammarie e da tumori neuroendocrini.

La termoablazione con RF ha dimostrato la sua sicurezza in numerose esperienze in Letteratura. In una *review* condotta su 3670 pazienti è riportata una mortalità dello 0,5% ed un numero di complicanze maggiori (8,9%); le complicanze che si sono riscontrate con maggior frequenza sono: il sanguinamento addominale (1,6%), le lesioni alla via biliare (1%), le lesioni ad altri visceri (0,5%), le lesioni vascolari (0,6%), le complicanze polmonari (0,8%), il *seeding* tumorale lungo l'inserzione dell'ago (0,2%) [60].

Le complicanze minori maggiormente osservate sono il dolore e l'iperpiressia.

Epatocarcinoma

Il trattamento con RF dell'epatocarcinoma ha dimostrato buoni risultati sia in termini di controllo locale che in termini di miglioramento della sopravvivenza a distanza. Studi di confronto con l'alcolizzazione percutanea hanno dimostrato una maggior efficacia della termoablazione con RF in termini di controllo locale, con un numero minore di sessioni di trattamento (Tabella 2.5).

L'efficacia locale della termoablazione con RF è correlato alle dimensioni della lesione, in particolare la necrosi completa è ottenuta in più del 90% dei casi delle lesioni inferiori ai 3 cm [64, 65]. La necrosi completa ha valori significativamente minori nelle lesioni di maggiori dimensioni.

I risultati a lungo termine sono buoni in termini di sopravvivenza a 5 anni, che raggiunge il 50% nei pazienti con buona riserva epatica e neoplasie in stadio più precoce (Tabella 2.6).

Tabella 2.5. Confronto tra alcolizzazione e termoablazione con RF

Autore	N pazienti	Risposta completa	Recidiva locale	Sopravvivenza % 3 anni	*p*
Lencioni 2003 [61]					NS
PEI	50	82%	38%	–	
RFA	52	95%	4%	–	
Lin 2004 [62]					<0,05
PEI (basse dosi)	52	88%	45%	50	
PEI (alte dosi)	53	92%	33%	55	
RFA	52	96%	18%	74	
Shiina 2005 [63]					<0,05
PEI	114	100%	11%	63	
RFA	118	100%	2%	80	

Tabella 2.6. Risultati a lungo termine del trattamento con RF

		Sopravvivenza %		
Autore	**N pazienti**	**1 anno**	**3 anni**	**5 anni**
Rossi 1996 [66]	39	94	68	–
Guglielmi [65]	53	87	45	–
Lencioni 2005 [67]				
Child A, 1-3 HCC < 5 cm	144	100	76	51
Child B, 1-3 HCC < 5 cm	43	89	46	31
Tateishi 2005 [68]				
Naive	319	95	78	54
Non-naive	345	92	62	38
Choi 2007 [69]				
Child A, 1-3 HCC < 5 cm	359	–	78	64
Child B, 1-3 HCC < 5 cm	160	–	49	38

La frequenza di recidiva locale nella sede di ablazione dell'HCC è molto variabile in Letteratura, essendo riportati valori dal 4 al 30% [64-67, 70]. I risultati della termoablazione con RF, confrontati con la chirurgia, hanno dimostrato risultati comparabili negli HCC di piccole dimensioni (<3cm) [71].

Metastasi colon-rettali

I risultati della termoablazione con RF nel trattamento delle metastasi da carcinomi colon-rettali è ancora in fase di valutazione. In particolare, le corrette indicazioni e la metodica migliore per la valutazione della risposta al trattamento sono ancora oggetto di discussione. Se nell'epatocarcinoma le metodiche di imaging identificano con precisione le aree vitali della neoplasia, per la presenza di ipervascolarizzazione, nelle metastasi da colon-retto l'assenza di un quadro caratteristico di ipervascolarizzazione rende questa valutazione più difficoltosa. Pertanto la valutazione della risposta si basa sul criterio dimensionale, sul confronto tra dimensioni della metastasi all'indagine pre e post-operatoria e sulle eventuali variazioni durante il successivo follow-up.

Da studi preliminari sembra che la Tomografia ad Emissione di Positroni (PET) sia più efficace nella valutazione della risposta al trattamento con RFA. Questa metodica evidenzia le aree di captazione del tessuto ancora vitale e consente una differenziazione più precisa dell'entità della necrosi rispetto alla TC [72].

Le casistiche sul trattamento con RF delle metastasi epatiche sono limitate e i risultati sono condizionati da follow-up brevi. La valutazione della risposta e della recidiva sono disomogenee e non consentono comparazioni precise. Nella Tabella 2.7 sono riportate le casistiche più importanti di trattamento delle metastasi da colon-retto. Dai risultati emerge che le dimensioni del tumore sono un fattore determinante dell'efficacia locale del trattamento: per noduli inferiori ai 3 cm la percentuale di ablazioni complete è superiore al 90% con una frequenza di recidive locali inferiori al 10%. Per lesioni di dimensioni maggiori l'efficacia del trattamento è inferiore, con recidive locali in oltre il 30% dei casi. Nonostante i buoni risultati in termini di efficacia locale per le metastasi inferiori ai 3 cm, non vi sono dati sull'impatto della metodica nel migliorare la sopravvivenza.

Tabella 2.7. Risultati del trattamento con termoablazione RF delle metastasi colon-rettali

Autori	N pazienti	Dimensioni medie (mesi)	Follow-up medio (%)	Recidive locali	Recidive epatiche o extra-epatiche (%)	Sopravvivenza 1; 2; 3 anni (%)
Curley 1999 [73]	75	34	15	3	30	–
Wood 2000 [74]	70	2	9	7	18	–
De Baere 2000 [75]	68	25	14	10	50	94; –; –
Gillams & Lees 2000 [76]	69	4	36	10	58	90; 60; 34
Solbiati 2001 [77]	117	25	18	39	66	93; 69; 46
Pawlik 2003 [78]	172	<2	21	23	57	98; 70; 50
Mutsaerts 2003 [79]	48	25	11	7	56	–

2.5. Key points

1. L'indicazione alle procedure interventistiche terapeutiche percutanee viene posta dall'inquadramento clinico-laboratoristico.
2. Quando indicata, non si dovrebbe prescindere dal valutare la fattibilità della procedura di drenaggio percutaneo sotto guida ecografica.
3. Nella valutazione ecografica pre-procedura lo studio Doppler è mandatorio.
4 Per il posizionamento di drenaggi deve essere scelto l'approccio trans-epatico.
5. L'alcolizzazione percutanea trova la sua migliore indicazione nel trattamento dell'epatocarcinoma di piccole dimensioni escluso dal trattamento chirurgico.
6. La termoablazione con RF degli epatocarcinomi di piccole dimensioni (<5cm) è un trattamento potenzialmente radicale con elevata percentuale di necrosi completa.
7. Il controllo perfusionale post-RFA immediato con ecografia con mezzo di contrasto è mandatorio.

Bibliografia

1. Smego RA Jr, Bhatti S, Khaliq AA, Beg MA (2003) Percutaneous aspiration-injection-reaspiration drainage plus albendazole or mebendazole for hepatic cystic echinococcosis: a meta-analysis. Clin Infect Dis 37(8):1073-1083
2. Huang CJ, Pitt HA, Lipsett PA et al (1996) Pyogenic hepatic abscess. Changing trends over 42 years. Ann Surg 223(5):600-607
3. Barakate MS, Stephen MS, Waugh RC (1999) Pyogenic liver abscess: a review of 10 years' experience in management. Aust N Z J Surg 69:205-209
4. Mohan S, Talwar N, Chaudhary A et al (2006) Liver abscess: a clinicopathological analysis of 82 cases. Int Surg 91:228-233
5. Gerzof SG, Johnson WC, Robbins AH, Nabseth DC (1985) Intrahepatic pyogenic abscesses: treatment by percutaneous drainage. Am J Surg 149:487-494
6. McDonald MI, Corey GR, Gallis HA, Durack DT (1984) Single and multiple pyogenic liver abscesses. Natural history, diagnosis and treatment, with emphasis on percutaneous drainage. Medicine (Baltimore) 63:291-302
7. Miller FJ, Ahola DT, Bretzman PA, Fillmore DJ (1997) Percutaneous management of hepatic abscess: a perspective by interventional radiologists. J Vasc Interv Radiol 8:241-217
8. McDonald MI, Corey GR, Gallis HA, Durack DT (1984) Single and multiple pyogenic liver abscesses. Natural history, diagnosis and treatment, with emphasis on percutaneous drainage. Medicine (Baltimore) 63:291-302
9. Rajak CL, Gupta S, Jain S et al (1998) Percutaneous treatment of liver abscesses: needle aspiration versus catheter drainage. AJR Am J Roentgenol 170:1035-1039
10. Zerem E, Hadzic A (2007) Sonographically guided percutaneous catheter drainage versus needle aspiration in the management of pyogenic liver abscess. AJR Am J Roentgenol 189:W138-142
11. Yu SC, Ho SS, Lau WY et al (2004) Treatment of pyogenic liver abscess: prospective randomized comparison of catheter drainage and needle aspiration. Hepatology 39:932-938
12. Gharbi HA, Hassine W, Brauner MW, Dupuch K (1981) Ultrasound examination of the hydatic liver. Radiology 139:459-463
13. WHO Informal Working Group on Echinococcus. Puncture, aspiration, injection re-aspiration: an option for the treatmetn of cystic echinococcus. Bull WHO/CDS/CSR/APH/2001.6. http://www.who.int/emc
14. Ben Amor N, Gargouri M, Gharbi HA (1986) Trial therapy of inoperable abdominal hydatid cysts by puncture. Ann Parasitol Hum Comp 61(6):689-692
15. Akhan O, Ozmen MN, Dinçer A (1996) Liver hydatid disease: long-term results of percutaneous treatment. Radiology 198(1):259-264

16. Saremi F, McNamara TO (1995) Hydatid cysts of the liver: long-term results of percutaneous treatment using a cutting instrument. AJR Am J Roentgenol 165(5):1163-1167
17. Schipper HG, Laméris JS, van Delden OM (2002) Percutaneous evacuation (PEVAC) of multivesicular echinococcal cysts with or without cystobiliary fistulas which contain non-drainable material: first results of a modified PAIR method. Gut 50(5):718-723
18. Brunetti E, Filice C (2001) Radiofrequency thermal ablation of echinococcal liver cysts. Lancet 358:1464
19. Kabaalio lu A, Ceken K, Alimoglu E, Apaydin A (2006) Percutaneous imaging-guided treatment of hydatid liver cysts: do long-term results make it a first choice? Eur J Radiol 59(1):65-73
20. Larsen KA (1961) Benign lesions affecting the bile ducts in the post-mortem cholangiogram. Acta Pathol Microbiol Scand 51:47-62
21. Caremani M, Vincenti A, Benci A et al (1993) Ecographic epidemiology of non-parasitic hepatic cysts. J Clin Ultrasound 21(2):115-118
22. Carrim ZI, Murchison JT (2003) The prevalence of simple renal and hepatic cysts detected by spiral Computed Tomography. Clin Radiol 58(8):626-629
23. Yang CF, Liang HL, Pan HB (2006) Single-session prolonged alcohol-retention sclerotherapy for large hepatic cysts. AJR Am J Roentgenol 187(4):940-943
24. Martin IJ, McKinley AJ, Currie EJ (1998) Tailoring the management of nonparasitic liver cysts. Ann Surg 228(2):167-172
25. Kairaluoma MI, Leinonen A, Ståhlberg M (1989) Percutaneous aspiration and alcohol sclerotherapy for symptomatic hepatic cysts. An alternative to surgical intervention. Ann Surg 210(2):208-215
26. Furuta T, Yoshida Y, Saku M (1990) Treatment of symptomatic non-parasitic liver cysts–surgical treatment versus alcohol injection therapy. HPB Surg 2(4):269-277
27. Simonetti G, Profili S, Sergiacomi GL et al (1993) Percutaneous treatment of hepatic cysts by aspiration and sclerotherapy. Cardiovasc Intervent Radiol 16(2):81-84
28. Montorsi M, Torzilli G, Fumagalli U (1994) Percutaneous alcohol sclerotherapy of simple hepatic cysts. Results from a multicentre survey in Italy. HPB Surg 8(2):89-94
29. vanSonnenberg E, Wroblicka JT, D'Agostino HB (1994) Symptomatic hepatic cysts: percutaneous drainage and sclerosis. Radiology 190(2):387-392
30. Larssen TB, Rosendahl K, Horn A (2003) Single-session alcohol sclerotherapy in symptomatic benign hepatic cysts performed with a time of exposure to alcohol of 10 min: initial results. Eur Radiol 13(12):2627-2632
31. Erdogan D, van Delden OM, Rauws EA (2007) Results of percutaneous sclerotherapy and surgical treatment in patients with symptomatic simple liver cysts and polycystic liver disease. World J Gastroenterol 13(22):3095-100
32. Ralls PW, Colletti PM, Lapin SA (1985) Real-time sonography in suspected acute cholecystitis. Prospective evaluation of primary and secondary signs. Radiology 155(3):767-771
33. Boggi U, Di Candio G, Campatelli A (1999) Percutaneous cholecystostomy for acute cholecystitis in critically ill patients. Hepatogastroenterology 46:121-125
34. Sheridan RL, Ryan CM, Lee MJ (1995) Percutaneous cholecystostomy in the critically ill burn patient. J Trauma 38:248-251
35. Delattre JF, Bouche O, Szerzyna N et al (1993) Value and limitation of ultrasound-guided percutaneous drainage in acute lithiasic cholecystitis Ann Chir 47(1):24-31
36. Melin MM, Sarr MG, Bender CE, van Heerden JA (1995) Percutaneous cholecystostomy:a valuable technique in high-risk patients with presumed acute cholecystitis. Br J Surg 82:1274-1277
37. Van Steenbergen W, Ponette E, Marchal G et al (1990) Percutaneous transhepatic cholecystostomy for acute complicated cholecystitis in ederly patients. Am J Gastroenterol 85:1363-1369
38. Macrì A, Scuderi G, Saladino E (2006) Acute gallstone cholecystitis in the elderly: treatment with emergency ultrasonographic percutaneous cholecystostomy and interval laparoscopic cholecystectomy. Surg Endosc 20(1):88-91
39. Borzellino G, de Manzoni G, Ricci F (1999) Emergency cholecystostomy and subsequent cholecystectomy for acute gallstone cholecystitis in the elderly. Br J Surg 86(12):1521-1525
40. Shiina S, Tagawa K, Niwa Y et al (1993) Percutaneous ethanol injection therapy for hepatocellular carcinoma: results in 146 patients. AJR Am J Roentgenol 160(5):1023-1028
41. Livraghi T, Benedini V, Lazzaroni S (1998) Long term results of single session percutaneous ethanol injection in patients with large hepatocellular carcinoma. Cancer 83(1):48-57
42. Ebara M, Ohto M, Sugiura N (1990) Percutaneous ethanol injection for the treatment of small hepatocellular carcinoma. Study of 95 patients. J Gastroenterol Hepatol 5(6):616-626

43. Livraghi T, Bolondi L, Lazzaroni S (1992) Percutaneous ethanol injection in the treatment of hepatocellular carcinoma in cirrhosis. A study on 207 patients. Cancer 69(4):925-929
44. Di Stasi M, Buscarini L, Livraghi T (1997) Percutaneous ethanol injection in the treatment of hepatocellular carcinoma. A multicenter survey of evaluation practices and complication rates. Scand J Gastroenterol 32(11):1168-1173
45. Ishii H, Okada S, Okusaka T (1998) Needle tract implantation of hepatocellular carcinoma after percutaneous ethanol injection. Cancer 82(9):1638-1642
46. Youk JH, Lee JM, Kim CS (2003) Therapeutic response evaluation of malignant hepatic masses treated by interventional procedures with contrast-enhanced agent detection imaging. J Ultrasound Med 22(9):911-920
47. Livraghi T, Giorgio A, Marin G et al (1995) Hepatocellular carcinoma and cirrhosis in 746 patients: long-term results of percutaneous ethanol injection. Radiology 197(1):101-108
48. Lencioni R, Pinto F, Armillotta N et al (1997) Long-term results of percutaneous ethanol injection therapy for hepatocellular carcinoma in cirrhosis: a European experience. Eur Radiol 7(4):514-519
49. Pompili M, Rapaccini GL, Covino M et al (2001) Prognostic factors for survival in patients with compensated cirrhosis and small hepatocellular carcinoma after percutaneous ethanol injection therapy. Cancer 92(1):126-135
50. Hasegawa S, Yamasaki N, Hiwaki T et al (1999) Factors that predict intrahepatic recurrence of hepatocellular carcinoma in 81 patients initially treated by percutaneous ethanol injection. Cancer 86(9):1682-1690
51. Koda M, Murawaki Y, Mitsuda A et al (2000) Predictive factors for intrahepatic recurrence after percutaneous ethanol injection therapy for small hepatocellular carcinoma. Cancer 88(3):529-537
52. Castells A, Bruix J, Bru C et al (1993) Treatment of small hepatocellular carcinoma in cirrhotic patients: a cohort study comparing surgical resection and percutaneous ethanol injection. Hepatology 18(5):1121-1126
53. Yamamoto J, Okada S, Shimada K et al (2001) Treatment strategy for small hepatocellular carcinoma: comparison of long-term results after percutaneous ethanol injection therapy and surgical resection. Hepatology 34:707-713
54. Daniele B, De Sio I, Izzo F et al (2003) CLIP Investigators. Hepatic resection and percutaneous ethanol injection as treatments of small hepatocellular carcinoma: a Cancer of the Liver Italian Program (CLIP 08) retrospective case-control study. J Clin Gastroenterol 36(1):63-67
55. Cho YB, Lee KU, Suh KS et al (2007) Hepatic resection compared to percutaneous ethanol injection for small hepatocellular carcinoma using propensity score matching. J Gastroenterol Hepatol 22(10):1643-1649
56. Denys AL, De Baere T, Kuoch V et al (2003) Radio-frequency tissue ablation of the liver: in vivo and ex vivo experiments with four different systems. Eur Radiol 13(10):2346-2352
57. Rossi S, Fornari F, Buscarini L (1993) Percutaneous radiofrequency interstitial thermal ablation for the treatment of small hepatocellular carcinoma. J Interv Radiol 8:97-103
58. Curley SA (2003) Radiofrequency ablation of malignant liver tumors. Ann Surg Oncol 10:338-347
59. Oshowo A, Gillams AR, Lees WR, Taylor I (2003) Radiofrequency ablation extends the scope of surgery in colorectal liver metastases. Eur J Surg Oncol 2003 29(3):244-247
60. Mulier S, Mulier P, Ni Y et al (2002) Complications of radio-frequency coagulation of liver tumors. Br J Surg 89:1206-1222
61. Lencioni RA, Allgaier HP, Cioni D et al (2003) Small hepatocellular carcinoma in cirrhosis: randomized comparison of radio-frequency thermal ablation versus percutaneous ethanol injection. Radiology 228(1):235-240
62. Lin SM, Lin CJ, Lin CC et al (2004) Radiofrequency ablation improves prognosis compared with ethanol injection for hepatocellular carcinoma < or =4 cm. Gastroenterology 127(6):1714-1723
63. Shiina S, Teratani T, Obi S et al (2005) A randomized controlled trial of radiofrequency ablation with ethanol injection for small hepatocellular carcinoma. Gastroenterology 129(1):122-130
64. Harrison LE, Koneru B, Baramipour P et al (2003) Locoregional recurrences are frequent after radiofrequency ablation for hepatocellular carcinoma. J Am Coll Surg 197(5):759-764
65. Guglielmi A, Ruzzenente A, Battocchia A et al (2003) Radiofrequency ablation of hepatocellular carcinoma in cirrhotic patients. Hepatogastroenterology 50(50):480-484
66. Rossi S, Di Stasi M, Buscarini E et al (1996) Percutaneous RF interstitial thermal ablation in the treatment of hepatic cancer. AJR Am J Roentgenol 167(3):759-768
67. Lencioni R, Cioni D, Crocetti L et al (2005) Early-stage hepatocellular carcinoma in patients with cirrhosis: long-term results of percutaneous image-guided radiofrequency ablation. Radiology 234(3):961-967

68. Tateishi R, Shiina S, Teratani T et al (2005) Percutaneous radiofrequency ablation for hepatocellular carcinoma. An analysis of 1000 cases. Cancer 103(6):1201-1209
69. Choi D, Lim HK, Rhim H et al (2007) Percutaneous radiofrequency ablation for recurrent hepatocellular carcinoma after hepatectomy: long-term results and prognostic factors. Ann Surg Oncol 14(8):2319-2329
70. Curley SA, Izzo F, Ellis LM et al (2000) Radiofrequency ablation of hepatocellular cancer in 110 patients with cirrhosis. Ann Surg 232(3):381-391
71. Guglielmi A, Ruzzenente A, Valdegamberi A et al (2008) Radiofrequency ablation versus surgical resection for the treatment of hepatocellular carcinoma in cirrhosis. J Gastrointest Surg12(1):192-198
72. Donckier V, Van Laethem JL, Goldman S et al (2003) [F-18] fluorodeoxyglucose positron emission tomography as a tool for early recognition of incomplete tumor destruction after radiofrequency ablation for liver metastases. J Surg Oncol 84(4):215-223
73. Curley SA, Izzo F, Delrio P et al (1999) Radiofrequency ablation of unresectable primary and metastatic hepatic malignancies: results in 123 patients. Ann Surg 230:1-8
74. Wood TF, Rose DM, Chung M et al (2000) Radiofrequency ablation of 231 unresectable hepatic tumors: indications, limitations, and complications. Ann Surg Oncol 7:593-600
75. de Baere T, Elias D, Dromain C et al (2000) Radiofrequency ablation of 100 hepatic metastases with a mean follow-up of more than 1 year. AJR Am J Roentgenol 175:1619-1625
76. Gillams AR, Lees WR (2000) Survival after percutaneous, image-guided, thermal ablation of hepatic metastases from colorectal cancer. Dis Colon Rectum 43: 656-661
77. Solbiati L, Livraghi T, Goldberg SN et al (2001) Percutaneous radio-frequency ablation of hepatic metastases from colorectal cancer: long-term results in 117 patients. Radiology 221:159-166
78. Pawlik TM, Izzo F, Cohen DS et al (2003) Combined resection and radiofrequency ablation for advanced hepatic malignancies: results in 172 patients. Ann Surg Oncol 10:1059-1069
79. Mutsaerts EL, Van Coevorden F, Krause R et al (2003) Initial experience with radiofrequency ablation for hepatic tumours in the Netherlands. Eur J Surg Oncol 29: 731-734

Sezione II

Pancreas

3 Procedure diagnostiche

Mirko D'Onofrio, Roberto Malagò, Enrico Martone, Erminia Manfrin,
Roberto Pozzi Mucelli

3.1. Introduzione

La diffusione delle procedure interventistiche ecoguidate ha modificato in maniera significativa la strategia diagnostica della patologia pancreatica [1-8]. L'ecografia è particolarmente indicata per guidare le procedure interventistiche anche a livello pancreatico: importanti caratteristiche di questa metodica contribuiscono al raggiungimento di tale risultato.

L'ecografia è innanzitutto una metodica d'imaging dinamica che consente di monitorare in tempo reale l'esecuzione della procedura interventistica. L'elevata risoluzione spaziale dell'attuale imaging ecografico, accanto alla crescente disponibilità ed al basso costo della metodica, ha inoltre determinato il progressivo incremento del suo utilizzo in corso di procedure interventistiche, facendone, per frequenza, la metodica guida di prima scelta.

Nella pratica clinica l'apparecchiatura utilizzata e l'esperienza dell'operatore sono fattori che sicuramente condizionano pesantemente l'affidabilità e l'accuratezza di questa metodica.

3.2. Agoaspirato

Materiali e tecniche

Per le procedure interventistiche vengono utilizzati due tipi di sonde: con supporto laterale e con supporto centrale, quest'ultima a cristalli interrotti o discontinui.

Le sonde con supporto laterale sono dotate di un kit di guida laterale. Con questo tipo di sonda non è possibile ottenere una guida verticale. L'ago viene introdotto e visualizzato sempre con percorsi obliqui, con angolazione, scelta tra quelle disponibili nel kit di guida, che consenta di raggiungere la regione pancreatica sede della lesione nella maniera più sicura possibile (Fig. 3.1). Le sonde con trasduttore piezoelettrico discontinuo e supporto per ago in sede centrale sono dotate di kit di guida centrale: queste consentono percorsi dell'ago sia verticali che obliqui, con differenti angolazioni scelte dall'operatore, per una sicura e corretta centratura della lesione.

M. D'Onofrio, A. Ruzzenente, *Ecografia e procedure interventistiche percutanee.*
ISBN 978-88-470-1061-1. © Springer 2008

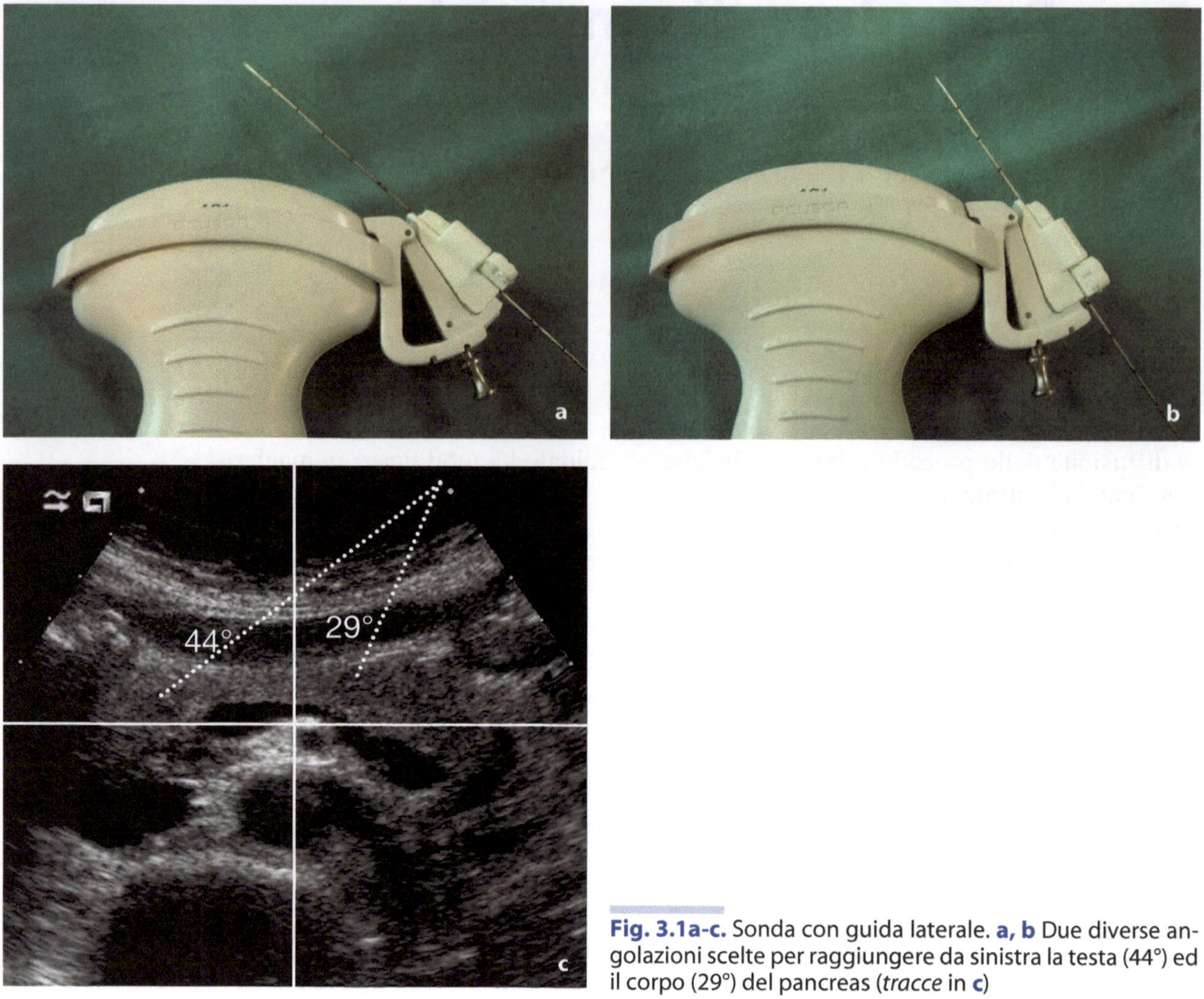

Fig. 3.1a-c. Sonda con guida laterale. **a, b** Due diverse angolazioni scelte per raggiungere da sinistra la testa (44°) ed il corpo (29°) del pancreas (*tracce* in **c**)

I kit guida, montati lateralmente o centralmente, differiscono per calibro, da 22 fino a 14G (Gauge; 22G = calibro di 0,644 mm; 14G = calibro di 1,628 mm) e posseggono differenti punti di inserzione per l'ago, che corrispondono ai diversi angoli della traccia visualizzata sull'immagine ecografica, ad indicare il percorso dell'ago.

Gli aghi utilizzati nelle procedure diagnostiche interventistiche pancreatiche differiscono a seconda del tipo di prelievo che si desidera ottenere. Gli aghi per agoaspirato, di calibro variabile tra 20 e 22G (20G = calibro di 0,795-0,812 mm), possono essere dotati di un mandrino interno che, una volta rimosso, fa risalire il materiale citologico per capillarità o per aspirazione; in questo caso il calibro degli aghi utilizzati varia tra 20 e 21G (21G = calibro di 0,723 mm), quindi lievemente maggiore rispetto al primo tipo (Fig. 3.2).

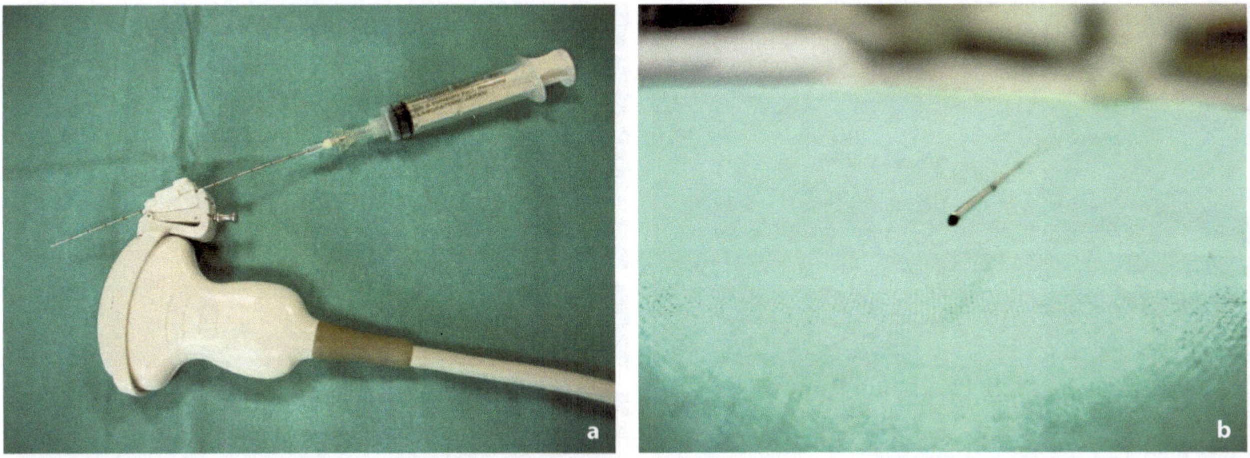

Fig. 3.2a, b. Sonda con guida laterale ed ago per agoaspirato. **a** Ago con una siringa da 10 mL collegata, da porre in aspirazione manualmente (ago tipo Menghini modificato) ottenendo l'apertura dell'ago (**b**) da 21G

Metodologia e protocolli

Le procedure interventistiche diagnostiche sul pancreas, come indispensabile fase preliminare, prevedono l'esclusione di disordini della coagulazione, tramite esami di laboratorio, e l'ottenimento del consenso informato scritto del paziente. Viene quindi posizionato un accesso venoso con agocannula. La lesione pancreatica viene quindi studiata con ecografia in B-mode, imaging armonico e studio Doppler. Il contenuto e l'organizzazione della lesione (contenuto solido/fluido, aree colliquative intralesionali, calcificazioni lesionali, capsula perilesionale) vengono valutati per individuare il punto migliore per il campionamento (Fig. 3.3).

Allo stato attuale, a differenza di quanto accade a livello epatico, la possibilità di identificare ecograficamente lesioni pancreatiche con diametro intorno al centimetro ha meno ricadute sulle indicazioni alle procedure interventistiche. La differenza deriva dal fatto che una piccola lesione focale solida epatica in un paziente oncologico può modificare pesantemente la stadiazione, quindi la certezza della diagnosi è di fondamentale importanza e spesso, per esiguità dimensionale, può essere affidata solo all'agoaspirato ecoguidato. Di contro, a livello pancreatico, una lesione solida e di piccole dimensioni è spesso operabile quindi, una volta caratterizzata all'imaging, viene posta diagnosi anatomopatologica sul pezzo operatorio. I recenti progressi tecnologici, che hanno notevolmente incrementato la risoluzione spaziale dell'attuale imaging ecografico, hanno quindi influenzato direttamente l'accuratezza della diagnostica invasiva epatica ecoguidata, ma solo indirettamente quella pancreatica. Un'elevata risoluzione spaziale, infatti, è importante, non tanto per agoaspirare lesioni del pancreas di piccole dimensioni, quanto per raggiungere in sicurezza lesioni inoperabili spesso di discrete dimensioni.

Lo studio Doppler è di fondamentale importanza per l'identificazione di arterie e vene in sede perilesionale (Fig. 3.4). La frequenza Doppler viene impostata in modo da registrare i flussi di vasi addominali profondi (ad esempio 1,75 MHz). Solitamente il valore varia a seconda delle caratteristiche della strumentazione ecografica e viene impostato in rapporto alla costituzione fisica del paziente. In generale, frequenze

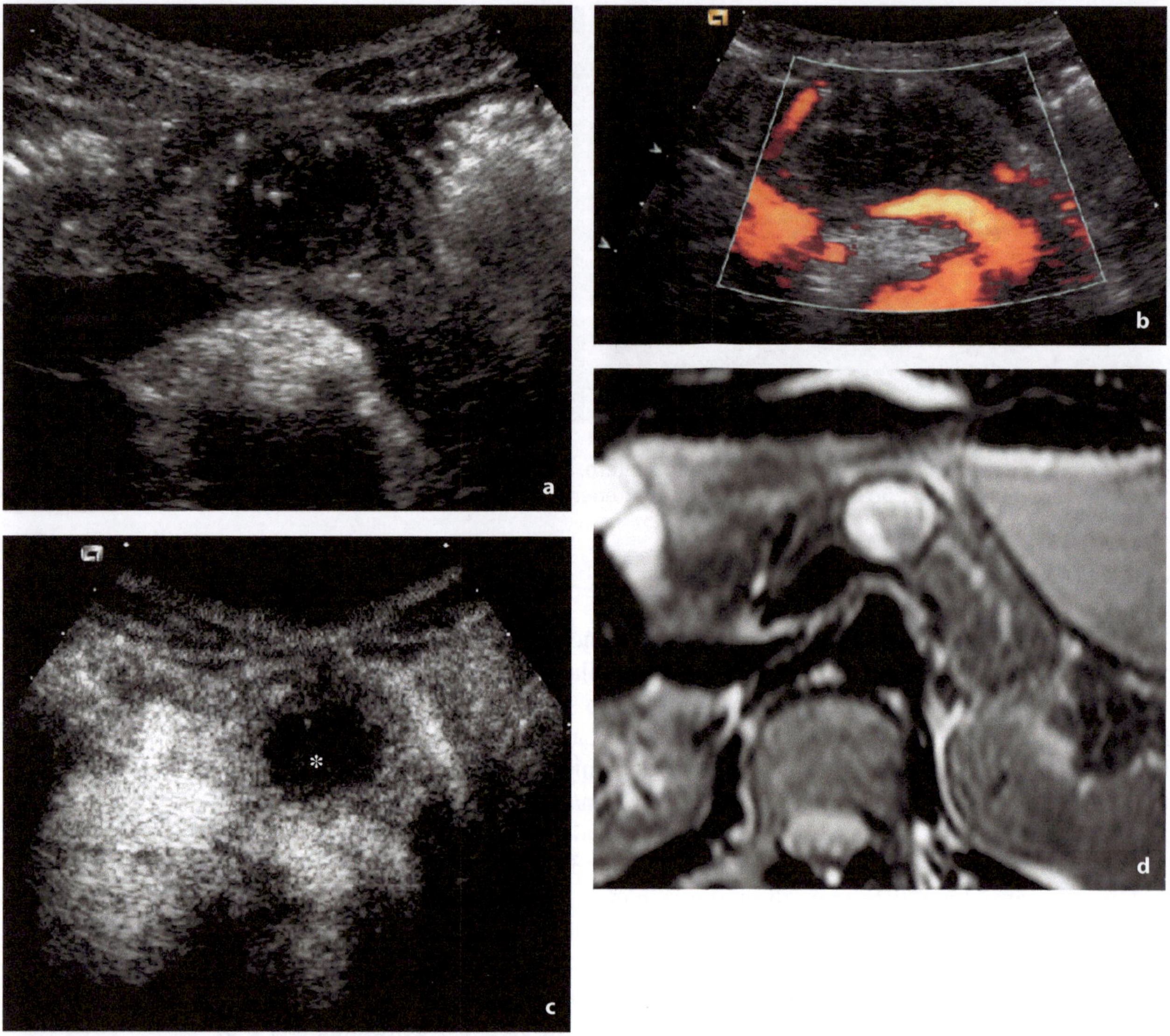

Fig. 3.3a-d. Carcinoma anaplastico del pancreas. **a** Studio B-mode che rileva massa ipoecogena del corpo pancreatico con alcune microcalcificazioni periferiche. La lesione è priva di segnali vascolari all'esame power-Doppler (**b**). **c** Dopo iniezione di mezzo di contrasto ecografico si rileva anello periferico di tessuto tumorale vascolarizzato a delimitare ampia area avascolare necrotica centrolesionale (*asterisco*). L'agoaspirato viene quindi guidato selettivamente sulla periferia della lesione con diagnosi di carcinoma anaplastico. **d** L'esame RM nelle sequenze T2 dipendenti conferma l'ampia necrosi centrolesionale

Doppler minori consentono una migliore penetrazione del fascio ultrasonoro e permettono di valutare i vasi peripancreatici, mentre frequenze maggiori possono essere utilizzate per flussi più lenti in pazienti magri, in cui il pancreas è più vicino alla parete addominale anteriore. Il guadagno di colore e le impostazioni di velocità possono essere aggiustate in modo da ottenere un buon riempimento di colore dei vasi ed evitare al contempo gli artefatti [9]. L'attuale tecnologia Doppler consente sensibilità elevata ai flussi [10]. La visualizzazione dei vasi è molto accurata e consente di guidare precisamente il percorso dell'ago, evitando quindi, lungo il

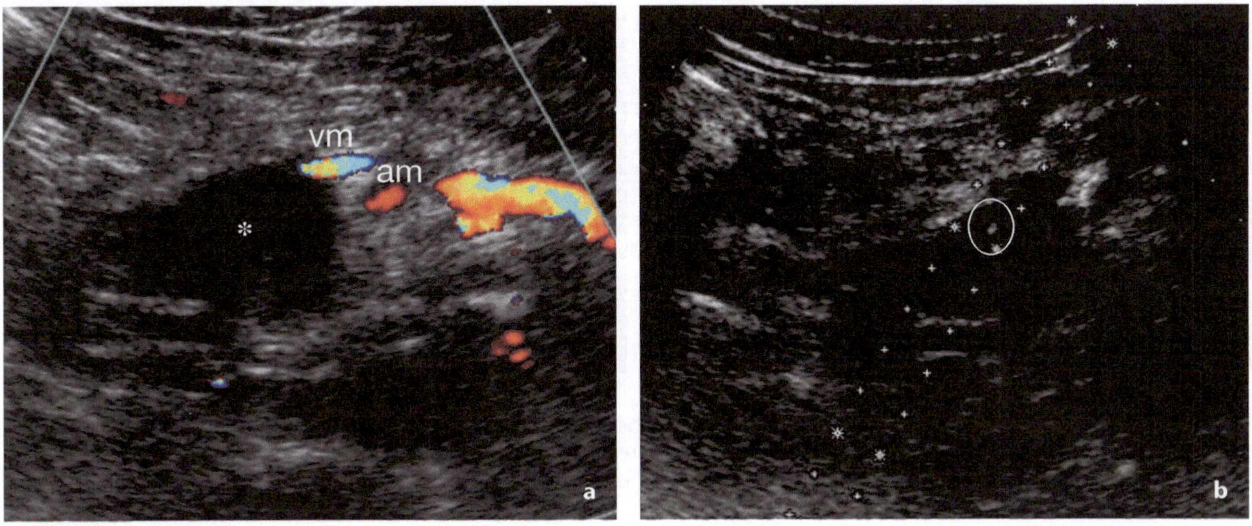

Fig. 3.4a, b. Adenocarcinoma della testa pancreatica. **a** All'esame Doppler si riconoscono in maniera ottimale le strutture vascolari adiacenti alla lesione, che risulta tipicamente solida ed ipoecognea (*asterisco*); in particolare si distinguono vena (*vm*) ed arteria (*am*) mesenteriche superiori. La corretta visualizzazione dei vasi perilesionali consente in sicurezza il prelievo con ago da 21G (*cerchio* di **b**) ottenendo materiale citologico diagnostico per adenocarcinoma duttale del pancreas

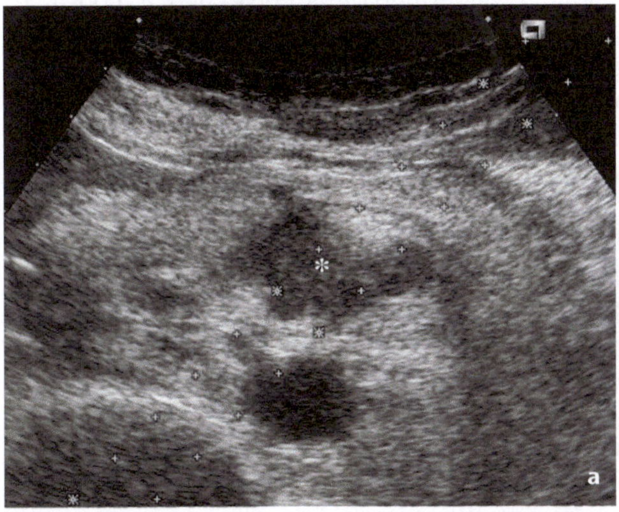

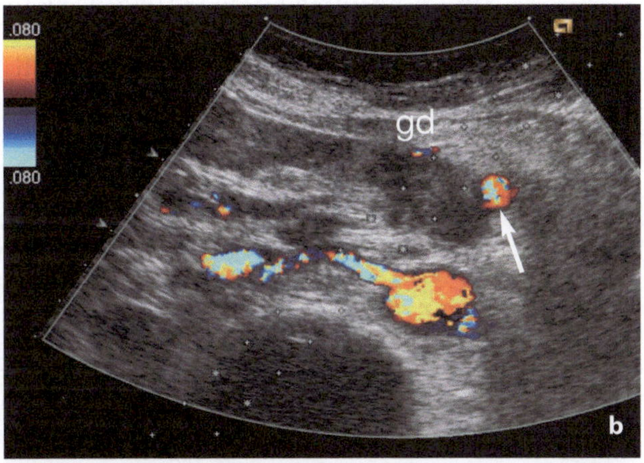

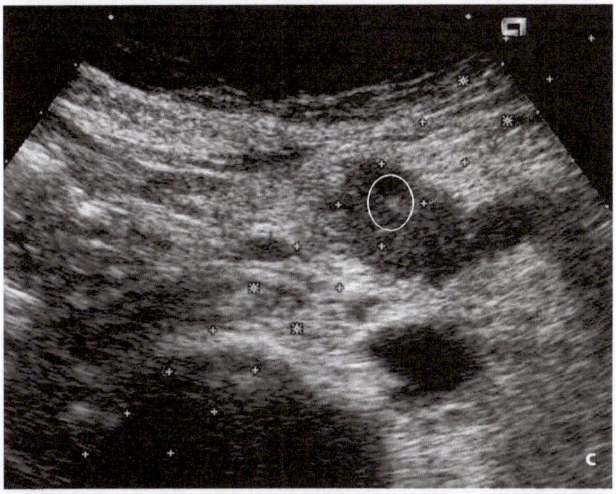

Fig. 3.5a-c. Adenocarcinoma del processo uncinato del pancreas. **a** All'esame B-mode si riconosce piccola formazione espansiva solida ipoecogena a margini sfumati (*asterisco*) a livello del processo uncinato del pancreas. La lesione, seppur di piccole dimensioni, ha già infiltrato l'arteria mesenterica superiore (*freccia* in **b**) e l'arteria gastroduodenale (*gd*). Le strutture vascolari risultano bene evidenti allo studio Doppler (**b**) tanto da consentire in sicurezza il prelievo con ago da 21G (*cerchio* di **c**) a livello della lesione. Diagnosi finale di adenocarcinoma duttale del pancreas

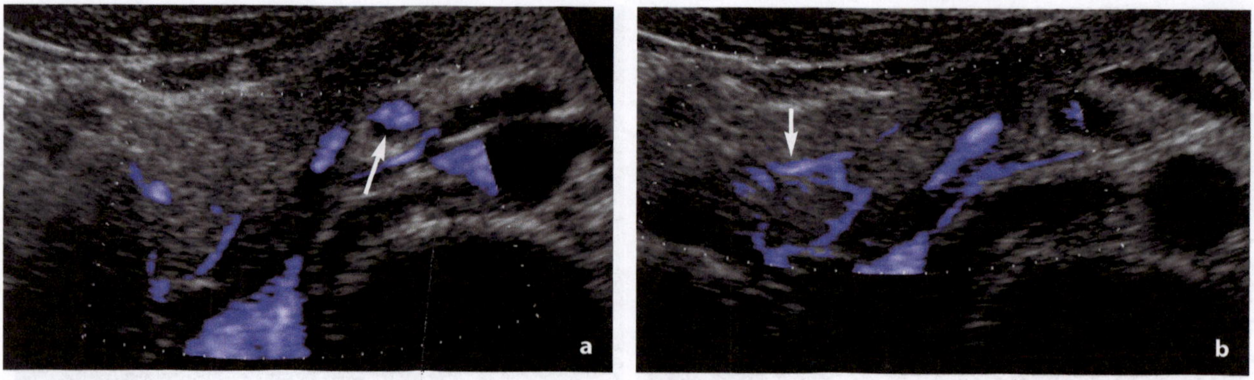

Fig. 3.6a, b. Vascolarizzazione del pancreas. In condizioni di normalità, all'esame Doppler con e-flow imaging permangono riconoscibili le pareti dell'arteria mesenterica superiore (*freccia* in **a**) che non vengono mascherate dal segnale colorimetrico. Si dimostrano inoltre le arcate arteriose pancreatiche (*freccia* in **b**)

tragitto, strutture vascolari che potrebbero essere causa di sanguinamento (Fig. 3.5). Nella fattispecie, viene eseguito l'esame Doppler della regione e quindi viene stabilito il percorso dell'ago. L'introduzione dell'ago viene tuttavia eseguita in ecografia B-mode convenzionale, per evitare gli artefatti color-Doppler ingenerati dall'ago, che ne impedirebbero la corretta visualizzazione. È opportuno quindi procedere a modificare in senso opposto le regolazioni della frequenza Doppler e della PRF (*Pulse Repetition Frequency*) al fine di visualizzare anche le strutture vascolari, più superficiali ed a flusso più lento, che si presentano lungo il tragitto dell'ago. A tal proposito, in questo momento dell'indagine è richiesta una riduzione della pressione della sonda sulla parete addominale per evitare l'eventuale compressione di vasi venosi e/o circoli collaterali più superficiali.

Nel campo della metodica Doppler sono state inoltre sviluppate nuove tecnologie (Fig. 3.6) che utilizzano una codifica digitale del segnale in grado di sopprimere il *clutter* tissutale, aumentando così la sensibilità nella visualizzazione diretta di *blood reflectors* (ad esempio l'*eFLOW imaging*; Aloka, Japan). I segnali deboli degli echi sanguigni vengono amplificati e comparati ai segnali corrispondenti di *frames* vicini per sopprimere i tessuti stazionari. La processazione dei dati restanti è sostanzialmente la stessa dell'imaging convenzionale in scala di grigi. A differenza dei sistemi Doppler tradizionali, queste nuove tecnologie non sono gravate da artefatti quali l'*aliasing* ed hanno il vantaggio di una minore dipendenza d'angolo e di una migliore risoluzione spaziale con ridotta sovrapposizione [6, 10]. Di conseguenza, la valutazione dei profili vasali ne può risultare migliorata (Fig. 3.6). Tra le novità tecnologiche disponibili sul mercato il *Clarify Vascular Enhancement imaging* (Acuson, Siemens, Germany) migliora la qualità dell'immagine ecografica e consente una migliore definizione nella rappresentazione delle strutture vascolari, rendendo l'immagine più informativa [11] sui dettagli dell'anatomia vascolare, grazie alla sottrazione all'immagine B-mode del segnale derivante dal power-Doppler (Fig. 3.7). La maggiore sensibilità nella visualizzazione delle strutture vascolari, rispetto ai sistemi Doppler convenzionali, consente di mappare la vascolarizzazione delle lesioni e di evitare l'attraversamento di vasi portanti di maggior calibro che sostengono la circolazione tumorale o dei setti vascolari di lesioni cistiche (Fig. 3.8), evenienze a rischio di complicanze emorragiche.

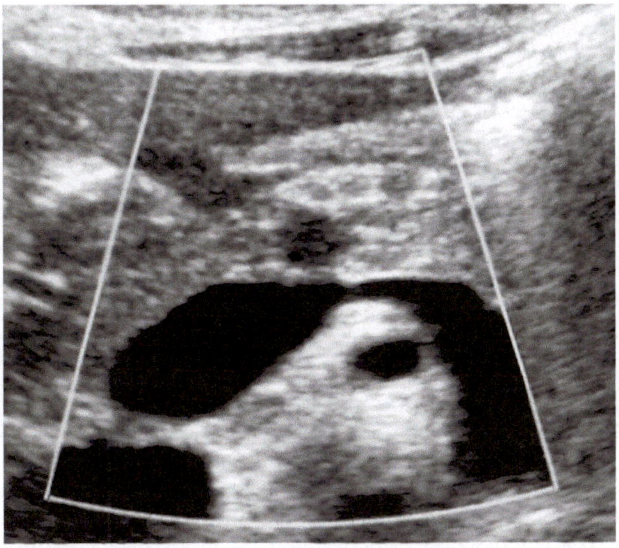

Fig. 3.7. Insulinoma pancreatico. All'esame Doppler con Clarify Vascular Enhancement imaging si ottiene immagine dettagliata della piccola nodulazione solida ipoecogena indovata nel parenchima ghiandolare al corpo pancreatico

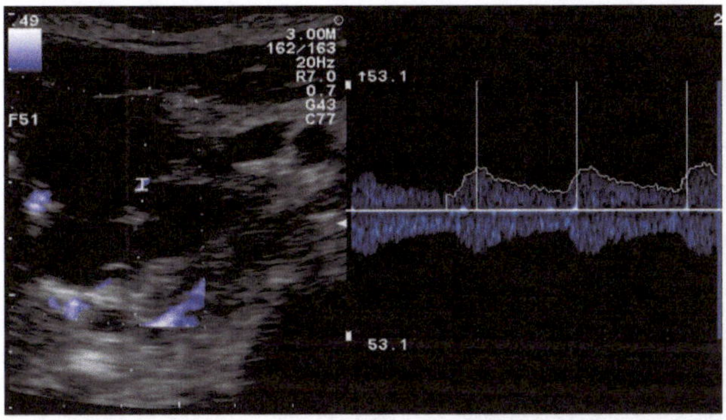

Fig. 3.8. Cistoadenoma sieroso del pancreas. All'esame Doppler con e-flow imaging risulta riconoscibile ed analizzabile il vaso portante del setto della lesione cistica alla testa pancreatica. La lesione, in rapporto alla concordanza dei rilievi imaging, è stata posta in follow-up rimanendo stabile ai successivi controlli

La somministrazione di mezzo di contrasto può essere utile, specialmente in caso di lesioni di grosse dimensioni, per posizionare esattamente la punta dell'ago nella porzione vitale vascolarizzata della lesione (Fig. 3.3). La somministrazione di mezzo di contrasto per uno studio microvascolare, finalizzato all'identificazione della porzione vitale di un tumore pancreatico, aumenta l'accuratezza diagnostica del campionamento nelle procedure interventistiche percutanee. L'ecografia con mezzo di contrasto (*Contrast-Enhanced Ultrasonography*, CEUS) viene quindi raccomandata nel caso di un primo campionamento citologico che risulti non diagnostico per la presenza di abbondante materiale necrotico (Fig. 3.9).

Viene praticata successivamente l'anestesia locale a livello della parete addominale anteriore in corrispondenza del punto di entrata dell'ago.

Nelle procedure ecoguidate, a differenza di quanto avviene in quelle TC-guidate [12], le sedi di entrata per raggiungere la ghiandola pancreatica sono scelte con maggiore libertà, grazie alla possibilità di ottenere, in maniera semplice ed immediata, proiezioni oblique, sia in senso cranio-caudale che latero-laterale, che consentono accessi multiplanari alla regione pancreatica. Il tramite di entrata solitamente più sicuro, e pertanto più utilizzato, corrisponde alla regione epigastrica a sinistra della

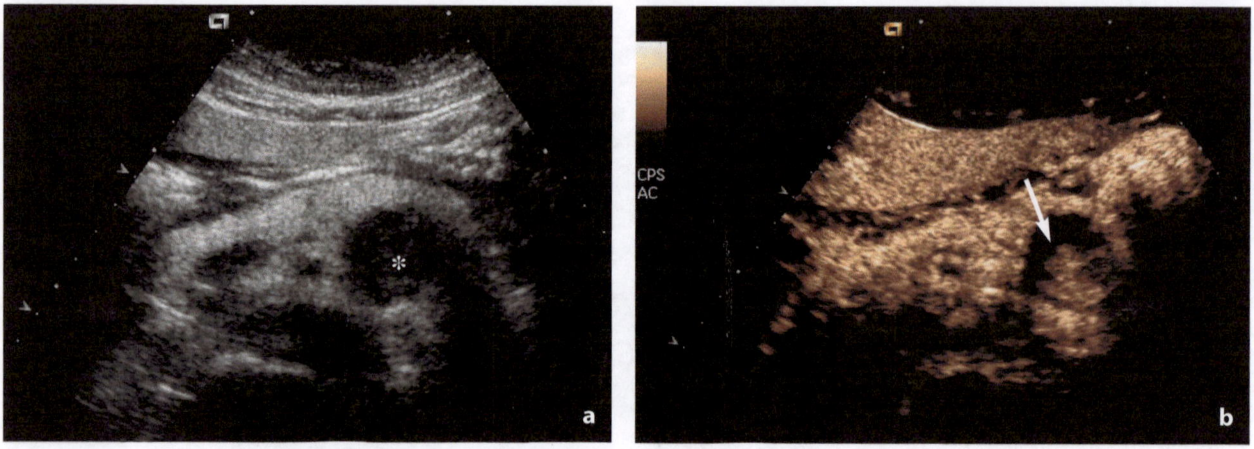

Fig. 3.9a, b. Metastasi pancreatica. **a** All'esame B-mode si rileva una voluminosa massa solida ipoecogena (*asterisco*) al corpo pancreatico. **b** La lesione risulta in gran parte necrotica all'esame contrastografico ad eccezione di piccolo gettone vitale vascolarizzato (*freccia*) nelle porzioni declivi della neoplasia. La diagnosi è stata possibile solo dopo l'indagine contrastografica in ecografia, guidando l'agoaspirato a livello del gettone neoplastico vascolarizzato (*freccia* in **b**)

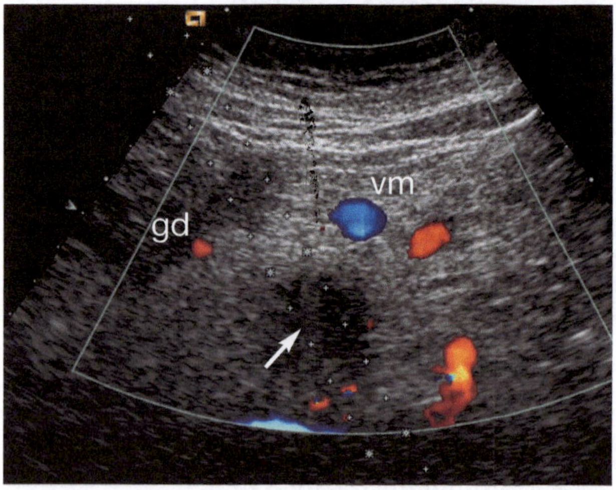

Fig. 3.10. Adenocarcinoma duttale del processo uncinato. L'esame Doppler consente di agoaspirare in sicurezza da destra la formazione espansiva riconoscibile al processo uncinato del pancreas (*freccia*). Passando tra l'arteria gastroduodenale (*gd*) e la vena mesenterica superiore (*vm*) è stato possibile il raggiungimento della lesione con prelievo citologico, diagnostico per adenocarcinoma duttale del pancreas

linea mediana (Fig. 3.1). Attraverso tale accesso, il percorso dell'ago evita importanti strutture anatomiche, quali la colecisti e le arterie epatica e gastroduodenale. Il percorso ideale per raggiungere la lesione bersaglio sarà più o meno angolato a seconda della sua posizione all'interno della ghiandola pancreatica rispetto al punto di ingresso [6]. Tracciando sull'immagine ecografica due assi ortogonali che si intersecano a livello dell'arteria mesenterica superiore, il percorso dell'ago diventa più angolato per raggiungere l'istmo o la testa del pancreas, meno angolato nel caso del corpo (Fig. 3.1). In alternativa, per ridurre in lunghezza il percorso che l'ago deve compiere per raggiungere lesioni profonde, come quelle del processo uncinato del pancreas, può essere utilizzato un punto d'ingresso da destra, previo attento studio della fattibilità del tragitto in termini di sicurezza (Fig. 3.10). Lo stesso accesso può essere scelto anche per raggiungere lesioni del corpo pancreatico, in questo caso non tanto per guadagnare brevità del tragitto, quanto per percorrere segnatamente il

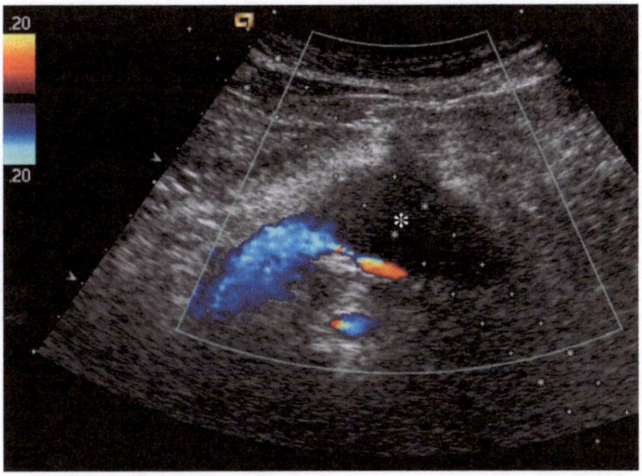

Fig. 3.11. Adenocarcinoma duttale del corpo pancreatico. L'esame Doppler consente di agoaspirare in sicurezza da destra la voluminosa formazione espansiva del corpo pancreatico (*asterisco*). L'approccio da destra, in questo caso, consente di attraversare la lesione secondo il suo maggior asse, consentendo più ampio margine di movimento all'ago in aspirazione

maggior asse della lesione (Fig. 3.11) consentendo quindi maggiori escursioni dell'ago nella neoplasia, utili per l'ottenimento di più materiale. Durante la procedura viene effettuata manualmente una pressione progressiva sulla parete addominale anteriore, in modo tale da obliquare il fascio ed ottenere il tramite di entrata più sicuro possibile, evitando così il passaggio attraverso organi cavi. Sebbene il passaggio trans-gastrico non sia così infrequente, deve essere sempre evitato il passaggio trans-colico. In particolare, gli organi sicuramente da non attraversare con l'ago sono la colecisti, il colon e le strutture vascolari. Di converso, l'attraversamento dello stomaco e di anse del piccolo intestino può essere preso in considerazione in assenza di valide alterative al percorso dell'ago [6].

La particolarità dell'imaging ecografico a guida delle procedure interventistiche risiede nel fatto che questa metodica ha nel proprio limite maggiore anche il suo punto di forza. La mancata visualizzazione della lesione pancreatica in corso di studio ecografico è infatti il risultato dell'interposizione delle anse intestinali, distese da gas, mentre la perfetta identificazione della stessa è la prova dell'assenza di strutture intestinali interposte. Tuttavia questo è spesso anche il risultato di una pressione mirata, come già detto, esercitata in regione epigastrica, nonché dell'obliquità più idonea del fascio alla realizzazione dell'ottimale visualizzazione della regione pancreatica oggetto di studio. Ne consegue che il tragitto visualizzato sull'immagine ecografica, che sarà poi percorso dall'ago durante la procedura, attraversa prevalentemente, se non quasi esclusivamente, il tessuto adiposo periviscerale, quindi in assenza di significativi ostacoli. L'entrata e l'uscita dell'ago sono inoltre monitorati ecograficamente in maniera continua e dinamica ed avvengono nell'arco di un'apnea. Questo è un enorme vantaggio in termini di facilità d'esecuzione, precisione e rapidità della procedura. Nelle procedure TC-guidate vengono spesso impiegati approcci più indaginosi [12], trascurando una valutazione della fattibilità della stessa procedura sotto guida ecografica, con sicuro risparmio di dose radiante per il paziente, tempo macchina e tempo medico, nonché con verosimile guadagno clinico in termini di sicurezza ed accuratezza della procedura. Una volta raggiunta la lesione pancreatica, la siringa collegata all'ago viene posta in aspirazione, manualmente o automaticamente, e l'ago viene mosso all'interno della lesione con minimi movimenti di escursione per ottenere un adeguato campione citologico. Una compressio-

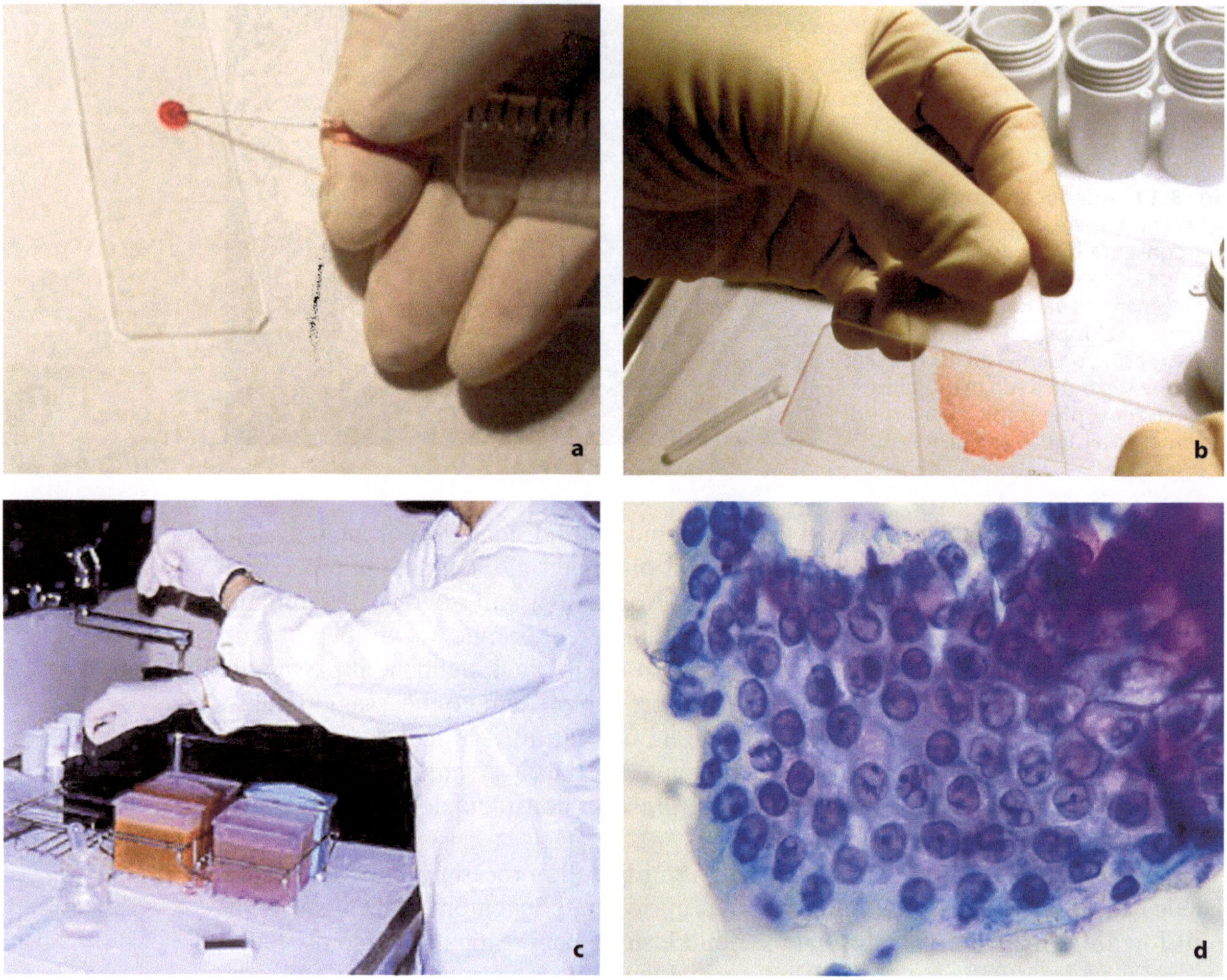

Fig. 3.12a-d. Preparazione del prelievo. Il materiale, su un vetrino (**a**) e strisciato (**b**), viene immediatamente fissato in alcool e colorato (**c**). La lettura del vetrino, preparato in pochi minuti (**d**), consente di formulare la diagnosi di adenocarcinoma ben differenziato del pancreas

ne diretta manuale a livello del punto di ingresso è consigliata immediatamente dopo l'uscita dell'ago. La presenza di un citologo durante l'esecuzione della procedura permette la preparazione e la lettura immediata del campione prelevato. La lettura immediata del materiale prelevato dalla lesione detta i successivi passaggi della procedura diagnostica, ovvero l'eventuale ripetizione dell'aspirato, la prosecuzione con biopsia in caso di materiale inadeguato, oppure il termine della procedura nel caso di materiale diagnostico (Fig. 3.12).

I campioni ottenuti con aghi sottili da ago aspirato (aghi tipo Menghini) si caratterizzano per materiale prelevato disperso, non organizzato, che viene raccolto nella cavità capillare dell'ago per essere poi usato per l'esame citologico. Il campione ottenuto con l'agoaspirato di solito è costituito da materiale semifluido che viene strisciato su vetrino. Tale materiale deve essere il più possibile esente da contenuto ematico, che ostacola una corretta visualizzazione delle cellule. Una lettura ottimale del campione citologico è possibile quando le cellule siano disposte in unico strato;

il materiale deve inoltre essere posizionato prima possibile sul vetrino e fissato per evitare la lisi delle cellule, e quindi gli artefatti morfologici. Il tipo di fissaggio dipende dal materiale utilizzato: può essere eseguito con materiale fissativo a fresco (come ad esempio Diff-Quick, MGG) o con alcool. Il fissativo utilizzato più comunemente è alcool al 95%. La fissazione permette la visualizzazione del prelievo al microscopio ottico; la disponibilità di fissatori a rapido effetto, che operino in pochi minuti (Diff-Quick, Papanicolaou), permette al citologo di esaminare rapidamente il campione prelevato. Può essere così valutata in tempo reale l'adeguatezza del materiale e quindi è possibile ottenere subito la diagnosi. Quando invece non si riesca ad ottenere uno studio morfologico per una diagnosi definitiva non va dimenticato che lo stesso campione citologico può essere utilizzato per un'analisi citochimica o immunoistochimica, per una più accurata tipizzazione cellulare [6].

Applicazioni cliniche

L'agoaspirato ecoguidato del pancreas rappresenta una procedura relativamente facile, a basso rischio ed accurata [8]. L'applicazione principale di questa metodica è la diagnosi citologica di neoplasie pancreatiche inoperabili, indispensabile per la scelta della corretta terapia oncologica. L'agoaspirazione ecoguidata percutanea delle lesioni pancreatiche è pertanto preferita per diagnosticare citologicamente tumori avanzati o solidi [6, 13], mentre nelle lesioni cistiche pancreatiche, che necessitino di diagnosi citologica, è più frequentemente impiegato l'approccio eco-endoscopico [14-18]. L'adenocarcinoma duttale rappresenta l'80% dei tumori maligni del pancreas e la sua incidenza è andata aumentando negli ultimi decenni, per motivi tutt'oggi sconosciuti [19]. Inoltre, in più del 39% dei casi, indipendentemente dalla sede della lesione, l'adenocarcinoma viene diagnosticato in stadio avanzato di malattia.

I valori di accuratezza delle procedure diagnostiche percutanee pancreatiche variano dal 67 al 97% se sotto guida ecografica [20, 21] (Tabella 3.1) e dal 50 al 97,7% se sotto guida TC [6, 22]. L'ecografia endoscopica è molto accurata per lesioni piccole, vale a dire inferiori ai 2 centimetri [27]. L'accuratezza delle procedure diagnostiche in Letteratura varia anche a seconda della sede della lesione: 93-94% per lesioni al corpo-coda del pancreas, leggermente più elevata delle lesioni localizzate alla testa

Tabella 3.1. Accuratezza delle procedure diagnostiche percutanee guidate con ecografia (US) e tomografia computerizzata (TC): revisione della Letteratura

Casistica	Guida US	Guida TC
[22] Fekete PS e coll. (1986)	-	50%
[20] Hall-Craggs MA e coll. (1986)	67%	-
[21] Bret PM e coll. (1986)	97%	-
[7] Del Maschio A e coll. (1991)	-	94%
[2] Brandt KR e coll. (1993)	95%	86%
[23] Sperti C e coll. (1994)	-	93%
[24] Di Stasi M e coll. (1998)	91%	-
[25] Otto R e coll. (2002)	94%	-
[26] Erturk SM e coll. (2006)	-	97,7%
[6] D'Onofrio M e coll. (2007)	97%	-
[13] Garre Sánchez MU e coll. (2007)	91%	-

Tabella 3.2. Percentuali di complicanze nelle procedure diagnostiche percutanee guidate con ecografia (US) e tomografia computerizzata (TC): revisione della Letteratura

Casistica	Guida US	Guida TC
[2] Brandt KR e coll. (1993)	1,7%	3,8%
[23] Sperti C e coll. (1994)	-	2,4%
[24] Di Stasi M e coll. (1998)	5%	-
[4] Mallery SJ e coll. (2002)	5%	-
[28] Zech CJ e coll. (2002)	-	19%

(83-84%) [2, 4]. In Letteratura è riportata un'accuratezza diagnostica dell'agoaspirato TC-guidato di lesioni solide del 97,7%, con differenza statisticamente non significativa nei confronti della guida eco-endoscopica ed in assenza di complicanze in 43 casi [26]. Tuttavia i fattori tempo e dose non vengono considerati. Un recente studio multicentrico sull'agoaspirato ecoguidato percutaneo su 222 casi riporta valori di sensibilità pari all'89%, specificità del 98% e valori predittivi positivo e negativo pari a 99 e 74%, con accuratezza diagnostica del 91% [13]. Confrontando le casistiche è sicuro il risparmio di dose, ipotizzabile quello di tempo.

I riscontri nella Letteratura sulle complicanze nelle procedure diagnostiche interventistiche riportano valori lievemente inferiori per quelli sotto guida ecografica rispetto a quelli sotto guida TC, variando tra 1,7 e 5% per la guida ecografica e tra 2,4 e 19% per la guida TC (Tabella 3.2). Il rischio di disseminazione neoplastica è sicuramente raro, tuttavia è segnalato in Letteratura [29].

3.3. Biopsie

Materiali e tecniche

Le sonde ecografiche utilizzate per la guida all'esecuzione di una biopsia pancreatica sono le stesse precedentemente descritte. In particolare vengono utilizzati due tipi di sonde: con supporto laterale e con supporto centrale, quest'ultima a cristalli interrotti o discontinui. Le sonde con supporto laterale sono dotate di un kit di montaggio laterale. Con questo tipo di sonda l'ago viene visualizzato con diversi gradi di inclinazione, ma sempre con percorsi obliqui. L'angolo della traccia tramite viene scelto tra quelli disponibili per raggiungere la lesione pancreatica con la maggior sicurezza possibile. Gli aghi da biopsia prelevano un frammento della lesione pancreatica mediante aspirazione (aghi d'aspirato o aghi tipo Menghini) o tramite un meccanismo a ghigliottina (aghi da sezione o aghi trancianti, tipo Tru-cut) (Fig. 3.13). I loro calibri variano tra 22 e 16G (16 G = calibro di 1,191-1,291 mm).

Metodologia e protocolli

La metodologia del prelievo bioptico percutaneo sotto guida ecografica è la stessa descritta per l'agoaspirato. Il campionamento bioptico viene eseguito con aghi in aspirazione (tipo Menghini) o con aghi trancianti (tipo Tru-cut) per ottenere un fram-

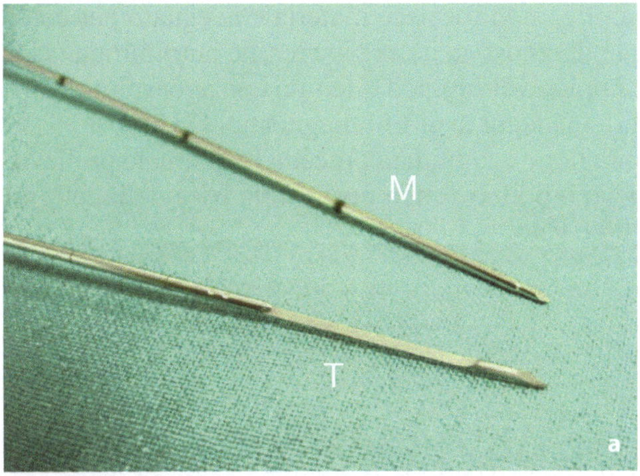

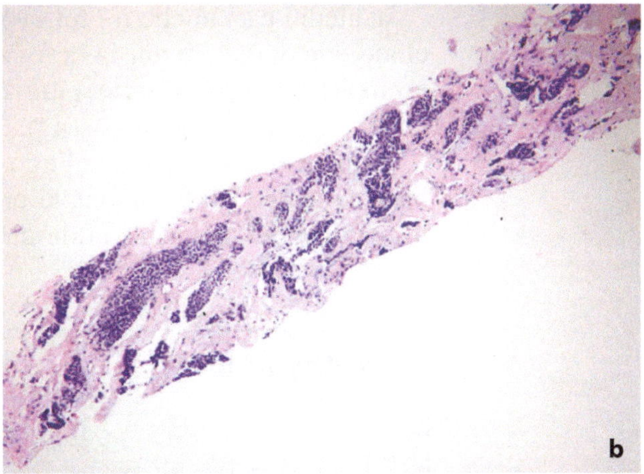

Fig. 3.13a, b. Biopsia pancreatica. **a** Ago tipo Menghini (*M*) per biopsia pancreatica. Ago tranciante (*T*) per biopsia pancreatica. **b** Frustolo di tumore neuroendocrino del pancreas

mento di tessuto per l'esame istologico. I campioni di tessuto vengono posti in una soluzione di fissaggio, di solito formalina al 10%, e successivamente inclusi in paraffina, sezionati al microtomo, colorati con ematossilina-eosina e quindi studiati al microscopio. La preparazione di un campione istologico richiede almeno due giorni, pertanto la valutazione dell'adeguatezza del materiale e la successiva diagnosi istologica non possono essere eseguite in tempo reale, al contrario di ciò che avviene nel caso di campioni citologici. Questo può comportare il rischio di falsi negativi o di materiale inadeguato, e quindi ripetizione del prelievo a distanza di giorni, complicando quindi la gestione del paziente.

La disponibilità di un campione istologico diagnostico, peraltro, consente la possibilità di eseguire più test sullo stesso tessuto prelevato, applicando più tecniche di colorazione istologica, istochimica ed immunoistochimica utili, e a volte indispensabili, per il raggiungimento della diagnosi finale.

Applicazioni cliniche

Brandt e Collaboratori hanno riportato un'accuratezza del 92% per le biopsie eseguite con ago da 16-19G ed un'accuratezza dell'85% con aghi da 20-22G di calibro [2]. Nella casistica vengono riportate inoltre complicanze minori, sia con l'utilizzo di aghi da 18G che con aghi sottili da 21-22G. Inoltre risulta che l'utilizzo degli aghi più sottili non è privo di complicanze maggiori. La probabilità di provocare complicanze può essere correlata al meccanismo di campionamento, essendo il prelievo effettuato con ago tranciante più traumatico di quello effettuato con ago in aspirazione, con percentuali di complicanze, riportate in Letteratura, fino al 19% con l'utilizzo del primo tipo di ago [28], sempre inferiori al 5% con il secondo [4, 23, 24]. In alcune serie, infine, il campionamento bioptico ha dimostrato un'elevata accuratezza diagnostica [2, 12, 30]. Sembra perciò opportuno, tenuto conto delle complicanze dovute al trauma tissutale in corso di biopsia, eseguire tali procedure solo in caso di fallimento del prelievo citologico.

In alcuni casi anche il prelievo bioptico non fornisce materiale adeguato per concludere la diagnosi: per la definizione diagnostica della pancreatite autoimmune, ad esempio, è riportato come, oltre al campione citologico ottenuto con agoaspirato, anche il prelievo bioptico possa risultare inadeguato ai fini diagnostici [31].

È opportuno dunque che l'agoaspirazione ecoguidata preceda l'eventuale prelievo bioptico e che l'indicazione al prelievo bioptico venga posta sulla base della lettura immediata del materiale citologico prelevato.

3.4. Key points

1. L'agoaspirazione ecoguidata è indicata per la diagnosi di tumori pancreatici non resecabili e per la tipizzazione delle lesioni non diagnosticabili in maniera non invasiva. Non vanno agoaspirate le lesioni pancreatiche piccole e resecabili, con aspetti patognomonici e concordanti nelle diverse indagini di diagnostica per immagine.
2. Quando richiesta, la procedura percutanea di agoaspirazione va fatta sotto guida ecografica; quantomeno non si dovrebbe prescindere dal valutarne la fattibilità.
3. Nella valutazione ecografica pre-procedura lo studio Doppler è mandatario.
4. Il Servizio Intergrato radio-citopatologico garantisce l'ottenimento del materiale adeguato in una maggior percentuale di casi, con conseguente incremento della qualità e dell'accuratezza diagnostica.
5. Il prelievo bioptico può essere considerato una manovra successiva al prelievo citologico.

Bibliografia

1. Edoute Y, Lemberg S, Malberger E (1991) Preoperative and intraoperative fine needle aspiration cytology of pancreatic lesions. Am J Gastroenterol 86:1015-1019
2. Brandt KR, Charboneau JW, Stephens DH et al (1993) CT- and US-guided biopsy of the pancreas. Radiology 187:99-104
3. David O, Green L, Reddy V et al (1998) Pancreatic masses: a multi-institutional study of 364 fine-needle aspiration biopsies with histopathologic correlation. Diagn Cytopathol 19: 23-27
4. Mallery JS, Centeno BA, Hahn PF et al (2002) Pancreatic tissue sampling guided by EUS, CT/US, and surgery: a comparison of sensitivity and specificity. Gastrointest Endosc 56:218-224
5. Brugge WR (2004) Pancreatic fine needle aspiration: to do or not to do? JOP 5:282-258
6. D'Onofrio M, Malagò R, Zamboni G et al (2007) Ultrasonography of the pancreas. 5. Interventional procedures. Abdom Imaging 32:182-190
7. Del Maschio A, Vanzulli A, Sironi S et al (1991) Pancreatic cancer versus chronic pancreatitis: diagnosis with CA 19-9 assessment, US, CT, and CT-guided fine-needle biopsy. Radiology 178:95-99
8. Dodd LG, Mooney EE, Layfield LJ et al (1997) Fine-needle aspiration of the liver and pancreas: a cytology primer for radiologists. Radiology 203:1-9
9. Angeli E, Venturini M, Vanzulli A et al (1997) Color-Doppler imaging in the assessment of vascular involvement by pancreatic carcinoma. AJR Am J Roentgenol 168:193-197
10. Bertolotto M, D'Onofrio M, Martone E et al (2007) Ultrasonography of the pancreas. 3. Doppler imaging. Abdom Imaging 32(2):161-170
11. Martínez-Noguera A, D'Onofrio M (2007) Ultrasonography of the pancreas. 1. Conventional imaging. Abdom Imaging 32(2):136-149

12. Sofocleous CT, Schubert J, Brown KT et al (2004) CT-guided transvenous or transcaval needle biopsy of pancreatic and peripancreatic lesions. J Vasc Interv Radiol 15:1099-1104
13. Garre Sánchez MC, Rendón Unceta P, López Cano A et al (2007) Ultrasound-guided biopsy of the pancreas: a multicenter study. Rev Esp Enferm Dig 99:520-524
14. Belsley NA, Pitman MB, Lauwers GY et al (2008) Serous cystadenoma of the pancreas: limitations and pitfalls of endoscopic ultrasound-guided fine-needle aspiration biopsy. Cancer 7 [Epub ahead of print]
15. Stelow EB, Shami VM, Abbott TE et al (2008) The use of fine needle aspiration cytology for the distinction of pancreatic mucinous neoplasia. Am J Clin Pathol 129:67-74
16. Attasaranya S, Pais S, LeBlanc J et al (2007) Endoscopic ultrasound-guided fine needle aspiration and cyst fluid analysis for pancreatic cysts. JOP 8:553-563
17. Pais SA, Attasaranya S, Leblanc JK et al (2007) Role of endoscopic ultrasound in the diagnosis of intraductal papillary mucinous neoplasms: correlation with surgical histopathology. Clin Gastroenterol Hepatol 5:489-495
18. Emerson RE, Randolph ML, Cramer HM (2006) Endoscopic ultrasound-guided fine-needle aspiration cytology diagnosis of intraductal papillary mucinous neoplasm of the pancreas is highly predictive of pancreatic neoplasia. Diagn Cytopathol 34:457-462
19. Schima W, Ba-Ssalamah A, Kölblinger C et al (2007) Pancreatic adenocarcinoma. Eur Radiol 17:638-649
20. Hall-Craggs MA, Lees WR (1986) Fine-needle aspiration biopsy: pancreatic and biliary tumors. AJR Am J Roentgenol 147:399-403
21. Bret PM, Nicolet V, Labadie M (1986) Percutaneous fine-needle aspiration biopsy of the pancreas. Diagn Cytopathol 2:221-227
22. Fekete PS, Nunez C, Pitlik DA (1986) Fine-needle aspiration biopsy of the pancreas: a study of 61 cases. Diagn Cytopathol 2:301-306
23. Sperti C, Pasquali C, Di Prima F et al (1994) Percutaneous CT-guided fine needle aspiration cytology in the differential diagnosis of pancreatic lesions. Ital J Gastroenterol 26:126-131
24. Di Stasi M, Lencioni R, Solmi L et al (1998) Ultrasound-guided fine needle biopsy of pancreatic masses: results of a multicenter study. AJR Am J Gastroenterol 93:1329-1333
25. Otto R (2002) Interventional ultrasound. Eur Radiol 12: 283-287
26. Erturk SM, Mortelé KJ, Tuncali K et al (2006) Fine-needle aspiration biopsy of solid pancreatic masses: comparison of CT and endoscopic sonography guidance. Am J Roentgenol 187:1531-1535
27. Volmar KE, Vollmer RT, Jowell PS et al (2005) Pancreatic FNA in 1000 cases: a comparison of imaging modalities. Gastrointest Endosc 61:854-861
28. Zech CJ, Helmberger T, Wichmann MW et al (2002) Large core biopsy of the pancreas under CT fluoroscopy control: results and complications. J Comput Assist Tomogr 26:743-749
29. Smith EH (1991) Complications of percutaneous abdominal fine-needle biopsy. Review. Radiology 178:253-158
30. Varadarajulu S, Fraig M, Schmulewitz N et al (2004) Comparison of EUS-guided 19-gauge Trucut needle biopsy with EUS-guided fine-needle aspiration. Endoscopy 36:397-401
31. Bang SJ, Kim MH, Kim do H et al (2008) Is pancreatic core biopsy sufficient to diagnose autoimmune chronic pancreatis? Pancreas 36:84-89

[illegible]

4 Procedure terapeutiche

Enrico Martone, Mirko D'Onofrio, Roberto Malagò, Massimo Falconi, Roberto Pozzi Mucelli

4.1. Introduzione

L'ecografia interventistica viene spesso utilizzata come approccio terapeutico alle patologie pancreatiche [1, 5] ed il suo impiego ha modificato in maniera significativa le strategie terapeutiche di molte altre patologie [5-7].

L'ecografia è particolarmente indicata per guidare le manovre interventistiche, tanto da essere considerata la metodica di prima scelta per le procedure addominali [8]. L'ecografia interventistica terapeutica è anche indicata a livello pancreatico [9, 10] in quanto sono noti i numerosi vantaggi della guida ecografica alle procedure interventistiche percutanee, tra i quali spicca la dinamicità, la rapidità di esecuzione, il basso costo, la ripetibilità, la disponibilità, la portabilità, nonché l'accuratezza.

Nella pratica clinica valgono i criteri dell'ecografia B-mode, vale a dire che l'ottenimento dei migliori risultati dipende dall'apparecchiatura utilizzata e dall'esperienza dell'operatore.

4.2. Drenaggi

Materiali e tecniche

Per le procedure interventistiche terapeutiche percutanee possono essere utilizzate sia le sonde ecografiche con supporto laterale che quelle con supporto centrale a cristalli interrotti (Fig. 4.1). La disponibilità in termini di calibro dei kit di guida è sicuramente più limitatata rispetto ai kit usati per le procedure diagnostiche. Il calibro massimo utilizzabile, dipendente dai kit di guida forniti, è intorno ai 14G (calibro di 1,628 millimetri), ma spesso può raggiungere un massimo di 8,5F (French; 8,5F = 2,8 mm). Questo limita la possibilità di guidare il posizionamento di cateteri di calibro maggiore. Tuttavia il passaggio attraverso la fenditura della sonda a cristalli interrotti è possibile anche in assenza del kit di guida (Fig. 4.1b). In alternativa, sotto guida ecografia, si può ottenere il posizionamento di cateteri a mano libera utilizzando opportuni piani di scansione, oppure ricorrendo alla tecnica Seldinger che consente di utilizzare un calibro del kit di guida inferiore per l'ago e

M. D'Onofrio, A. Ruzzenente, *Ecografia e procedure interventistiche percutanee.*
ISBN 978-88-470-1061-1. © Springer 2008

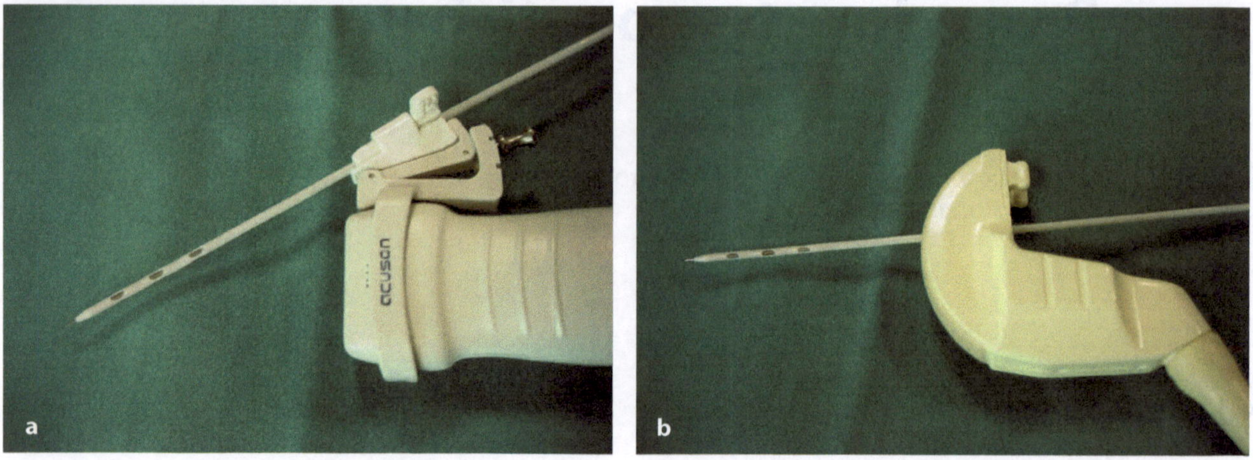

Fig. 4.1a, b. a Sonda ecografica con guida laterale e catetere di drenaggio montato da 8F. **b** Passaggio attraverso la fenditura della sonda a cristalli interrotti in assenza del kit di guida

quindi procedere a mano libera sotto guida ecografica per il posizionamento del catetere, anche di grosso calibro, sul filo guida. Il calibro dei cateteri utilizzabili può variare da 6 a 10F (6F = 2 mm, 10F = 3,3 mm), più comunemente utilizzati, quindi da 12 fino a 24F (12F = 4 mm, 24F = 8 mm), preferibilmente del tipo *double lumen* [11].

I cateteri di drenaggio possono differire per la morfologia della loro estremità. In particolare ne esistono a morfologia dritta o ripiegata, quest'ultima a *pig tail* o a "J" (Fig. 4.2). Qualunque sia la morfologia del catetere utilizzato, esso viene dapprima raddrizzato sul mandrino a catetere montato ed assume quindi la propria forma peculiare al momento del suo rilascio a seguito del ritiro del mandrino. I cateteri di drenaggio differiscono inoltre per calibro e modello, a seconda della tecnica di posizionamento utilizzata, sia essa secondo Trocar o Seldinger [9, 10].

La tecnica secondo Trocar rappresenta la migliore soluzione per il posizionamento di drenaggi sotto guida ecografica. Il vantaggio deriva dal poter utilizzare cateteri montati ad immediato posizionamento. La tecnica è dunque consona alla guida ecografica; la procedura viene infatti monitorata dinamicamente, consentendo il posizionamento in un solo passaggio (*one shot*) del catetere montato, che quindi viene aperto durante la stessa manovra. La tecnica è dunque rapida; ha tuttavia il suo limite nella scelta del calibro del catetere. Cateteri montati di grosso calibro, non potendo passare nei kit di guida disponibili, possono essere posizionati solo a mano libera sotto guida ecografica, in questo caso però con una minore precisione della manovra. Cateteri di piccolo calibro, da 5,7F (1,8 mm), vengono invece inseriti agevolmente attraverso la guida ecografica. L'utilizzo del kit di guida su sonda ecografica permette la massima precisione nel posizionamento dei cateteri di drenaggio all'interno di raccolte, specie se prevalentemente fluide. In ecografia la rappresentazione anecogena del contenuto liquido della raccolta realizza le condizioni ideali per la visualizzazione del catetere in corso di posizionamento. I cateteri di maggiori dimensioni (≥10F = ≥3,3 mm) vengono invece introdotti a mano libera sotto guida ecografica. Quando il canale creato dal drenaggio nel sottocute risulta consolidato, è più facile posizionare cateteri di maggiori dimensioni con tecnica Seldinger.

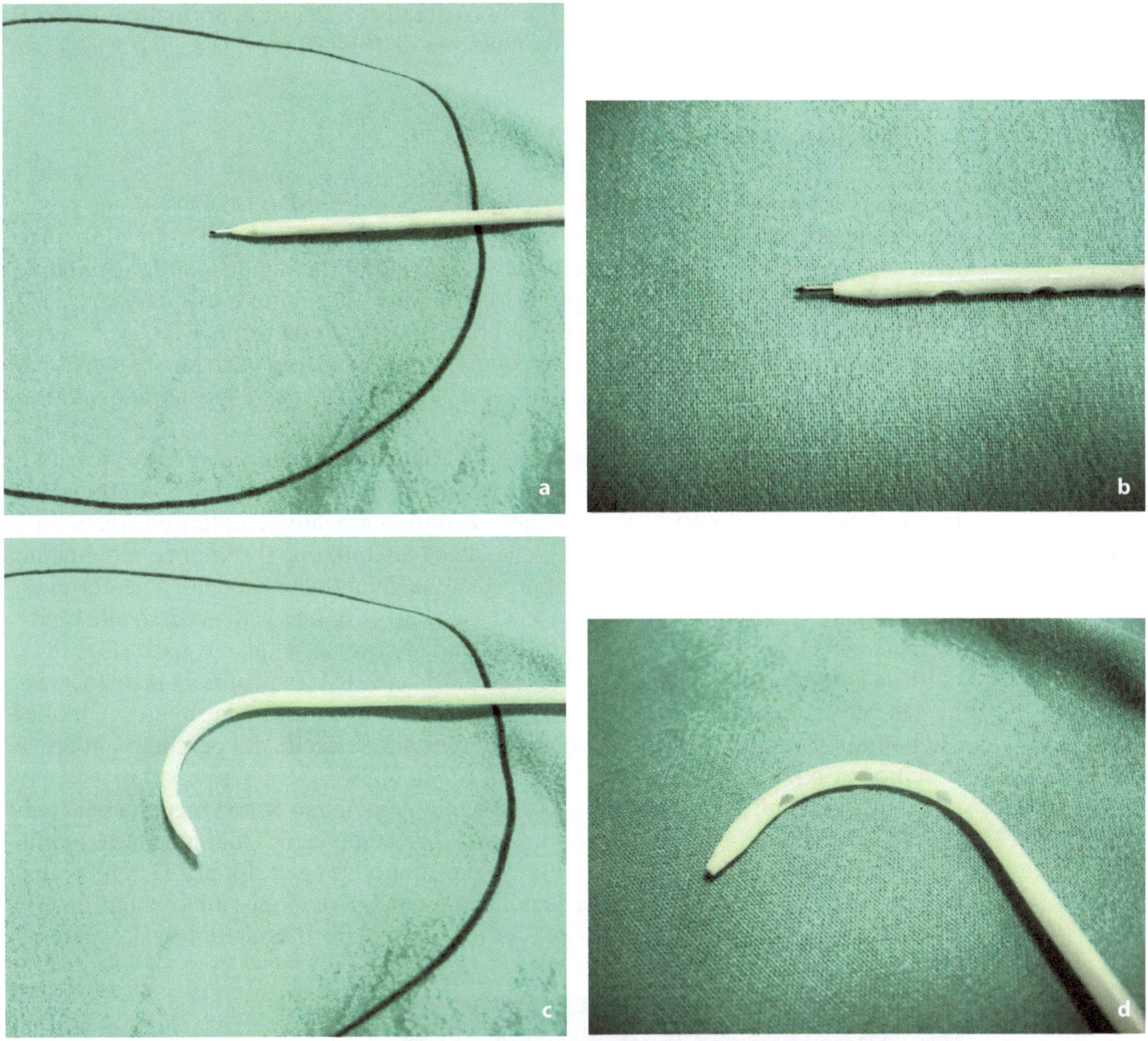

Fig. 4.2a-d. Posizionamento del drenaggio (simulazione). **a** Penetrazione del catetere di drenaggio montato con tecnica Trocar nella raccolta disegnata. **b** Particolare della punta dell'ago montato. **c** Sfilato l'ago ed il mandrino interni, il catetere a "J" all'interno della raccolta disegnata riprende la sua conformazione. **d** Particolare della conformazione dell'estremo distale del catetere; notare i fori di drenaggio lungo la curvatura interna del catetere

La tecnica Seldinger prevede il posizionamento attraverso un ago di un filo guida metallico (da 0,038 *inch* = 0,96 mm; 1 *inch* = 25,4 mm) all'interno della raccolta. Il filo guida metallico non è sempre ben riconoscibile ecograficamente, specie se la raccolta in esame ha contenuto particolarmente ricco di detriti; la tecnica è infatti mutuata dalle procedure angiografiche, nelle quali è agevole la visualizzazione del filo guida metallico. Il posizionamento sotto guida ecografica di un catetere di drenaggio può risultare più indaginoso e lungo con questa tecnica. Tuttavia la tecnica Seldinger è la tecnica di scelta per la sostituzione di un catetere di piccole dimensioni con un catetere di calibro maggiore, nonché per il posizionamento di primo acchito di cateteri di grosso calibro. Il calibro di tali cateteri varia normalmente da 20 a 24F (da 6,7 mm a 8 mm), fino ad un massimo di 30F (10 mm) [12, 13].

Metodologie e protocolli

Il drenaggio percutaneo può essere effettuato sotto guida TC o US [14]. Viene preferito l'accesso più breve e più diretto al pancreas, evitando così il coinvolgimento delle strutture vicine. Se nella scelta del percorso del drenaggio risulta inevitabile l'attraversamento di un viscere si preferisce scegliere il tragitto transgastrico.

Il drenaggio, di solito singolo, può essere posizionato con tecnica Trocar o, meno frequentemente, con tecnica Seldinger, quest'ultima usata per posizionare cateteri di grosse dimensioni. La multimodalità è spesso richiesta per il posizionamento di drenaggi multipli.

Con la guida ecografica le procedure interventistiche hanno maggiore libertà di esecuzione, specie per quel che riguarda le sedi di entrata per raggiungere il distretto pancreatico. La possibilità di ottenere ecograficamente semplici ed immediate proiezioni oblique, sia cranio-caudali che latero-laterali, con il semplice movimento della sonda ecografica, consente di approcciare la ghiandola pancreatica percorrendo il piano dello spazio più idoneo da caso a caso (Fig. 4.3). Le vie di accesso alla regione pancreatica consentite dalla guida TC sono, viceversa, alquanto fisse (Fig. 4.4), tanto da consentirne una schematizzazione grafica [8, 15]. In ecografia la dislocazione delle anse intestinali da compressione manuale effettuata con la sonda e le molteplici obliquazioni del fascio ultrasonoro consentono la scelta del percorso più breve e sicuro per il raggiungimento delle raccolte (Fig. 4.3).

Prima di eseguire una procedura di drenaggio percutaneo di una raccolta pancreatica di natura infiammatoria o post-chirurgica, la lesione viene studiata con ecografia convenzionale, imaging armonico (Fig. 4.5) e studio Doppler. La prima valutazione da fare riguarda le dimensioni e la sede della raccolta. Vengono quindi analizzate le caratteristiche strutturali della lesione ed in particolare il contenuto e l'eventuale

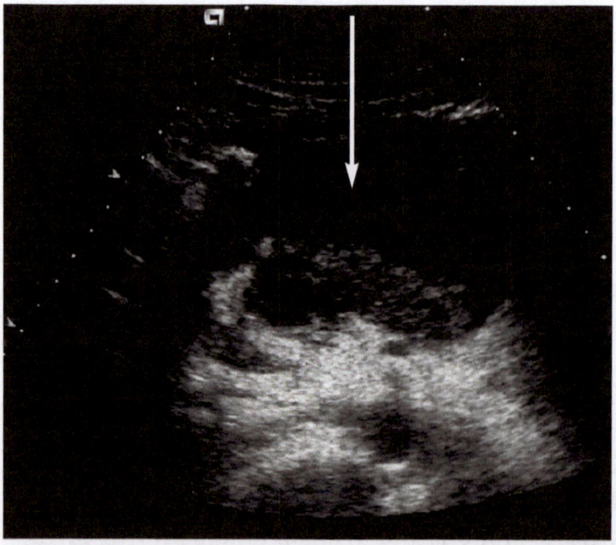

Fig. 4.3. Accesso alla regione pancreatica: guida ecografica. L'ecografia consente di approcciare la ghiandola pancreatica percorrendo il piano dello spazio (*freccia*) più breve e sicuro, caso per caso; strutture quali il colon traverso possono essere dislocate e la distanza del tragitto può essere significativamente ridotta applicando una compressione mirata

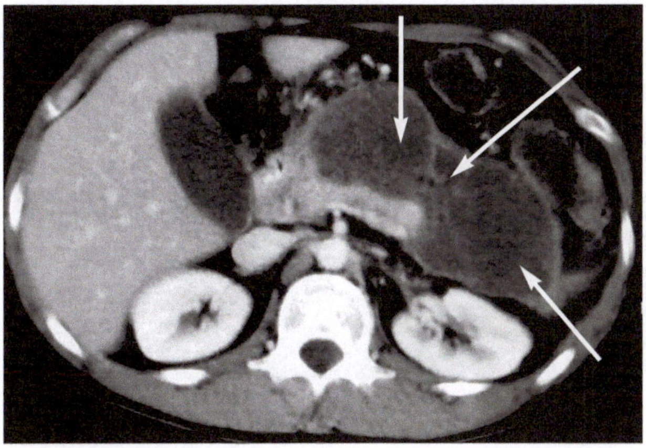

Fig. 4.4. Accesso alla regione pancreatica: guida TC. Le vie di accesso alla regione pancreatica (*frecce*) consentite dalla guida TC sono relativamente obbligate

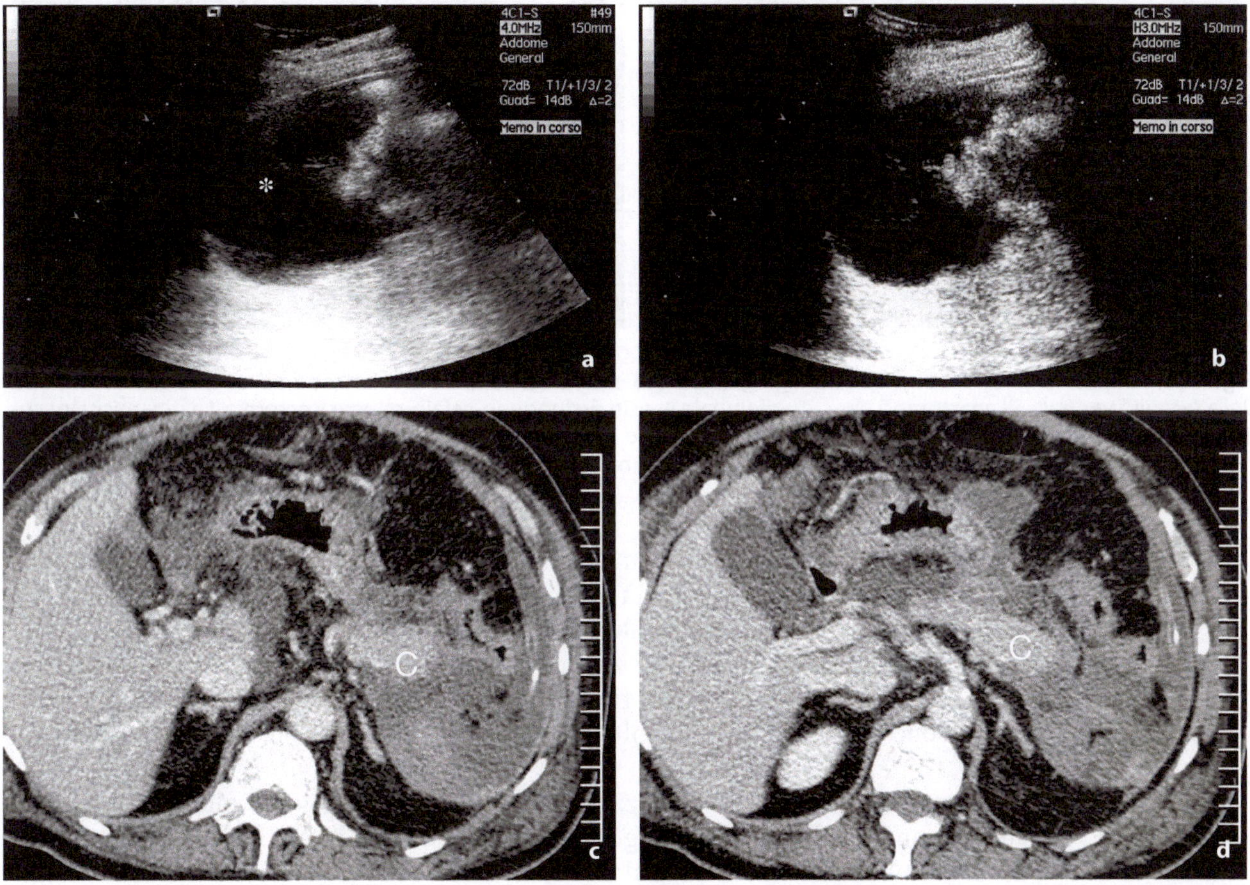

Fig. 4.5a-d. Raccolta pancreatica. **a** All'esame B-mode si riconosce raccolta ipoecogena (*asterisco*) con interessamento della loggia splenica in esiti di splenectomia. **b** All'esame ecografico con imaging armonico si ottiene una migliore rappresentazione del contenuto misto, in gran parte liquido, della raccolta. **c, d** La panoramicità dell'esame TC consente la perfetta definizione di sede e dimensioni della raccolta che, derivante da lesione iatrogena della coda pancreatica (*C*), interessa a colata gli spazi retroperitoneali

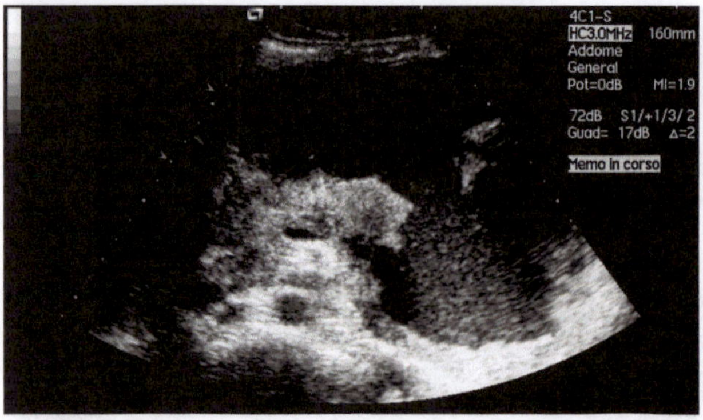

Fig. 4.6. Raccolta pancreatica. L'esame ecografico con imaging armonico a composizione "compound" di frequenze rappresenta perfettamente il contenuto fittamente corpuscolato della raccolta peripancreatica in esiti di pancreatite acuta

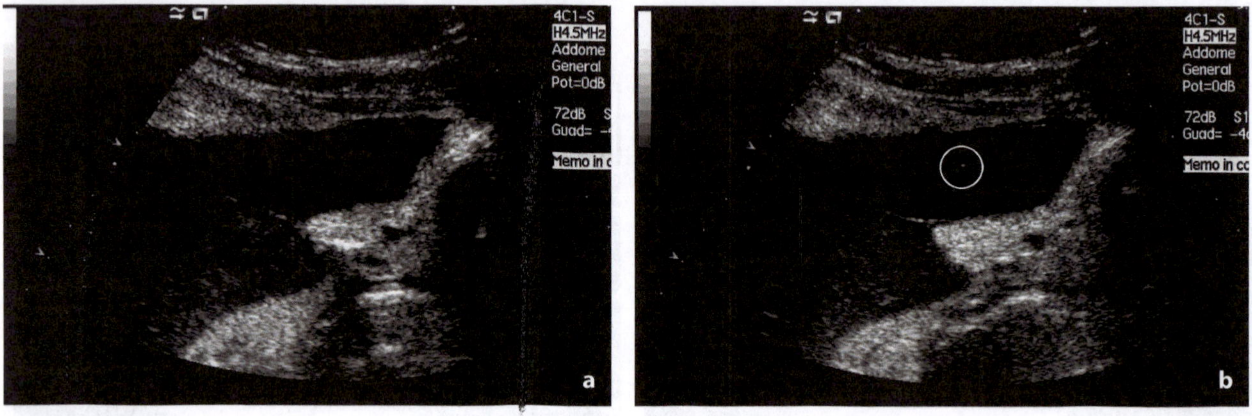

Fig. 4.7a, b. Raccolta post-chirurgica. **a** L'imaging armonico ecografico rappresenta perfettamente il contenuto liquido della raccolta ventrale all'anastomosi pancreo-digiunale in esiti di duodeno-cefalo-pancreasectomia. La dinamicità peculiare dell'indagine ecografica consente di osservare, nel corso dell'indagine, piccola bollicina aerea (*cerchio* in **b**) che percorre la raccolta dalla profondità alla superficie, a testimonianza della deiscenza dell'anastomosi

presenza di una parete consolidata (Fig. 4.6). Tali valutazioni preliminari sono importanti per il giudizio di fattibilità della procedura e condizionano la scelta del catetere da utilizzare. In particolare cateteri di piccolo calibro sono sufficienti per raccolte liquide, anche di grosse dimensioni, e preferibili per raccolte profonde; cateteri di medio calibro sono sufficienti per raccolte prevalentemente liquide; cateteri di grosso calibro sono preferibili per raccolte scarsamente liquide, a prevalente componente solida.

Il contenuto liquido e l'organizzazione della lesione vengono più accuratamente valutate con l'ausilio dell'imaging armonico [16, 17]. In particolare la drenabilità di una lesione è strettamente legata al suo contenuto fluido (Fig. 4.7). All'aumentare del contenuto solido diminuisce la drenabilità per via percutanea della raccolta, che può anche risultare non identificabile in ecografia (Fig. 4.8). Nelle raccolte a preponderante contenuto solido la somministrazione di mezzo di contrasto può essere utile in ecografia per la corretta delimitazione della raccolta, nonché in primo luogo per confermare la diagnosi (Fig. 4.9). In Letteratura è riportato che l'ecografia con mezzo di contrasto migliora la diagnosi differenziale tra pseudocisti e tumori cistici del pancreas [18-20].

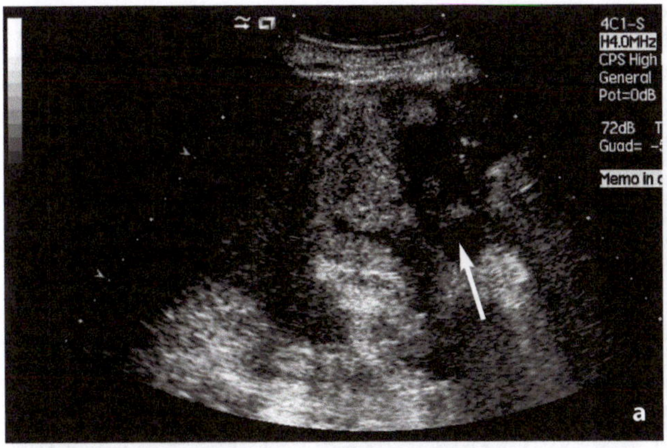

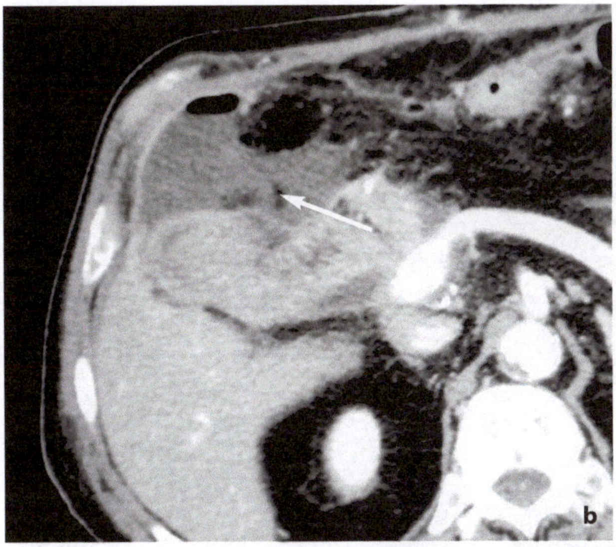

Fig. 4.8a, b. Raccolta post-chirurgica. **a** All'esame ecografico si rileva disomogenea ipoecogenicità (*freccia*) a contornare l'ansa digiunale anastomizzata all'ilo epatico. **b** L'esame TC evidenzia bene la raccolta (*freccia*) con livello idroaereo a ridosso dell'ansa digiunale dell'anastomosi biliodigestiva

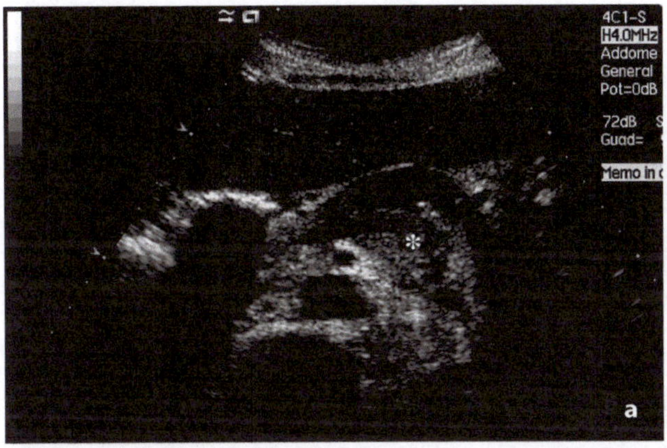

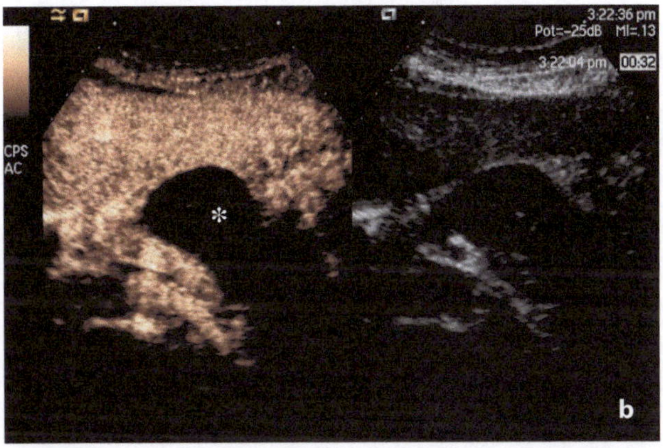

Fig. 4.9a, b. Raccolta pseudocistica pancreatica. **a** All'esame B-mode si rileva una lesione cistica del corpo del pancreas (*asterisco*). **b** All'esame contrastografico meglio si delimita e caratterizza la raccolta, del tutto priva di enhancement (*asterisco*), a conferma del contenuto avascolare, quindi compatibile con "debris" in esiti di pancreatite acuta

Lo studio Doppler è quindi fondamentale per l'identificazione di vasi arteriosi e venosi in sede perilesionale. L'indagine deve fornire garanzie di sicurezza per il percorso che viene scelto per l'introduzione del drenaggio, ma non solo. È infatti richiesta un'attenta valutazione di possibili lesioni vascolari di parete e/o l'eventuale evoluzione della lesione flogistica in lesione vascolare (Fig. 4.10). Sia nel primo che soprattutto nel secondo caso è richiesto il trattamento angiografico (Fig. 4.10) o chirurgico (Fig. 4.11). Inoltre, anche in assenza di una documentata lesione vascolare, la presenza di microlesioni vascolari di parete possono accompagnare le lesioni flogistiche del pancreas a causa dell'azione di digestione effettuata dagli enzimi altamente concentrati contenuti nelle raccolte. Ne segue che il drenaggio del contenuto della raccolta deve essere preferibilmente eseguito molto lentamente o a caduta.

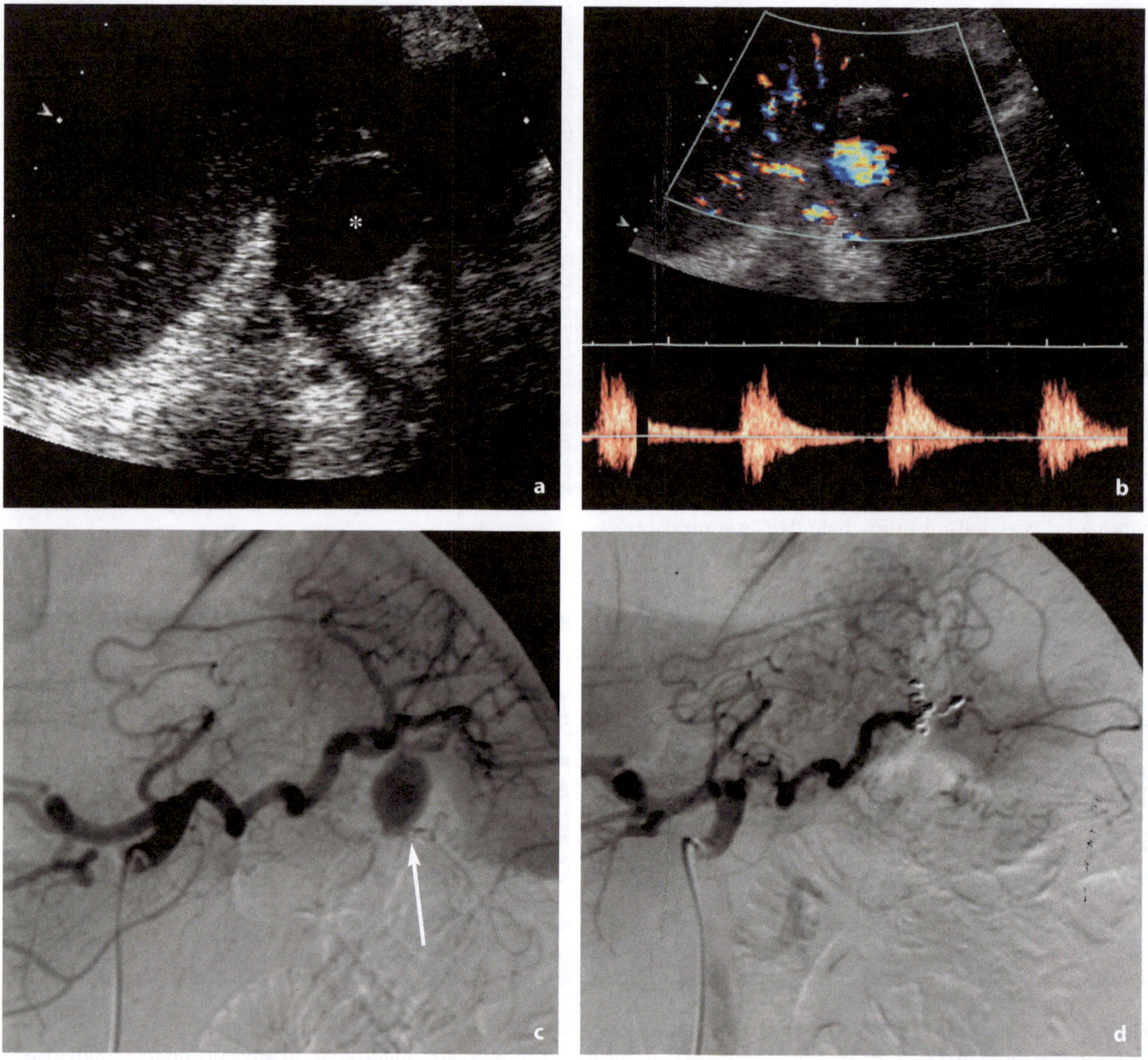

Fig. 4.10a-d. Pseudoaneurisma in pancreatite cronica. **a** All'esame B-mode si rileva una lesione cistica della coda del pancreas (*asterisco*). **b** All'esame Doppler si rileva segnale vascolare e flusso arterioso in tutta la lesione. **c** L'esame angiografico conferma lo pseudoaneurisma (*freccia*) che viene trattato per via endovascolare, ottenendone l'esclusione completa dal circolo (**d**)

Viene preparato un campo sterile e quindi praticata l'anestesia locale a livello della parete addominale, in corrispondenza del punto di entrata prescelto, con l'intento di rendere l'area anestetizzata il più possibile ampia ed estesa in profondità fino ai piani fasciali. Viene quindi praticata una piccola incisione, o meglio un "tunnel", inserendo un bisturi con punta a scalpello in posizione perpendicolare al piano cutaneo. La sonda ecografica con guida viene ricoperta da un coprisonda sterile. Per la conduzione del fascio ultrasonoro si utilizza gel sterile o disinfettante incolore. Viene appoggiata la sonda sul paziente con il drenaggio che scorre nella guida e la punta nel "tunnel" cutaneo precedentemente creato (Fig. 4.12). Si ricerca il piano di

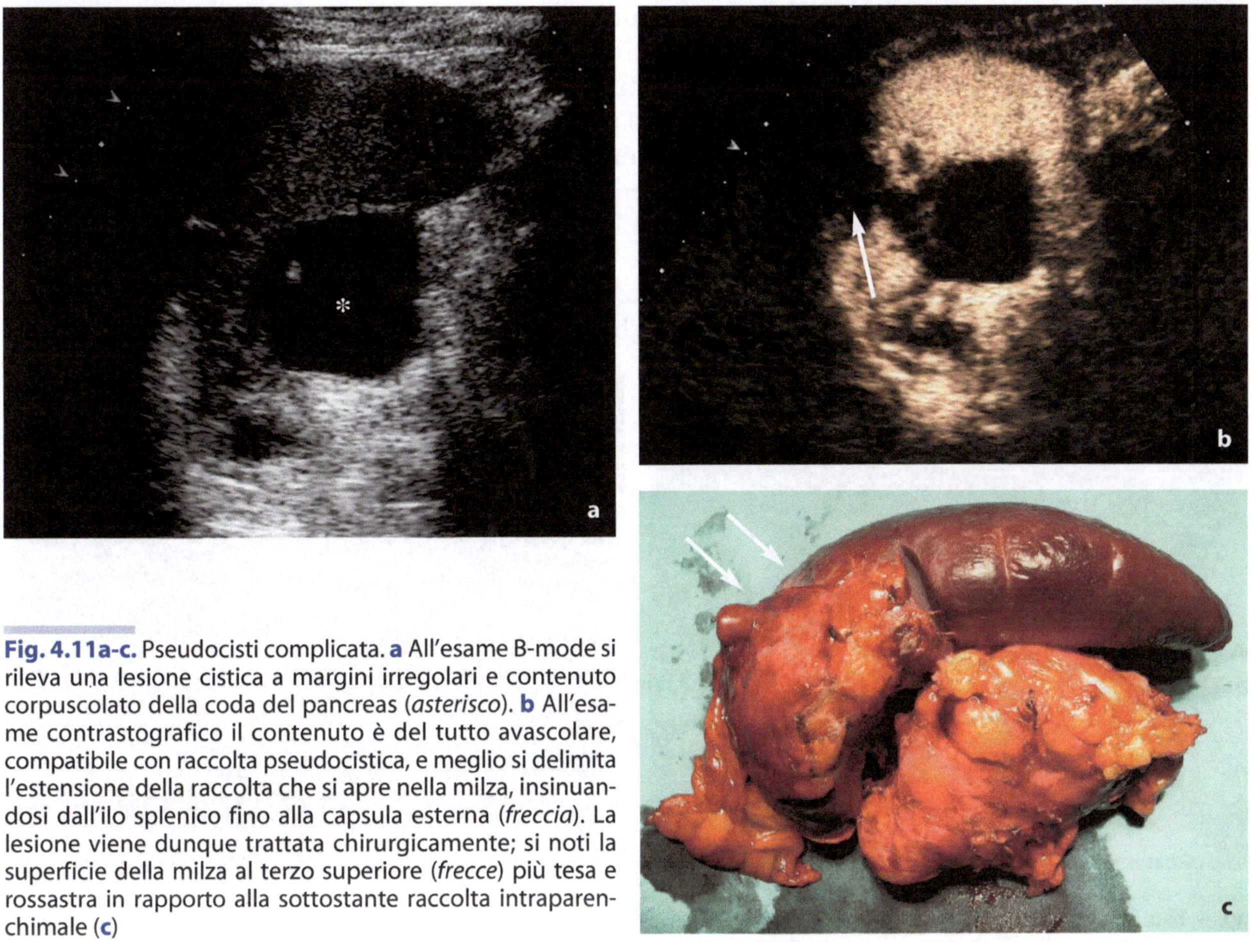

Fig. 4.11a-c. Pseudocisti complicata. **a** All'esame B-mode si rileva una lesione cistica a margini irregolari e contenuto corpuscolato della coda del pancreas (*asterisco*). **b** All'esame contrastografico il contenuto è del tutto avascolare, compatibile con raccolta pseudocistica, e meglio si delimita l'estensione della raccolta che si apre nella milza, insinuandosi dall'ilo splenico fino alla capsula esterna (*freccia*). La lesione viene dunque trattata chirurgicamente; si noti la superficie della milza al terzo superiore (*frecce*) più tesa e rossastra in rapporto alla sottostante raccolta intraparenchimale (**c**)

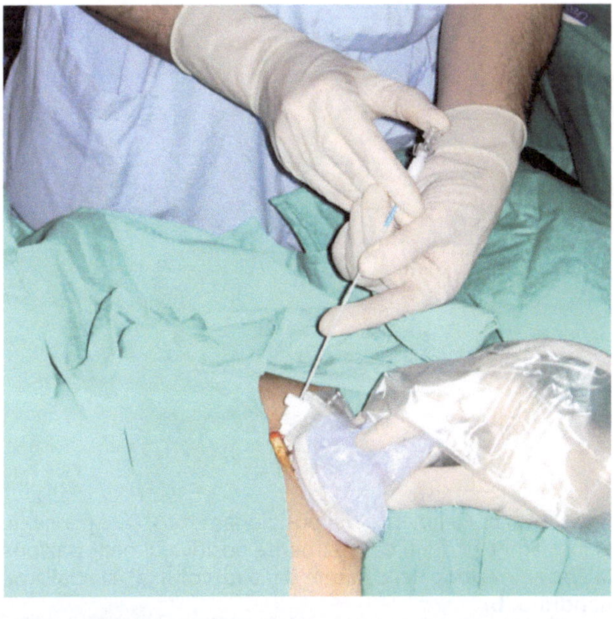

Fig. 4.12. Posizionamento del drenaggio. Catetere di drenaggio posizionato con tecnica Trocar sotto guida ecografica

scansione prestabilito per il corretto percorso fino alla raccolta. Nel corso di una singola apnea, sotto costante monitoraggio ecografico, il catetere viene spinto fino alla raccolta (Fig. 4.13). L'attraversamento della parete, specie in raccolte inveterate, può essere particolarmente difficoltoso per la rigidità da fibrosi della stessa. La possibilità di vedere la punta del catetere durante il suo percorso d'ingresso consente di esercitare una spinta a scatto esattamente nel momento in cui questa venga a poggiare sulla parete esterna della raccolta. Questo, che vale soprattutto per cateteri montati, favorisce la puntura della parete e la penetrazione del catetere (Fig. 4.13); può altrimenti accadere di visualizzare una falsa immagine ecografica dell'estremo del catetere all'interno della lesione, che può derivare sia dall'invaginazione da cedimen-

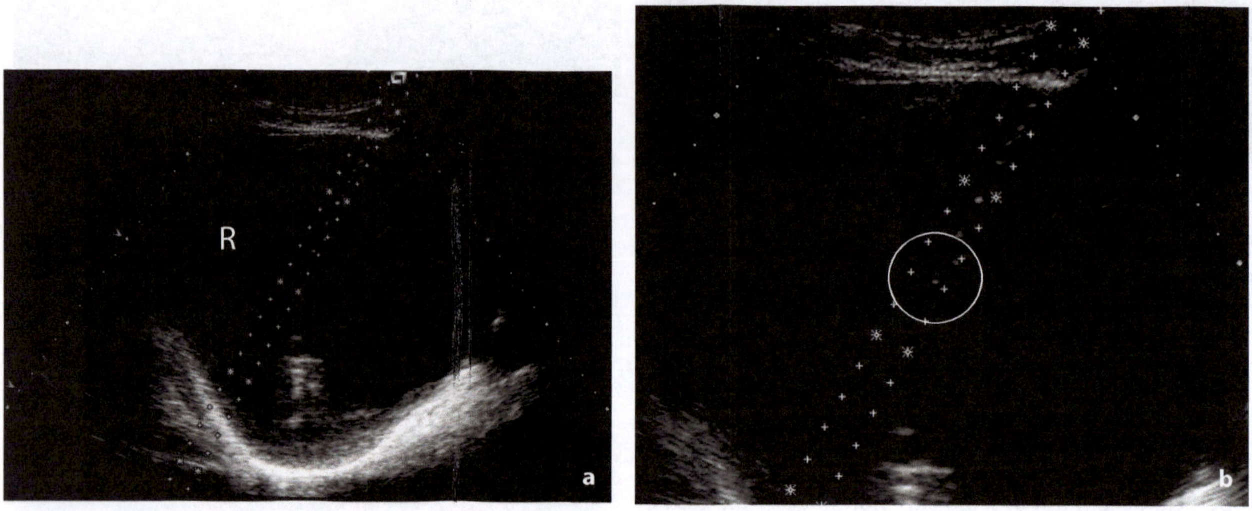

Fig. 4.13a, b. Posizionamento del drenaggio. **a** Visualizzazione ecografica del catetere lungo la traccia guida con punta al centro della raccolta (*R*). **b** Ingrandimento di particolare dell'immagine ecografica del catetere di drenaggio, che risulta perfettamente contenuto (*cerchio*) nel corridoio della traccia guida, a testimonianza della precisione ottenibile con guida ecografica

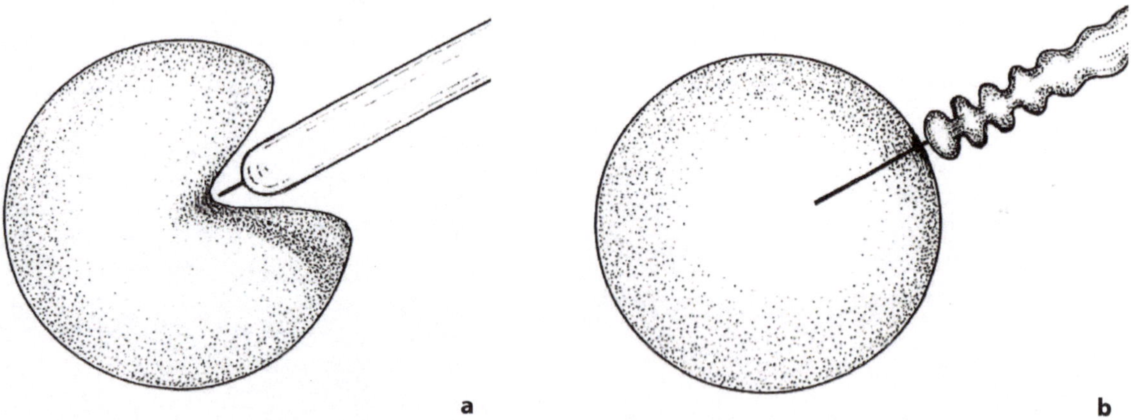

Fig. 4.14a, b. Fallimento del posizionamento. Due possibili casi di fallimento del posizionamento del drenaggio dovuto ad immagine ecografica falsamente positiva di penetrazione del catetere. La falsa immagine ecografica può derivante sia dall'invaginazione della parete della raccolta (**a**), sia dalla penetrazione del solo mandrino con catetere che si arriccia sul mandrino (**b**)

to della parete della raccolta, sia dalla penetrazione del solo mandrino con catetere che si arriccia sul mandrino e rimane all'esterno della raccolta (Fig. 4.14). Una volta confermata la punta del catetere al centro della raccolta vengono rimossi guida e mandrino mentre viene fatto progredire il catetere sotto costante monitoraggio ecografico. Al termine viene documentato il corretto posizionamento del drenaggio. Nel caso di raccolte di grosse dimensioni la punta del drenaggio dovrebbe essere sempre posta nella parte più declive della lesione (Fig. 4.15).

Nel corso della procedura, come già detto, è indispensabile prelevare parte del liquido per l'esame colturale e per stabilire l'eventuale presenza di amilasi. Il drenaggio di lesioni flogistiche del pancreas deve essere preferibilmente eseguito molto lentamente o a caduta. Anche in assenza di evidente lesione vascolare, la presenza di microlesioni vascolari di parete può accompagnare le lesioni flogistiche del pancreas, a causa dell'azione di macerazione effettuata dagli enzimi altamente concentrati contenuti nella raccolta. Ne segue che il drenaggio rapido potrebbe favorire il sangui-

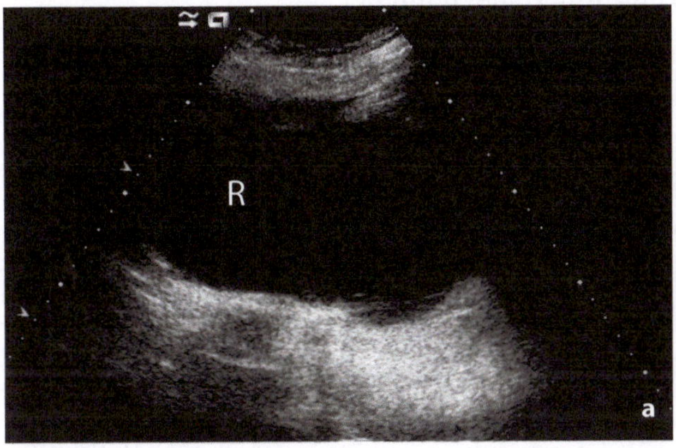

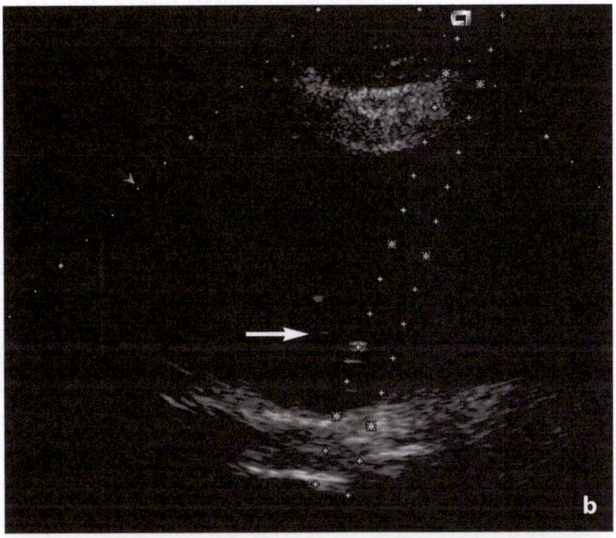

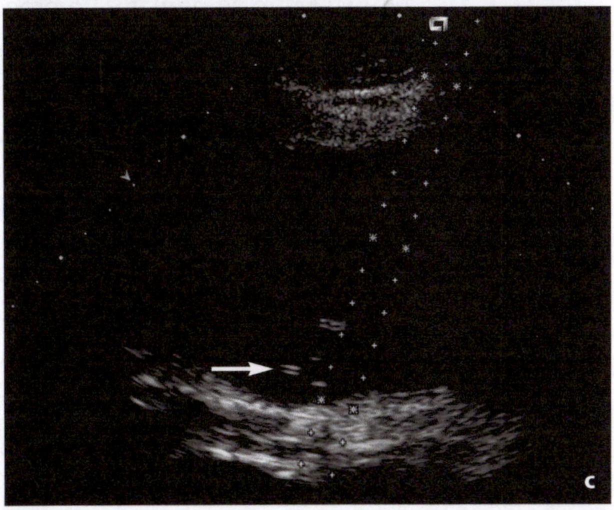

Fig. 4.15a-c. Posizionamento del drenaggio. **a** All'esame B-mode si rileva raccolta a contenuto disomogeneo prevalentemente liquido (*R*), nel cui contesto viene posizionato catetere di drenaggio (*freccia* in **b**) che viene quindi collocato nelle porzioni più declivi (*freccia* in **c**)

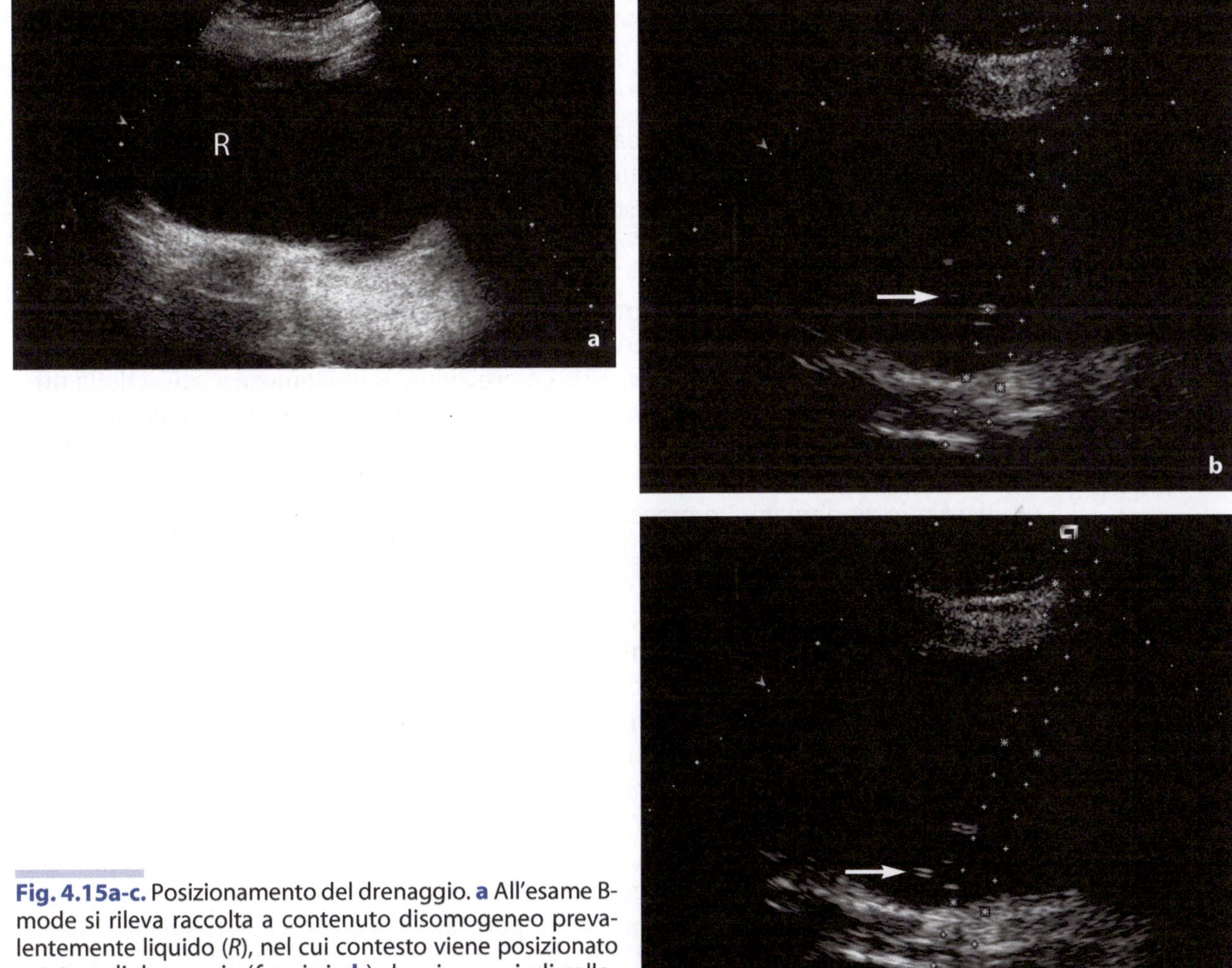

namento da piccoli vasi di parete non più tamponati a causa della decompressione improvvisa.

I tempi di rimozione del catetere vengono decisi a seconda della quantità di liquido drenato dal catetere (diminuzione dell'espulso) e dalle caratteristiche imaging (riduzioni marcate o collasso della cavità). Un campione di fluido deve essere prelevato durante la procedura per valutare la presenza di amilasi che comprovino una comunicazione con il dotto pancreatico principale. A tal proposito ha notevole importanza lo studio contrastografico attraverso i drenaggi sotto controllo fluoroscopico o TC per ricercare un'eventuale comunicazione con il sistema duttale pancreatico (per una migliore trattazione si rimanda al Cap. 7).

La presenza e l'estensione di una comunicazione con il dotto pancreatico ha importanti conseguenze sul trattamento percutaneo [21]. Mentre la presenza di un minimo collegamento con i dotti secondari implica solo la necessità di mantenere il drenaggio in sede più a lungo per ottenere la completa risoluzione della raccolta, un tramite con il dotto pancreatico principale che sia ostruito a valle può determinare lo sviluppo di una fistola pancreatica esterna e/o una ripresa della raccolta pancreatica, rendendo in questi casi l'approccio chirurgico inevitabile [12].

Applicazioni cliniche

Il drenaggio percutaneo tramite catetere rappresenta una metodica consolidata nel trattamento delle pseudocisti infette pancreatiche. In generale, più il contenuto della raccolta pancreatica infetta è denso e corpuscolato, maggiore deve essere il calibro del catetere, meglio se dotato di *double-lumen sump catheters* e di *large-bore catheters* [22, 24].

Il *debridement* percutaneo, come trattamento della necrosi pancreatica infetta, è proposto nei pazienti ad alto rischio chirurgico e consta nella rimozione del contenuto attraverso più cateteri [1, 2, 4, 6, 9, 12]. La procedura è indaginosa a causa della difficoltà di asportare completamente i cenci necrotici infetti ed i sequestri parenchimali attraverso i drenaggi [1, 2, 4, 6, 12]. È necessario posizionare, spesso con approccio multimodale, almeno due drenaggi per raccolta, in posizione idonea a permettere il lavaggio combinato. La procedura di *debridement* richiede, tipicamente, abbondanti quantità di liquido di lavaggio. Segue un *long-term catheter drainage* caratterizzato da un *catheter altercare* con frequenti irrigazioni e stretto monitoraggio del *catheter output* e successive sessioni di *debridement* [25, 26]. Comunque, anche con più drenaggi di elevate dimensioni, più sessioni di *debridement* e scrupoloso *catheters altercare*, la componente necrotica è sempre difficile da rimuovere completamente ed i cenci necrotici spesso perpetuano l'infezione e quindi lo stato settico. Le soluzioni proposte mediante l'utilizzo di *suction catheters*, di *stone baskets* o di *nitinol snares* per ottenere un *debridement* attivo non hanno avuto diffusione nella pratica clinica [27]. Per questo motivo nella Letteratura chirurgica e radiologica vi è generale concordanza sui migliori risultati del *debridement* chirurgico. All'approccio percutaneo viene comunque assegnato un importante ruolo complementare, visto che, se impiegato come primo approccio, può far sì che il successivo *debridement* chirurgico, se richiesto, sia definitivo [28].

Il drenaggio percutaneo ha invece sicuramente più elevata efficacia nel trattamento dell'ascesso pancreatico e soprattutto della pseudocisti infetta [4, 6, 12, 29]. Il contenuto prevalentemente liquido e la frequente unicità della lesione spiegano l'elevato successo clinico della procedura.

Nel caso di evoluzione favorevole (remissione del quadro settico) il tempo di rimozione viene definito valutando alcuni parametri relativi al drenaggio (riduzione della portata) e agli aspetti imaging (sensibile riduzione o collasso della cavità). Anche in fase di remissione ha notevole importanza lo studio contrastografico attraverso i drenaggi sotto controllo fluoroscopico o TC, prima di procedere alla loro rimozione, al fine di ricercare l'eventuale comunicazione con il dotto pancreatico principale (per una migliore trattazione si rimanda al Cap. 7). La presenza di un tramite incrementa sensibilmente il rischio di recidiva [14].

Nel corso della procedura, come già detto, è indispensabile prelevare parte del liquido per l'esame colturale e per stabilire l'eventuale presenza di amilasi. L'elevato tasso di questo enzima testimonia infatti la comunicazione della raccolta con il dotto di Wirsung. La presenza e l'entità della comunicazione con il dotto pancreatico principale determinano gli esiti del trattamento percutaneo di una raccolta pancreatica [14, 21]. Infatti, mentre la presenza di una piccola comunicazione con i dotti secondari implica solo il prolungamento dei tempi necessari alla risoluzione del quadro clinico, e quindi la necessità di mantenere più a lungo il drenaggio in sede, la comunicazione con il dotto di Wirsung, specie se ostruito a valle, può determinare, a fronte della risoluzione dell'infezione, lo sviluppo di una fistola pancreatica esterna e/o la recidiva della raccolta pancreatica. In questi casi l'approccio chirurgico è d'obbligo [30]. Nel trattamento dell'ascesso pancreatico, o della pseudocisti infetta comunicante con il dotto pancreatico principale, è riportato, quale approccio alternativo, quello endoscopico mediante drenaggio trans-papillare [31].

Il drenaggio percutaneo sotto guida imaging è molto efficace nel trattamento degli ascessi pancreatici, specialmente in caso di pseudocisti infette [4, 6, 12, 29]. I risultati riportati in Letteratura per il trattamento radiologico sono estremamente variabili e dipendono dal tipo di lesione trattata. La drenabilità del contenuto della lesione infetta dipendente dalla percentuale di liquido contenuto nella lesione e giustifica la differente percentuale di successo riportata in Letteratura nel trattamento percutaneo, rispettivamente dell'ascesso pancreatico, della pseudocisti e della necrosi infetta. La percentuale di contenuto fluido della lesione infetta giustifica i differenti risultati riportati nelle casistiche [12]. Il contenuto prevalentemente fluido e l'unicità della lesione spiegano il grande successo clinico della procedura. In Letteratura il drenaggio percutaneo della pseudocisti infetta presenta un successo clinico superiore al 90%, mentre i risultati del trattamento percutaneo dell'ascesso pancreatico oscillano tra il 32 ed il 90%, risultando inferiori al 50% in presenza di necrosi infetta (Tabella 4.1).

L'approccio percutaneo sotto guida imaging ha bassa incidenza di complicanze. La più temibile è il sanguinamento acuto, derivante dalla scomparsa dell'effetto tampone esercitato dalla raccolta sui vasi arteriosi e venosi coinvolti, come già descritto. La localizzazione ed il trattamento di tale complicanza vascolare acuta rimane possibile in corso di esame angiografico.

Tabella 4.1. Risultati dei drenaggi percutanei in caso di raccolte pancreatiche infette: revisione della Letteratura

Casistiche	Numerosità	Pseudocisti	Ascesso	Necrosi infetta	Successo (%)
[32] Gerzof (1979)	4	2	2	-	75
[33] Karlson (1982)	6	-	6	-	50
[22] Van Sonnenberg (1985)	13	-	13	-	69
[23] Steiner (1988)	25	-	25	-	32
[24] Freeny (1988)	23	-	23	-	65
[30] Stanley (1988)	14	-	16	-	64
[34] Van Sonnenberg (1989)	48	48	-	-	94
[25] Adams (1990)	58	-	58	-	79
[26] Lee (1992)	30	-	41	-	47
[27] Davies (1996)	9	3	5	1	78
[28] van Sonnenberg (1997)	59	-	80	-	86
[31] Freeny (1998)	34	-	-	34	47

4.3. Key points

1. L'indicazione alle procedure interventistiche terapeutiche percutanee viene posta dall'inquadramento clinico-laboratoristico.
2. La valutazione imaging pre-procedura è indispensabile per la caratterizzazione lesionale.
3. Il successo clinico del trattamento percutaneo è più frequente per lesioni a contenuto fluido (pseudocisti, pseudocisti infetta, ascesso) rispetto a lesioni a contenuto denso (necrosi infetta), per le quali è da preferirsi l'approccio chirurgico.
4. Quando indicata, non si dovrebbe prescindere dalla valutazione della fattibilità della procedura di drenaggio percutaneo sotto guida ecografica.
5. Nella valutazione ecografica pre-procedura lo studio Doppler è mandatorio.

Bibliografia

1. Edoute Y, Lemberg S, Malberger E (1991) Preoperative and intraoperative fine needle aspiration cytology of pancreatic lesions. Am J Gastroenterol 86:1015-1019
2. Brandt KR, Charboneau JW, Stephens DH et al (1993) CT- and US-guided biopsy of the pancreas. Radiology 187:99-104
3. David O, Green L, Reddy V et al (1998) Pancreatic masses: a multi-institutional study of 364 fine-needle aspiration biopsies with histopathologic correlation. Diagn Cytopathol 19:423-427
4. Mallery JS, Centeno BA, Hahn PF et al (2002) Pancreatic tissue sampling guided by EUS, CT/US, and surgery: a comparison of sensitivity and specificity. Gastrointest Endosc 56:218-224
5. Brugge WR (2004) Pancreatic fine needle aspiration: to do or not to do? JOP 5:282-288
6. Del Maschio A, Vanzulli A, Sironi S et al (1991) Pancreatic cancer versus chronic pancreatitis: diagnosis with CA 19-9 assessment, US, CT, and CT-guided fine-needle biopsy. Radiology 178:95-99
4. Dodd LG, Mooney EE, Layfield LJ et al (1997) Fine-needle aspiration of the liver and pancreas: a cytology primer for radiologists. Radiology 203:1-9
8. Dodd GD, Esola CC, Memel DS et al (1996) Sonography: the undiscovered jewel of interventional radiology. RadioGraphics 16:1271-1288
9. Procacci C, Mansueto G, D'Onofrio M et al (2002) Non-traumatic abdominal emergencies: imaging and intervention in acute pancreatic conditions. Eur Radiol 12:2407-2434

10. D'Onofrio M, Malagò R, Zamboni G et al (2007) Ultrasonography of the pancreas. 5. Interventional procedures. Abdom Imaging. 32:182-190
11. Stanley JH, Gobien RP, Schabel SI et al (1988) Percutaneous drainage of pancreatic and peripancreatic fluid collections. Cardiovasc Intervent Radiol 11:21-25
12. Lee MJ, Wittich GR, Mueller PR (1998) Percutaneous intervention in acute pancreatitis. RadioGraphics 18:711-724
13. Balthazar EJ, Freeny PC, Van Sonnenberg E (1994) Imaging and intervention in acute pancreatitis. Radiology 193:297-306
14. Volmar KE, Vollmer RT, Jowell PS et al (2005) Pancreatic FNA in 1000 cases: a comparison of imaging modalities. Gastrointest Endosc 61:854-861
15. Maher MM, Gervais DA, Kalra MK et al (2004) The inaccessible or undrainable abscess: how to drain it. RadioGraphics 24:717-735
16. Hohl C, Schmidt T, Honnef D et al (2007) Ultrasonography of the pancreas. 2. Harmonic imaging. Abdom Imaging 32:150-160
17. Hohl C, Schmidt T, Haage P et al (2004) Phase-inversion tissue harmonic imaging compared with conventional B-mode ultrasound in the evaluation of pancreatic lesions. Eur Radiol 14:1109-1017
18. D'Onofrio M, Megibow AJ, Faccioli N et al (2007) Comparison of contrast-enhanced sonography and MRI in displaying anatomic features of cystic pancreatic masses. AJR Am J Roentgenol 189:1435-1442
19. Rickes S, Wermke W (2004) Differentiation of cystic pancreatic neoplasms and pseudocysts by conventional and echo-enhanced ultrasound. J Gastroenterol Hepatol 19:761-766
20. Claudon M, Cosgrove D, Albrecht T et al (2008) Guidelines and Good Clinical Practice Recommendations for Contrast Enhanced Ultrasound (CEUS) - Update 2008.Ultraschall Med 29:28-44
21. Singh AK, Gervais DA, Alhilali LM et al (2006) Imaging-guided catheter drainage of abdominal collections with fistulous pancreaticobiliary communication. AJR Am J Roentgenol 187:1591-1596
22. Van Sonnenberg E, Wittich GR, Casola G et al (1985) Complicated pancreatic inflammatory disease: diagnostic and therapeutic role of interventional radiology. Radiology 155:335-340
23. Steiner E, Mueller PR, Hahn PF et al (1988) Complicated pancreatic abscesses: problems in interventional management. Radiology 167:443-446
24. Freeny PC, Lewis GP, Traverso LW et al (1988) Infected pancreatic fluid collections: percutaneous catheter drainage. Radiology 167:435-441
25. Adams DB, Harvey TS, Anderson MC (1990) Percutaneous catheter drainage of infected pancreatic and peripancreatic fluid collections. Arch Surg 125:1554-1557
26. Lee MJ, Rattner DW, Legemate DA et al (1992) Acute complicated pancreatitis: redefining the role of interventional radiology. Radiology 183:171-174
27. Davies RP, Cox MR, Wilson TG et al (1996) Percutaneous cystogastrostomy with a new catheter for drainage of pancreatic pseudocysts and fluid collections. Cardiovasc Intervent Radiol 19:128-131
28. Van Sonnenberg E, Wittich GR, Chon KS et al (1997) Percutaneous radiologic drainage of pancreatic abscesses. AJR Am J Roentgenol 168:979-984
29. Sperti C, Pasquali C, Di Prima F et al (1994) Percutaneous CT-guided fine needle aspiration cytology in the differential diagnosis of pancreatic lesions. Ital J Gastroenterol 26:126-131
30. Stanley JH, Gobien RP, Schabel SI et al (1988) Percutaneous drainage of pancreatic and peripancreatic fluid collections. Cardiovasc Intervent Radiol 11:21-25
31. Freeny PC, Hauptmann E, Althaus SJ et al (1988) Percutaneous CT-guided catheter drainage of infected acute necrotizing pancreatitis: techniques and results. AJR Am J Roentgenol 170:969-975
32. Gerzof SG, Robbins AH, Birkett DH et al (1979) Percutaneous catheter drainage of abdominal abscesses guided by ultrasound and Computed Tomography. AJR Am J Roentgenol 133:1-8
33. Karlson KB, Martin EC, Fankuchen EI et al (1982) Percutaneous drainage of pancreatic pseudocysts and abscesses. Radiology 142:619-624
34. Van Sonnenberg E, Wittich GR, Casola G et al (1989) Percutaneous drainage of infected and noninfected pancreatic pseudocysts: experience in 101 cases. Radiology 170:757-61

Sezione III

Imaging non ecografico di riferimento

5 Metodiche guida

Niccolò Faccioli, Riccardo Manfredi

5.1. Introduzione

La fusione d'immagine è un nuovo e promettente settore della diagnostica per immagini. L'utilizzo della fusione d'immagine è riportato in Letteratura [1] come metodica guida in campo ecografico. Il sistema di fusione d'immagini TC/RM-scansioni ecografiche consente di sfruttare la panoramicità e la precisione dell'imaging di sezione, le informazioni sulla vascolarizzazione fornite dallo studio dinamico (fase arteriosa, portale e tardiva, a seconda delle caratteristiche della lesione oggetto di studio) con la visualizzazione multiplanare in tempo reale dell'imaging ecografico.

Il ricorso a metodiche di diagnostica per immagini non ecografiche, quali TC o RM, deriva dalla necessità di superare i limiti tecnici dell'ecografia nella guida delle procedure interventistiche percutanee, sia diagnostiche che terapeutiche. La più frequentemente impiegata è la TC. Le metodiche di fusione d'immagine e la RM sono meno impiegate a causa della loro recente introduzione, ma anche a causa della loro relativa minore disponibilità sul territorio, e dei costi più elevati.

5.2. Metodiche di fusione d'immagine

Le metodiche di fusione d'immagine sono realizzate con sovrapposizione, o correlazione diretta, di dati derivanti da due tecniche di diagnostica per immagini. L'impiego di tali metodiche è ampiamente riportato in Letteratura, in particolare nella forma di fusione di immagini PET o SPECT con i dati anatomici della TC e/o della RM [2-14]. L'utilizzo di metodiche di fusione d'immagine in campo ecografico è una novità relativa, riportata quasi esclusivamente per studi a livello epatico [6]. L'obiettivo della fusione d'immagini è il superamento dei limiti tecnici delle singole metodiche di imaging, ottenendo di guidare procedure altrimenti impraticabili in ecografia, sfruttando i numerosi vantaggi noti della metodica, quali ad esempio la dinamicità e la rapidità di esecuzione. La sfida tecnologica nella fusione delle immagini in campo ecografico consiste, in parte, nella mancanza di uno standard DICOM (*Digital Imaging and COmmunications in Medicine*) per volumi statici 3D ed in parte nella stessa natura dell'indagine ecografica, estremamente difficile da standardizzare e

M. D'Onofrio, A. Ruzzenente, *Ecografia e procedure interventistiche percutanee*.
ISBN 978-88-470-1061-1. © Springer 2008

cioè nella relativa difficoltà di ottenere una perfetta sincronia in funzione della dinamicità dell'esame.

Mentre l'applicazione epatica è riportata in Letteratura, l'applicazione pancreatica della metodica di fusione d'immagine ecografica è un argomento non ancora trattato, con possibilità che risultano tuttora da esplorare e stabilire.

I sistemi ecografici che possono fondere le immagini TC con quelle ottenute in corso di esame ecografico sono da poco disponibili sul mercato (Virtual Navigator System; Esaote, Milano, Italia). Il sistema ecografico è connesso ad un sistema elettromagnetico affinché le informazioni spaziali riguardo la posizione della sonda sulla parete addominale siano sincronizzate sull'apparecchio, in modo che le immagini TC pre-salvate vengano simultaneamente ricostruite nella proiezione più opportuna per poter essere complementari all'immagine ecografica dinamica. Se il sistema di guida è appropriato ci sarà sempre completa correlazione tra ogni *voxel* della TC e l'immagine ecografica in tempo reale. In particolare, il sistema elettromagnetico è costituito da un piccolo generatore di campo magnetico (trasmettitore), posto a lato del lettino ecografico, ed un sensore (ricevitore) che viene applicato sulla sonda ecografica (Fig 5.1). Il sistema ecografico per la realizzazione della fusione d'immagine è quindi fornito di periferiche, hardware e software indispensabili per il caricamento e l'elaborazione dei dati da appaiare a quelli ecografici. Il campo elettromagnetico è sensibile ai metalli, se posti in vicinanza al generatore o ricevitore; qualsiasi oggetto metallico può interferire con l'uniformità del campo. La metodica è pertanto controindicata nei pazienti portatori di pace-maker.

La realizzazione della fusione delle immagini può essere realizzata con due metodi: indiretto, utilizzando reperi artificiali posti esternamente prima degli esami, o diretto, individuando reperi anatomici. Per il metodo indiretto (Fig. 5.2), analogamente a quanto avviene per la fusione d'immagini a livello epatico [6], vengono posizionati dei marker radio-opachi sulla cute della parete addominale anteriore, in modo da fungere da punti di repere sia per la TC che, successivamente, per l'ecografia. Viene quindi espletato l'esame TC a collimazione sottile dell'addome superiore. Il vantag-

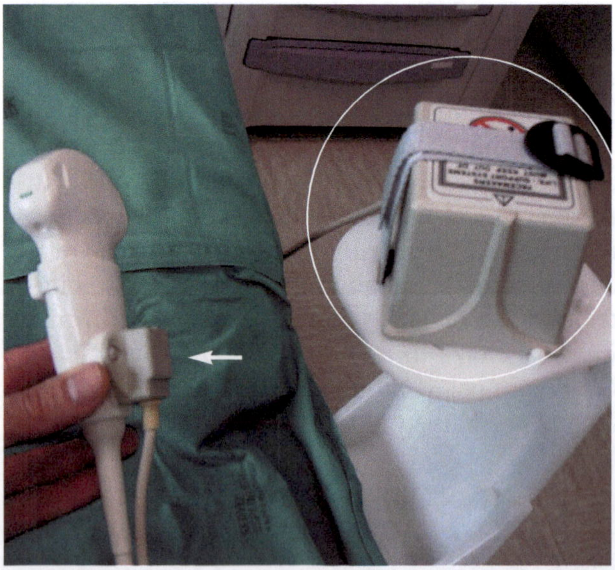

Fig. 5.1. Sistema ecografico per fusione d'immagine. Piccolo generatore di campo magnetico (*cerchio*), posto a lato del lettino ecografico, e sensore (*freccia*) applicato alla sonda del sistema ecografico (Virtual Navigator System; Esaote, Italia) per la realizzazione della fusione d'immagine

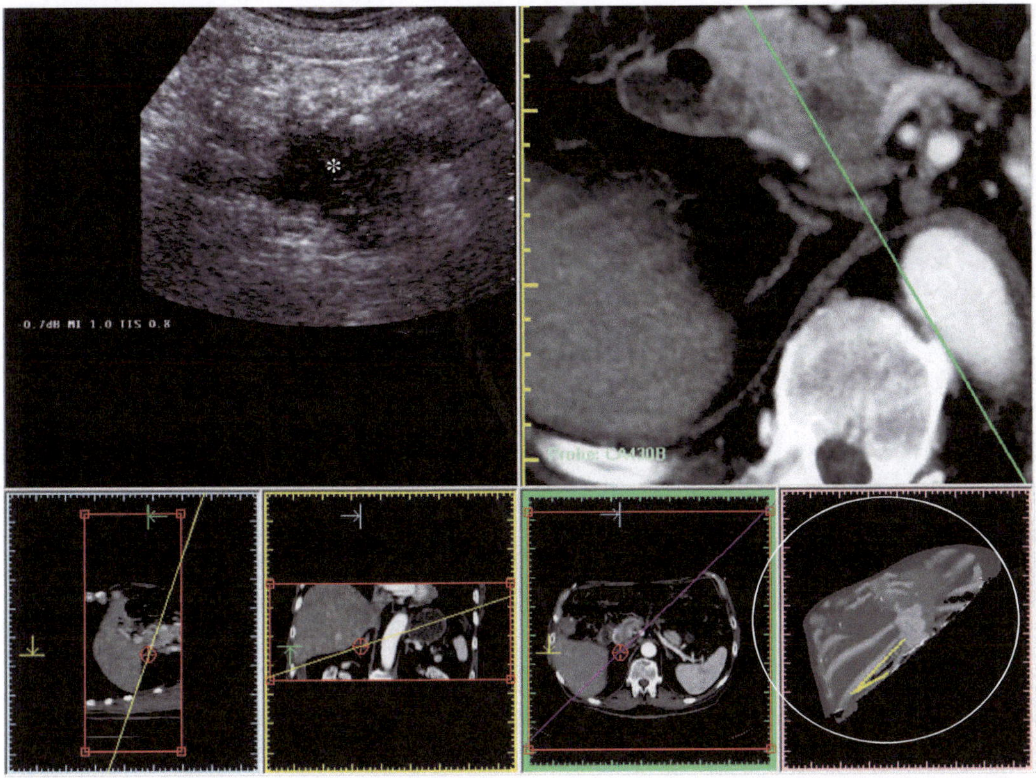

Fig. 5.2. Metodo indiretto per la fusione d'immagine ecografia. Immagine ecografia di un adenocarcinoma duttale della testa pancreatica (*asterisco*) appaiata alla corrispettiva immagine di esame TC, precedentemente espletato con marker radio-opachi (*cerchio*) sulla cute della parete addominale anteriore

gio del metodo indiretto è la millimetrica precisione dell'appaiamento nella fusione delle immagini. L'esame TC deve essere acquisito in apnea, dopo lieve inspirio, e senza interruzione alcuna della scansione per ogni singola fase. Questo è indispensabile per garantire l'integrità dei dati volumetrici. La precisione nella fusione delle immagini con metodo indiretto è millimetrica. Il metodo diretto (Fig. 5.3) prevede la taratura della sincronizzazione in maniera libera e manuale, che risulta del tutto indipendente dalla realizzazione dell'esame TC. Di norma vengono appaiati prima punti anatomici fissi e di agevole reperimento (ad esempio ombelico, processo xifoideo), quindi segue una sincronizzazione più fine attraverso reperi anatomici interni. Se l'esame è dedicato al fegato, vengono scelti da appaiare reperi anatomici di strutture quali la vena porta, la colecisti, le vene sovraepatiche, l'arteria epatica propria, etc. Se l'esame è dedicato al pancreas, vengono invece scelti punti anatomici quali la confluenza venosa mesenterico-portale, l'emergenza dell'arteria mesenterica superiore, il punto di suddivisione del tripode celiaco, il coledoco nel tratto pre-pancreatico, etc. L'intento è quello di migliorare la sincronizzazione delle immagini di fusione della regione propria dell'organo in esame. Anche la sincronizzazione con metodo diretto deve essere eseguita, se possibile, nella stessa fase respiratoria dell'acquisizione dell'esame fornito e caricato nel sistema, quindi di norma in inspirio. Il vantaggio del metodo diretto è la rapidità di esecuzione e la possibilità di utilizzare

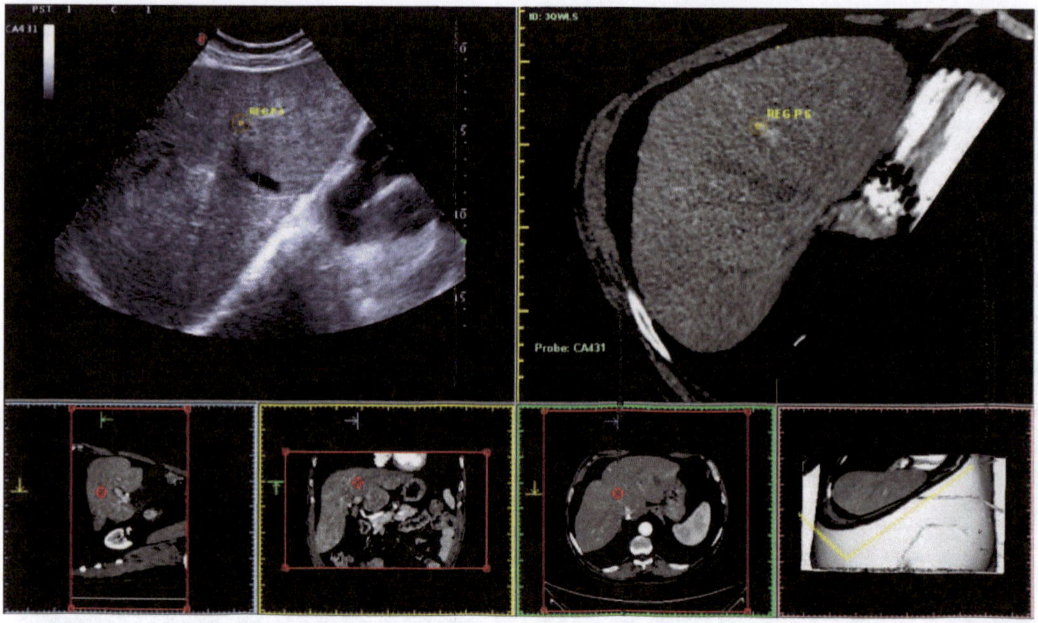

Fig. 5.3. Metodo diretto per la fusione d'immagine ecografia. Immagine ecografica del fegato a livello della vena sovraepatica media, appaiata attraverso la correlazione di punti anatomici (ramo sinistro della vena porta = REG P6) alla corrispettiva immagine TC, precedentemente espletata

qualsiasi esame, purché con dati in formato DICOM, per l'appaiamento. Lo svantaggio è la minore precisione della taratura che, proprio perché effettuata a mano libera, spesso si caratterizza per avere uno scarto di alcuni millimetri. È tuttavia intuitivo considerare il vantaggio derivante dall'immediato utilizzo di esami espletati in altra sede e forniti su supporto (compact disk) in formato DICOM. Per l'applicazione pancreatica, ai fini dell'indispensabile precisione richiesta, è preferibile che la realizzazione della fusione delle immagini venga ottenuta con metodo indiretto. I dati esportati o forniti in formato DICOM vengono trasferiti al sistema ecografico dedicato che ne consente il caricamento e l'elaborazione.

L'ecografia del fegato o del pancreas viene quindi eseguita con immagini (eco e TC/RM) sincronizzate e rappresentate in tempo reale sullo schermo frazionato (*split-screen*). Quindi porzioni della ghiandola pancreatica e/o un'eventuale lesione/massa del pancreas possono essere sia individuate ecograficamente che localizzate sulle immagini TC durante l'esame ecografico. Ne consegue che se la regione o la lesione pancreatica sono mal rilevabili all'indagine ecografica, la loro posizione sarà, di contro, perfettamente individuabile utilizzando le immagini TC appaiate (Fig. 5.4).

La metodica di fusione d'immagine può essere utile in numerosi casi. Ad esempio consente di espletare procedure interventistiche diagnostiche o terapeutiche per patologie meglio visibili o identificabili all'esame TC o RM (Fig. 5.5) con la rapidità propria della guida ecografica [6-8]. Il limite risiede nel fatto che l'ago si vedrà solo sull'immagine ecografica e non sull'immagine TC. Sono attesi tuttavia avanzamenti tecnologici che porteranno alla visualizzazione di un ago virtuale in corso d'esame. Lesioni mal identificabili in ecografia possono essere agoaspirate con l'ausilio della

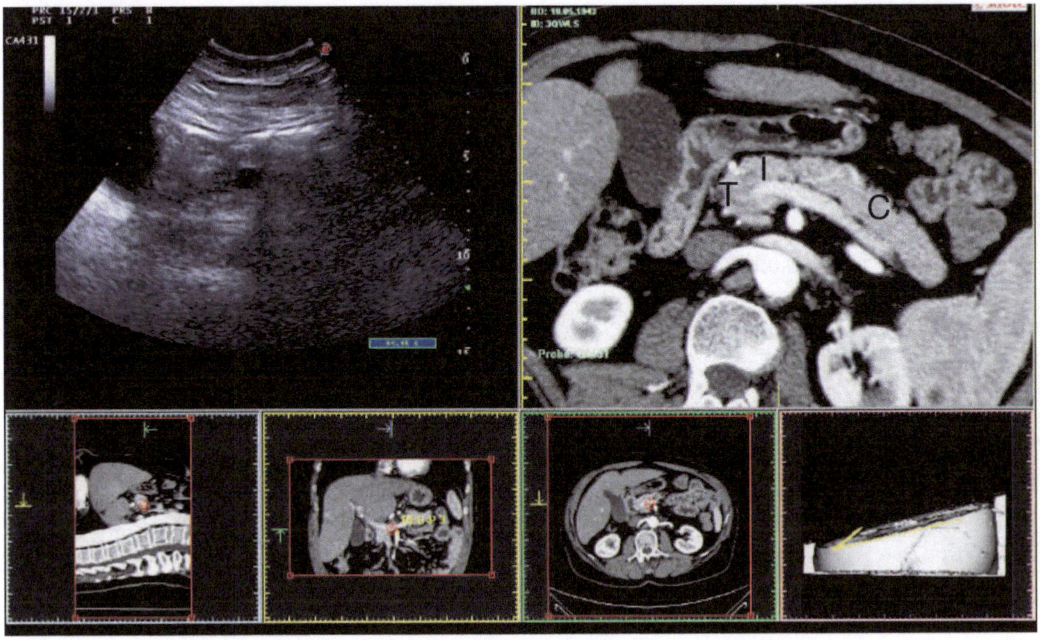

Fig. 5.4. Fusione d'immagine della regione pancreatica. All'esame ecografico risulta esplorabile la testa (*T*) e l'istmo (*I*), quindi inesplorabili il corpo-coda (*C*)

fusione d'immagine [15-16]. I limiti tecnici dell'ecografia, quali meteorismo ed obesità, possono essere, da caso a caso, superati con l'impiego della fusione d'immagine, che quindi consentirebbe di espletare in sicurezza la procedura interventistica sul pancreas, mantenendo i vantaggi propri della guida ecografica (per una miglior trattazione, confronta i Capitoli 6 e 7). Lo sviluppo di imaging di fusione esteso agli ultrasuoni può apportare vantaggi non solo per il superamento dei limiti della metodica, ma anche per la migliore capacità discriminativa dell'ecografia per quanto riguarda le piccole parti, nonché per la capacità intrinseca di fornire immagini in tempo reale e di pronta lettura per un eventuale approccio interventistico.

Per quanto riguarda le manovre interventistiche ecografiche sul pancreas, l'utilizzo dell'imaging di fusione eco/TC può servire, in primo luogo, a scegliere la traiettoria migliore dell'ago in termini di sicurezza, evitando ad esempio strutture vascolari, ma può anche servire a migliorare l'accuratezza diagnostica, riducendo gli errori da mancato centraggio o aspirazione di zone necrotiche delle lesioni. Altre potenziali applicazioni della fusione d'immagine tra ecografia e TC possono derivare dalla visualizzazione di raccolte pancreatiche (Fig. 5.6). Nel caso di raccolte infette contenenti gas, l'impiego della metodica consentirebbe di guidare in ecografia il posizionamento di drenaggi, superando il limite tecnico dovuto allo sbarramento acustico derivante dall'infiltrato gassoso. Infine, un altro potenziale vantaggio scientifico della metodica deriva dall'appaiamento della semeiotica delle lesioni nelle diverse modalità d'imaging. Esistono attualmente solo pochi studi riguardanti la fusione di immagini in ecografia [6-8], ma l'argomento è sicuramente in corso di studio e validazione. A differenza del fegato, l'applicazione pancreatica è del tutto innovativa,

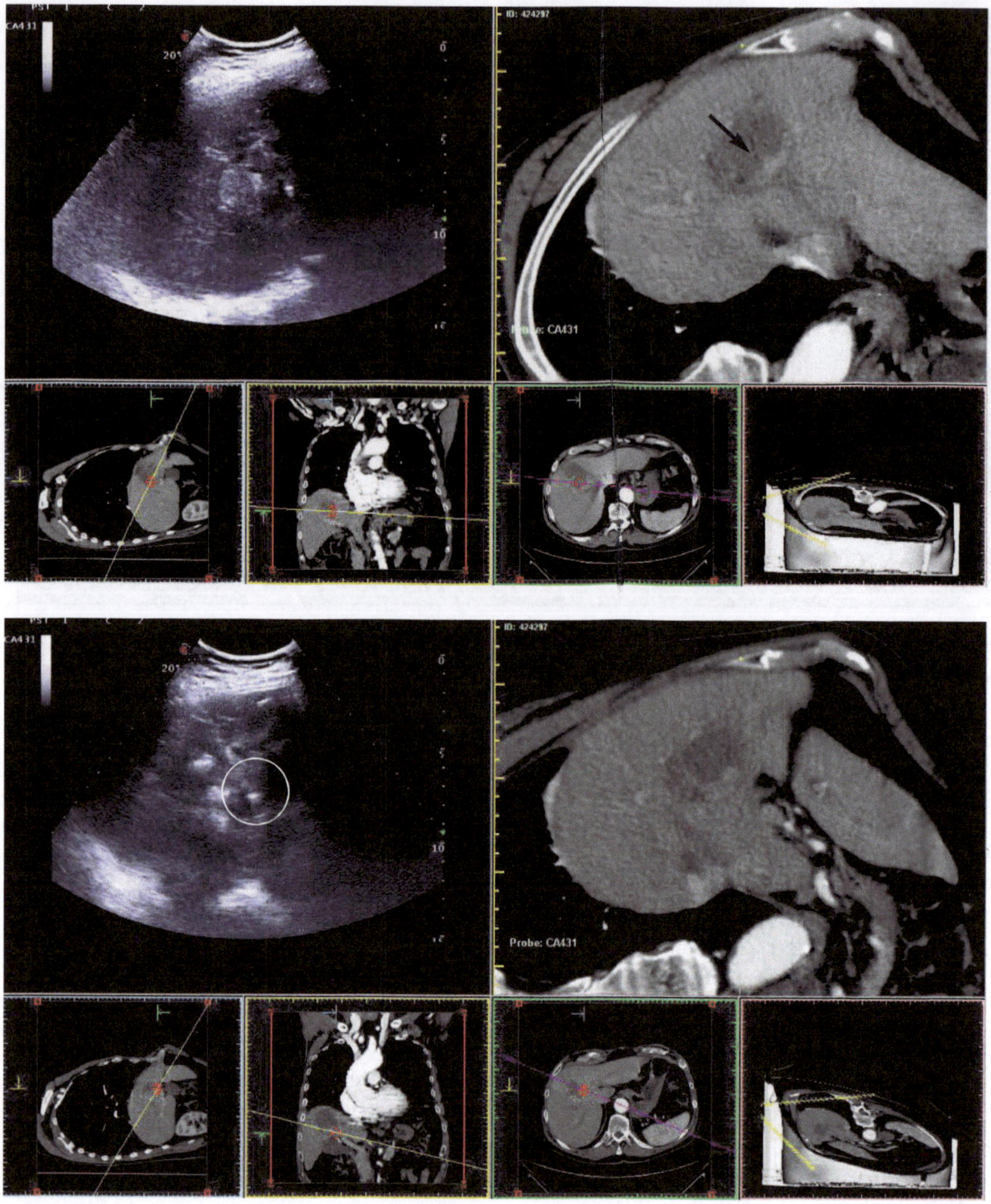

a

b

(→ *segue*)

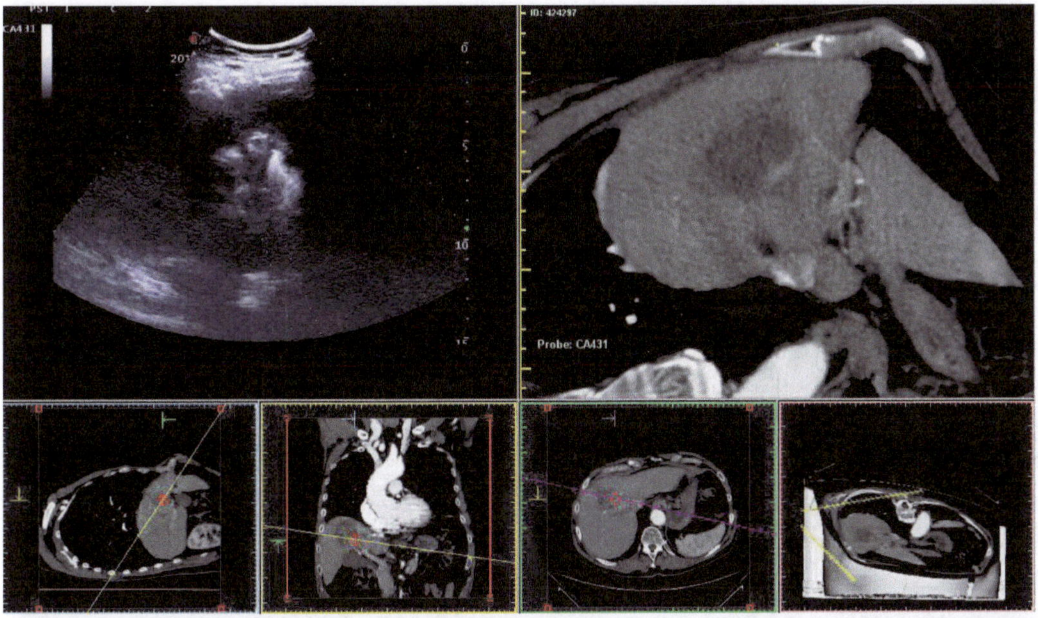

c

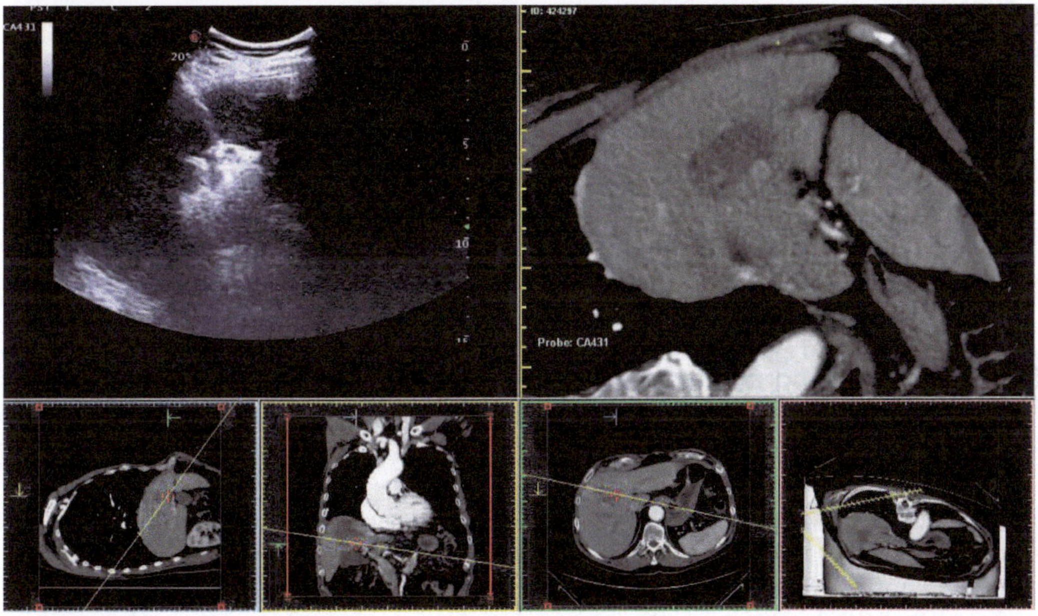

d

Fig. 5.5a-d. Procedura di termoablazione sotto guida ecografica con fusione d'immagine. Recidiva di HCC (*freccia* in **a**) che viene sottoposta a termoablazione sotto guida ecografica con fusione d'immagine. Sotto guida ecografica viene posizionato l'ago (*cerchio* in **b**)a livello della recidiva di malattia, bene evidente all'immagine TC appaiata (*freccia* in **a**). **c, d** Momenti successivi del trattamento

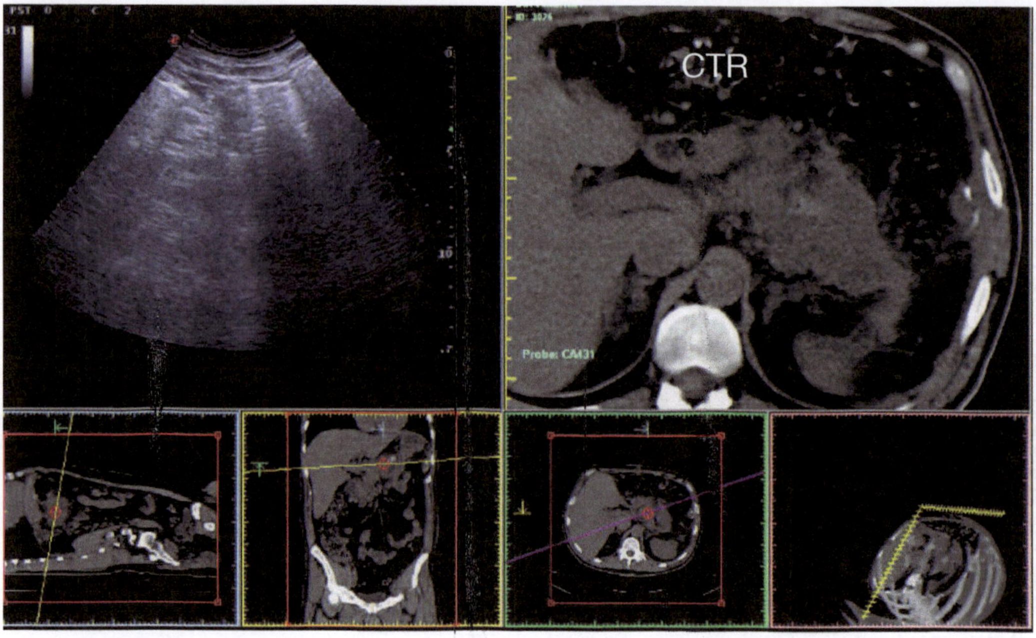

Fig. 5.6. Raccolta pancreatica. La raccolta pancreatica, bene evidente alla TC, risulta del tutto inesplorabile all'ecografia per interposizione del colon trasverso (*CTR*) disteso da gas

tanto da non essere presente in lavori dedicati nell'attuale Letteratura. La fusione di immagini in ecografia applicata alla ghiandola pancreatica si propone come nuova frontiera della diagnostica per immagini, consentendo di complementare i diversi vantaggi di più metodiche alla versatilità dell'ecografia.

5.3. Tomografia computerizzata

Procedure diagnostiche

La Tomografia Computerizzata (TC) fornisce una visualizzazione ottimale delle lesioni da sottoporre a biopsia e delle strutture adiacenti, tanto da risultare indispensabile per la corretta stadiazione prima di una procedura interventistica, diagnostica o terapeutica, delle lesioni epatiche e pancreatiche (per una miglior trattazione, confronta i Capitoli 6 e 7). La TC rappresenta infatti la metodica che meglio è in grado di visualizzare tutti gli organi dell'addome in maniera simultanea. Questa caratteristica favorisce la scelta del corretto tragitto da utilizzare per il raggiungimento delle lesioni epatiche e pancreatiche, sia a fini diagnostici che terapeutici, in assenza di limitazioni nella visualizzazione delle strutture [17, 18].

La TC, tuttavia, individua spesso in fase dinamica le lesioni che risultano, al contrario, mal delimitabili in condizioni basali. Questa caratteristica, insieme alla fissità dei piani di approccio, al tempo di esecuzione, nonché all'utilizzo di radiazioni ionizzanti, rappresentano i principali limiti della metodica a guida delle procedure interventistiche su fegato e pancreas (per una miglior trattazione confronta le Sezioni I e II).

L'agoaspirato percutaneo TC guidato del fegato rappresenta un approccio comune e standardizzato [19]. Le procedure interventistiche sotto guida TC possono essere espletate utilizzando sistemi TC convenzionali, con controllo intermittente della procedura, o con le più recenti apparecchiature di fluoroscopia TC.

Sistema TC convenzionale

Nel 1970 è stata introdotta la tecnica di biopsia TC-guidata con ago sottile delle lesioni pancreatiche, tecnica sicura ed efficace per ottenere prelievi di tessuto da molti organi dell'addome [20]. Mediante TC viene valutato, sulla base delle scansioni assiali, il percorso più breve dalla cute alla lesione, in maniera tale da ridurre al minimo il rischio di possibili complicanze [21]. Nel caso la lesione sia localizzata alla testa del pancreas (ciò che si verifica nella maggior parte degli adenocarcinomi duttali del pancreas) è talvolta necessario oltrepassare numerose strutture prima di raggiungere la lesione, in particolare l'intestino, il colon, il fegato, i reni o le grosse strutture vascolari [22].

La tecnica TC risulta standardizzata, tanto che, sebbene siano presenti parecchi approcci di accesso, il più comunemente utilizzato è quello anteriore a paziente in posizione supina, attraversando strutture gastrointestinali o il fegato (Fig. 5.7) ed evitando le strutture vascolari quali i vasi mesenterici (Fig. 5.8). Tale procedura non è scevra da complicanze, quali il sanguinamento o la perforazione di organi cavi. Tecniche alternative prevedono invece approcci trans-epatici o intra-splenici, nel caso in cui il primo approccio non sia efficace, oppure, nel caso dell'approccio trans-splenico, nel caso in cui la lesione sia localizzata alla coda del pancreas [23-28]. È generalmente prevista in TC la possibilità di attraversare l'intestino ed il fegato durante l'esecuzione di un prelievo bioptico per masse addominali.

Anche il percorso spesso più traumatizzante fornito dalla guida TC rende ragione del frequente impiego dell'ecografia a guida delle procedure interventistiche diagnostiche (per una miglior trattazione, confronta i Capitoli 1 e 3). È possibile conclu-

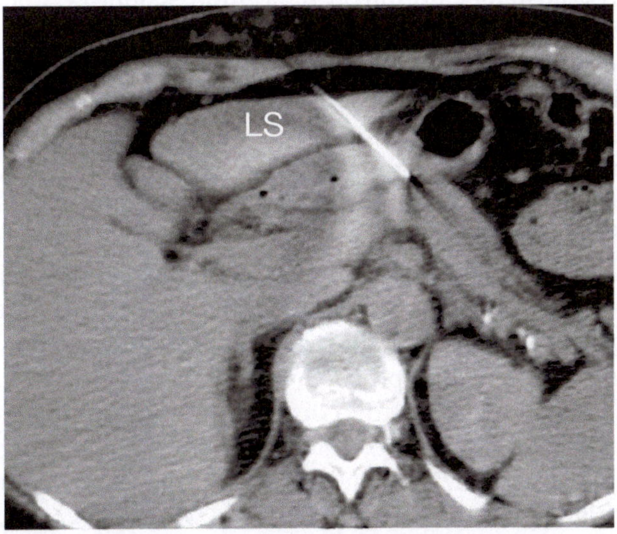

Fig. 5.7. Biopsia pancreatica TC-guidata. L'ago attraversa il lobo epatico di sinistra (*LS*)

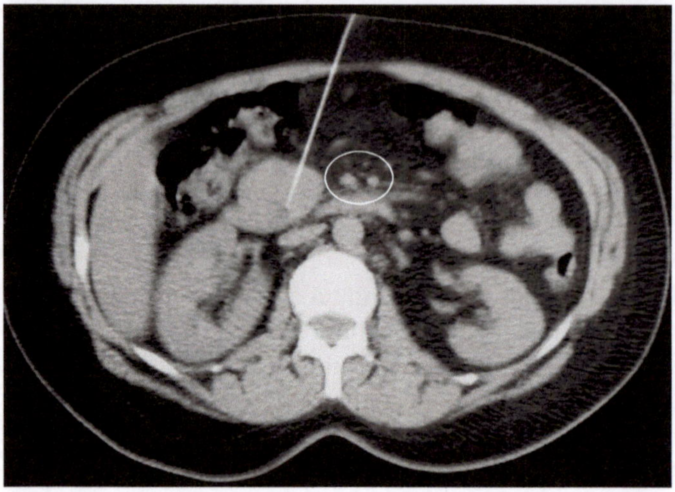

Fig. 5.8. Biopsia pancreatica TC-guidata. L'ago viene guidato sulla massa pancreatica tenuto a distanza di sicurezza dai vasi mesenterici superiori (*cerchio*)

dere dicendo che, quando richiesta, quantomeno non si dovrebbe prescindere dal valutare la fattibilità della procedura percutanea diagnostica sotto guida ecografica.

Fluoroscopia TC

La fluoroscopia TC è una modalità di acquisizione che consente una ricostruzione delle immagini più veloce, con aggiornamento quasi continuo e la possibilità di controllare acquisizione e visualizzazione delle immagini dall'interno della sala durante l'esecuzione della procedura [29]. In un tipico sistema di fluoroscopia TC, le immagini assiali sono ricostruite ad una risoluzione spaziale ridotta ed aggiornate in modo continuo con una frequenza di molti immagini per secondo, utilizzando processori ad alta velocità. I sistemi di fluoroscopia possono generalmente funzionare in due modi: continuo (*real time*) o intermittente (*quick-check*), quest'ultimo attuato dal medico radiologo, quando necessario, nel corso dell'attività interventistica. Bisogna sottolineare che, se utilizzata in modo improprio (cioè con elevata corrente e tempo di esposizione prolungato), la fluoroscopia TC può somministrare una dose di radiazioni, sia al paziente che al personale, superiore rispetto alla TC convenzionale. Nonostante questo, Carlson e coll [30] hanno mostrato che l'utilizzo della fluoroscopia TC per guidare le procedure interventistiche riduce in modo significativo la dose radiante massima per il paziente rispetto alla TC convenzionale (riduzione di un fattore di circa 17), soprattutto come risultato dell'utilizzo di un amperaggio ridotto e dell'acquisizione intermittente delle immagini. Quando si utilizza la fluoroscopia TC continua, la dose radiante alle mani dell'operatore può essere ridotta in modo considerevole utilizzando strumenti porta-aghi per il posizionamento e l'avanzamento dell'ago [31]. La fluoroscopia TC facilita le procedure interventistiche sotto guida TC, permettendo la visualizzazione del tragitto dell'ago dall'ingresso cutaneo al bersaglio, consentendo procedure più rapide, sicure ed efficaci.

Attualmente esistono diversi tipi di tecnologie per la fluoroscopia TC, in particolare alcune che consentono di visualizzare una singola immagine ed altre che consentono di visualizzare più immagini contemporaneamente [32]. Le più recenti apparecchiature per fluoroscopia MDCT (*Multidetector Computed Tomography*) con immagini multiple permettono di visualizzare, con una singola esposizione, tre sezioni da 8 mm consecutive (quindi tre "fette" per volta). Tre immagini sequenziali *multiple image* corrispondono a tre immagini singole in tre esposizioni separate con la fluoroscopia ad immagine singola, o a tre immagini sequenziali utilizzando la TC convenzionale. Con le tecnologie ad immagini multiple, il rischio di incremento della dose radiante al paziente ed al radiologo é aumentato, in quanto la dose radiante dipende dall'ampiezza del fascio di radiazioni. È dunque fondamentale utilizzare tecniche fluoroscopiche appropriate (con bassa corrente e tempi di esposizione minimi).

Numerose casistiche supportano il fatto che l'agoaspirato TC guidato sia sicuro ed efficace nel raggiungimento della diagnosi [33, 34]. Una delle problematiche emergenti è tuttavia rappresentata dall'elevato numero di falsi negativi [23, 34]. Inoltre, a differenza di quanto riportato per la guida ecografia, non esistono casistiche in Letteratura relative alla guida TC di procedure diagnostiche su lesioni con diametro al di sotto o uguale ad un centimetro. Il vantaggio della guida ecografia, rispetto alla guida TC, nelle procedure interventistiche diagnostiche è dunque testimoniato dalla Letteratura di settore.

La scelta dell'ago dipende dal tipo di prelievo che si desidera ottenere, citologico o istologico.

L'elevata accuratezza della diagnosi citologica rappresenta il motivo per cui tale metodica è così largamente utilizzata nei vari algoritmi diagnostici. Viene riportata in Letteratura una sensibilità nella diagnosi di patologia maligna variabile tra il 56 ed il 93% per l'agoaspirato, a seconda del tipo di tumore. La maggior parte delle casistiche riporta un'accuratezza diagnostica superiore all'85% [36]. Comunque, mano a mano che si è diffusa la biopsia percutanea, le aspettative sono cresciute e sia i punti di forza che i limiti della tecnica sono divenuti più chiari. Una delle variabili da tenere in considerazione è rappresentata dall'esperienza del citologo, una minoranza tra i patologi rispetto alla stragrande maggioranza di Istologi. I valori di falsi negativi in caso di biopsia percutanea variano dal 7 al 44% [36]. Questi risultano sia da errori di campionamento sia da errori di interpretazione del preparato citologico e accadono sia in caso di prelievi citologici che istologici. D'altro canto, diagnosi falsamente positive si osservano nell'1-2% dei casi e sono dovute ad atipie presenti in alcune neoplasie benigne o ad un pleiomorfismo cellulare presente in alcune condizioni infiammatorie, che può essere erroneamente interpretato come maligno. L'accuratezza diagnostica, in caso di patologia benigna, è invece stimata attorno al 65% in caso di prelievo citologico. Un valore così basso non deve sorprendere, in quanto molte patologie benigne sono definite tali solamente all'indagine istologica, non riconoscendosi da un punto di vista citologico alcuna atipia cellulare. Un limite significativo dell'agoaspirato è costituito dal livello estremamente variabile del valore predittivo negativo, che è stimato essere compreso tra il 17 ed il 69%. Ne risulta che la maggior parte di diagnosi negative aspecifiche devono rendere necessari ulteriori accertamenti, siano essi la ripetizione dell'indagine o l'esame della lesione per biopsia.

La sensibilità e l'accuratezza dei prelievi citologici ed istologici delle masse pancreatiche sono state valutate da più Autori [23, 38]. In un'analisi della sensibilità delle biopsie sotto guida TC, Brandt e coll hanno valutato i dati da 211 prelievi, istologici o citologici, sotto guida TC e 58 sotto guida ecografica, eseguiti tra il 1985 ed il 1989, osservando una sensibilità inferiore per la TC: hanno suggerito che la più elevata sensibilità dell'ecografia potesse dipendere dal fatto che le masse più facilmente accessibili erano state inviate all'ecografia, data la maggiore accuratezza della stressa, potendo consentire di seguire in tempo reale il tragitto dell'ago, e dal fatto che i prelievi sotto guida ecografica sono effettuati da un numero minore di radiologi, e quindi anche l'esperienza dell'operatore può essere un fattore importante. Paulsen e coll hanno rivisto i risultati di 110 biopsie pancreatiche sotto guida TC ed ecografica: per le due metodiche, insieme, la sensibilità e l'accuratezza del prelievo istologico sono state del 93,9% e 94,4% rispettivamente, con valore predittivo negativo del 60% [38]. Per la sola TC, la sensibilità e l'accuratezza erano entrambe del 100%. Per la sola ecografia, la sensibilità e l'accuratezza erano rispettivamente del 92,5% e 93,3%.

In una valutazione retrospettiva delle biopsie pancreatiche TC ed eco-guidate Brandt e coll hanno descritto la necessità di dover attraversare organi cavi nel 24% dei casi con guida ecografica e nel 40 % con guida TC [23]. Da questi risultati emerge lo svantaggio della guida TC rispetto all'ecografia; vale a dire che anche la fluoroscopia TC è basata solamente su scansioni assiali, rendendo possibili solamente alcuni approcci obbligati paralleli alla scansione assiale da effettuarsi. Il posizionamento dell'ago, per aspirazione o biopsia, sullo stesso piano della scansione, rappresenta il migliore approccio per il raggiungimento del bersaglio e per il monitoraggio della procedura. Spesso però, nel caso di lesioni localizzate alla cupola epatica, tale procedura non è possibile, quindi è necessario utilizzare una traiettoria obliqua, il cui punto di inserimento a livello cutaneo deve essere calcolato sulla base delle scansioni assiali vicine alla lesione bersaglio. Sulla base dello spessore di fetta viene calcolata la distanza dalla proiezione della lesione sulla cute; una volta calcolata la traiettoria adeguata viene verificato il percorso tramite una scansione e, successivamente, inserito l'ago. Una volta verificato il raggiungimento del bersaglio, viene praticata la manovra di aspirazione o di biopsia, a seconda del tipo di ago utilizzato. Tale metodica, come si evince dalla descrizione, è sicuramente più indaginosa rispetto all'approccio ecografico, che fornisce multipli accessi obliqui all'ago e consente di monitorarne in tempo reale il precorso, rendendo la procedura di agoaspirato o biopsia molto più veloce ed agevole.

Alcuni Autori hanno proposto l'utilizzo della tecnica coassiale per ridurre il rischio di inseminazione nell'agoaspirato citologico, utilizzando come cannula un ago ipodermico da 16G ed un ago da 20G per l'aspirazione [39].

Procedure terapeutiche

La TC viene più spesso utilizzata per guidare procedure interventistiche terapeutiche in rapporto alla peculiare panoramicità ed all'elevata risoluzione spaziale della metodica. La TC è particolarmente impiegata per la guida di procedure terapeutiche a livello epatico (termoablazione, posizionamento di drenaggi) e pancreatico (posizionamento di drenaggi).

Termoablazione TC guidata

La termoablazione percutanea mediante radiofrequenza rappresenta un'opzione terapeutica consolidata in caso di metastasi epatiche che può ridurre il ricorso ad interventi di chirurgia maggiore e migliorare la sopravivenza e la risposta alle terapie. I risultati della radiofrequenza di metastasi epatiche, in termini di sopravvivenza globale e libera da malattia, sono molto vicini a quelli che si ottengono con metastasectomia chirurgica. Inoltre, in alcune casistiche pubblicate, tale tecnica ha dimostrato alcuni vantaggi, tra i quali: la possibilità di ripetere il trattamento in pazienti già resecati o non candidabili a chirurgia maggiore, la combinazione di chemioterapia locoregionale o sistemica, la minima invasività con complicanze limitate e la preservazione della funzionalità epatica.

Le sedute di termoablazione vengono di norma effettuate in anestesia generale presso gli ambulatori di ecografia attrezzati per manovre interventistiche. Alcuni centri adottano la sedazione blanda, mantenendo lo stato di veglia. Previo raggiungimento della lesione tramite ago per radiofrequenza, sotto giuda TC o fluoro-TC, tale ago viene collegato ad un generatore di radiofrequenza a 200W e 480 KHz [40]. La scelta del trattamento varia a seconda del tipo di lesione: per masse inferiori ai 2 cm un singolo passaggio con ago con elettrodo singolo può essere sufficiente; nel caso di lesioni di 3 cm, invece, è necessario un solo passaggio con ago con elettrodi multipli o più passaggi con ago con elettrodo singolo. L'energia applicata è variabile, di solito raggiunge i 1600-1800 mA per elettrodi singoli, ed i 1800-2000 mA per aghi con elettrodi multipli. Ogni applicazione di energia dura 12 minuti ed il tempo totale di procedura varia dai 12 ai 15 minuti per piccole lesioni solitarie fino ai 45-60 minuti per ablazioni estese o multiple.

La tecnica TC viene preferita alla tecnica sotto guida ecografica spesso in base all'esperienza dell'operatore. Va inoltre specificato come, in caso di scarsa visulizzazione della lesione sotto guida ecografica, vada preferita la TC. Un altro vantaggio della tecnica TC-guidata è rappresentato dal fatto che la TC fornisce un'immagine dettagliata e completa della scansione in oggetto, rappresentando tutti i tessuti in esame, indipendentemente dalla costituzione fisica del paziente. Quindi, in caso di presenza di ferite, ileostomie, oppure cicatrici o drenaggi che possono ostacolare l'approccio ecografico, la TC rappresenta la metodica indicata.

Lüning e coll, già in uno studio nel 1984 condotto su 96 pazienti, proponeva valori di accuratezza fino al 97% con sensibilità del 92% e specificità del 96% [41]. Secondo un recente lavoro del 2007 di Stattaus e coll che ha considerato 163 biopsie, i valori di sensibilità, specificità e accuratezza sono risultati rispettivamente del 93,3, 100 e 94,5%, sia con aghi da 16 che 18G [42].

Drenaggi TC-guidati

L'ascesso epatico batterico può avere origine da numerose vie, più comunemente tramite l'albero biliare, secondariamente a colangiti ascendenti derivanti da ostruzioni biliari, benigne o maligne [43]. Altre cause di ascesso includono:

- flebite della vena porta o della vena mesenterica superiore, secondaria ad appendicite, diverticolite, pancreatite o altre fonti d'infezione gastro-intestinale;
- setticemia arteriosa causata da endocardite, polmonite od osteomielite;
- estensione diretta da organi contigui, quali ulcera perforata, polmonite e pielonefrite;
- trauma;
- cause iatrogene.

Sebbene l'incidenza sia in diminuzione, gli ascessi epatici rimangono la più comune patologia infettiva acuta del fegato in pazienti tra i 40 ed i 60 anni di età, con lieve predominanza per il sesso femminile.

Prima dell'avvento della TC il drenaggio percutaneo dell'ascesso veniva effettuato raramente; con il suo avvento è diventata una procedura di routine. A causa dell'elevata accuratezza nella diagnosi di ascesso in TC, questa metodica, che è in grado di dimostrare l'estensione della lesione ed i suoi limiti, spesso viene preferita alle altre metodiche di guida. La TC è inoltre assolutamente necessaria per valutare preliminarmente la possibilità di un approccio percutaneo alla lesione, anche se successivamente può essere preferita una guida ecografica. I vantaggi della procedura constano nella relativa semplicità, nelle basse percentuali di complicanze e nei bassi costi di gestione del paziente, se paragonato al drenaggio chirurgico.

Una volta determinata l'estensione della lesione e la traiettoria da utilizzare, è necessario, prima di inserire un catetere di drenaggio o un Trocar, effettuare una puntura agoaspirativa per confermare la diagnosi di ascesso. La puntura, la scelta della traiettoria ed il posizionamento del drenaggio sono tecniche uguali a quelle già viste per le fase diagnostica o di termoablazione. Viene preferita spesso la guida TC in quanto, una volta posizionato il drenaggio, è possibile inserire mezzo di contrasto radiopaco e controllare nel tempo l'evoluzione dello stesso, i suoi margini e l'eventuale presenza di pluriconcamerazioni o fistole con altri organi, quali la colecisti, le vie biliari o le vene sovraepatiche.

In caso di patologia pancreatica infiammatoria, l'infezione rappresenta la complicanza più temibile in corso di pancreatite [44]. Il suo immediato riconoscimento è fondamentale per un corretto e tempestivo approccio medico e chirurgico al paziente. Prima di tutto deve essere stabilita una corretta diagnosi, sia essa necrosi pancreatica infetta, ascesso pancreatico o pseudocisti. La TC è in grado di indicare la presenza e l'estensione delle raccolte necrotiche pancreatiche così come la loro localizzazione topografica. Il sito e l'estensione della necrosi sono correlate con la severità della malattia. La scansione TC mostra una o più raccolte ipodense che non si modificano dopo somministrazione di mezzo di contrasto.

Il drenaggio percutaneo attraverso catetere delle raccolte pancreatiche rappresenta un'opzione terapeutica ben definita. Generalmente, maggiore è il contenuto denso e corpuscolato della raccolta, maggiore deve essere il calibro del catetere da utilizzare per il drenaggio. Il trattamento delle raccolte pancreatiche prevede l'inserimento di 2 drenaggi, uno in entrata ed uno in uscita, in modo da permettere l'irrigazione con soluzione salina ed antibiotica e la successiva aspirazione del liquido di lavaggio. La TC rappresenta valida metodica anche nel follow-up delle raccolte pancreatiche e nel monitoraggio di possibili complicanze, vale a dire la possibile presenza di fistole o di pseudoaneurismi [45, 46].

5.4. Risonanza magnetica

Per quanto concerne la Risonanza Magnetica (RM), questa si era presentata come metodica multiplanare che si affianca bene alla già avanzata TC ed all'emergente ecografia, accurata nella valutazione degli organi addominali, quindi potenzialmente utile nella diagnosi e nella terapia di patologie focali addominali. Indicazione principale alla scelta di questa metodica deriva dall'assenza di radiazioni ionizzanti e dall'elevata risoluzione di contrasto intrinseca della metodica.

Procedure diagnostiche

Sono rare le segnalazioni in Letteratura circa l'utilizzo di questa metodica a fini diagnostici [47]. Vengono descritte tecniche utilizzanti apparecchiature RM di tipo aperto a basso campo (0,2 Tesla) che permettono, peraltro, procedure diagnostiche con elevata accuratezza. Per primo nel 1995 Silverman e coll ha riportato una casistica su biopsie RM-guidate, utilizzando apparecchiatura 0,5 T aperta [48]. Kariniemi e coll nel 2005 ha dimostrato valori di sensibilità, specificità e accuratezza globale rispettivamente di 71, 100 ed 81%, su una casistica di 31 pazienti [49].

Le principali indicazioni all'utilizzo della RM come guida diagnostica consiste nel suo ruolo di standard di riferimento in termini di accuratezza nell'identificazione e nella caratterizzazione delle lesioni focali solide epatiche. Inoltre la possibilità di monitorare la procedura in tempo reale rappresenta un vantaggio significativo nei confronti della TC. Questo fatto assume ancor maggiore importanza se teniamo in considerazione il fatto che anche la RM è metodica multiplanare in grado di competere adeguatamente con la TC in termini di risoluzione spaziale, ma con migliore risoluzione di contrasto. L'utilizzo di mezzi di contrasto epatospecifici nell'individuazione e nella caratterizzazione delle lesioni focali epatiche rappresenta inoltre un plusvalore della metodica, non presente nella TC. L'assenza di radiazioni ionizzanti con possibilità di ottenere conseguentemente numerosi controlli suggerirebbe la RM come modalità di scelta nell'approccio interventistico e diagnostico.

Come controvalore della metodica esistono limiti intrinseci alla RM. Innanzitutto una barriera, spesso presente, è costituita dall'assenza di disponibilità così estesa di apparecchiature RM anche solo per le indagini diagnostiche routinarie, tanto meno per gli approcci interventistici. La necessità di equipaggiare le sale RM con apparecchiature sofisticate amagnetiche, specifiche per l'anestesia del paziente, e i costi elevati dell'attrezzatura per la guida RM e per l'approccio interventistico rimangono un ulteriore importante limite alla diffusione della metodica. La necessità, inoltre, di apparecchiature ad elevato campo (1,5 T) con apertura del Gantry (RM a cielo aperto) che favoriscono la manovrabilità della strumentazione terapeutica e l'utilizzo di quelle anestesiologiche rappresentano ulteriore limite.

Procedure terapeutiche

Mentre per quanto riguarda il pancreas non esistono in Letteratura delle casistiche circa l'utilizzo della RM quale metodica terapeutico-interventistica in caso di raccolte pancreatiche o pseudocisti, si trovano alcuni lavori che trattano il ruolo della RM per l'utilizzo interventistico. Già negli anni '80 sono stati sviluppati sistemi aperti, prevalentemente rivolti allo studio dell'addome in pazienti claustrofobici o pediatrici. La disponibilità di queste apparecchiature ha fatto sì che fossero utilizzabili anche per la parte interventistica, tanto che ad oggi una delle principali indicazioni all'acquisto di un'apparecchiatura aperta è anche la possibilità di un utilizzo per procedure interventistiche. La maggior parte di questi sistemi, però, è a basso campo, con qualità d'immagine comunque sufficiente nella guida dell'ablazione dei tumori. Le procedure interventistiche RM-guidate possono essere effettuate anche con apparecchiature chiuse, con maggior rapporto segnale-rumore e migliore qualità delle immagini. La controparte è costituita dal fatto che lo spazio a disposizione per la strumentazione è ridotto. Parallelamente allo sviluppo delle apparecchiature RM in configurazione aperta ed alla radiologia interventistica si è sviluppato l'interesse all'uso di tale metodica per la guida di termoablazione delle lesioni focali epatiche [50].

Il successo nella terapia, sia dell'epatocarcinoma che delle metastasi epatiche da carcinoma colon-rettale, è stato riportato per la prima volta in Letteratura nel 1993 da Rossi e coll in 13 pazienti. Il primo lavoro pubblicato circa l'utilizzo della RM per monitorare in tempo reale la radiofrequenza è stato riportato da Lewin nel 1998 [51] Sebbene gli elettrodi fossero posizionanti sotto guida RM, il generatore veniva spento durante le scansioni di monitoraggio. Questo primo studio ha dimostrato che l'interventistica RM-guidata era possibile e sicura, sebbene a tutt'oggi manchino grandi casistiche a supporto di questi dati iniziali.

In rapporto al rapido avanzamento tecnologico che la RM ha avuto nei confronti della già consolidata TC e dell'emergente ecografia, dagli anni '80 ad oggi, ha portato alla costituzione di apparecchiature RM ad elevato campo in una configurazione aperta, ed allo sviluppo di sequenze *Gradient-Echo* veloci, che consentono un monitoraggio in tempo reale del passaggio dell'ago bioptico per la procedura terapeutica. Il primo passo della procedura consiste nella localizzazione della lesione, sia essa all'interno del fegato o del pancreas. Il vantaggio della RM rispetto alla TC consiste nella possibilità di ripetere, senza uso di radiazioni ionizzanti, la sequenza in modo da monitorare il percorso dell'ago e la possibilità di correggere la traiettoria durante il percorso. Questo per evitare gravi complicanze. La possibilità di utilizzare sequenze *Gradient-Echo* in RM supera la monoplanarietà della TC, con vantaggi simili tra ecografia e RM. Una volta raggiunta la lesione è possibile effettuare il prelievo di tessuto o iniziare il trattamento percutaneo di termoablazione o alcolizzazione. L'assenza di radiazioni ionizzanti permette di ripetere le stesse sequenze più volte, in modo tale da monitorare e controllare l'effetto dell'agoaspirato, la presenza di eventuali complicanze precoci, oppure, nel caso di ablazione o alcolizzazione, l'estensione del tessuto necrotico. L'utilizzo della RM inoltre per la fase diagnostica, ed eventualmente terapeutica, presenta un importante vantaggio nel follow-up, effettuabile sempre mediante RM, in maniera tale da confrontare aspetti di semeiotica simili nel tempo.

Tenuto conto del fatto che la maggior parte delle lesioni epatiche e pancreatiche sono chiaramente visibili in ecografia ed in TC, l'utilizzo della RM spesso non è necessario. Va peraltro detto che la RM rimane la metodica più sensibile nella valutazione di lesioni epatiche e pancreatiche, con un elevato grado di accuratezza. L'utilizzo della RM con fini diagnostici o terapeutici richiede però una particolare preparazione del paziente. Considerando il fatto che i pazienti che devono essere sottoposti a RM non devono avere le ovvie controindicazioni all'esame (presenza di pacemaker, protesi metalliche RM sensibili, protesi auricolari o del cristallino) e che non devono essere claustrofobici, sono necessarie apparecchiature specifiche sia da un punto di vista anestesiologico, sia da un punto di vista terapeutico (specifiche per la RM), in modo da non essere influenzate negativamente dall'effetto del campo magnetico. Tali apparecchiature non sono largamente disponibili sul mercato e sono caratterizzate da costi elevati. Questo, assieme alla scarsa disponibilità della RM già nelle indagini di routine, rende ancora più impegnativo da parte dei Dipartimenti di Radiologia rendere disponibile la RM per le procedure interventistiche o diagnostiche percutanee.

5.5. Key points

1. Quando richieste, non si dovrebbe prescindere dal valutare la fattibilità delle procedure interventistiche percutanee sotto guida ecografica.
2. In presenza di esplorazione non ottimale o di guida non sicura con l'ecografia, il ricorso all'imaging non ecografico, in primo luogo TC, a guida delle procedure interventistiche percutanee su fegato, vie biliari e pancreas è obbligatorio.

Bibliografia

1. Carriero A, Inglese E, Loi G, Krengli M (2005) Image fusion: a new diagnostic and therapeutic tool. Radiol Med 109:297-307
2. Blodgett TM, Meltzer CC, Townsend DW (2007) PET/CT: form and function. Radiology. 242:360-385
3. Culver J, Akers W, Achilefu S (2008) Multimodality molecular imaging with combined optical and SPECT/PET modalities. J Nucl Med 49:169-172
4. Townsend DW, Cherry SR (2001) Combining anatomy and function: the path to true image fusion. Eur Radiol 11:1968-1974
5. Daldrup-Link HE, Simon GH, Brasch RC (2006) Imaging of tumor angiogenesis: current approaches and future prospects. Curr Pharm Des 12:2661-2672
6. Crocetti L, Lencioni R, Debeni S et al (2008) Targeting liver lesions for radiofrequency ablation: an experimental feasibility study using a CT-US fusion imaging system. Invest Radiol 43:33-39
7. Goldberg SN, Grassi CJ, Cardella JF et al (2005) Society of Interventional Radiology Technology Assessment Committee. Image-guided tumor ablation: standardization of terminology and reporting criteria. J Vasc Interv Radiol 16:765-778
8. Sheafor DH, Paulson EK, Simmons CM et al (1998) Abdominal percutaneous interventional procedures: comparison of CT and US guidance. Radiology 207:705-710
9. Steggerda M, Schneider C, van Herk M et al (2005) The applicability of simultaneous TRUS-CT imaging for the evaluation of prostate seed implants. Med Phys 32:2262-2270
10. Reynier C, Troccaz J, Fourneret P et al (2004) MRI/TRUS data fusion for prostate brachytherapy. Preliminary results. Med Phys 31:1568-1575
11. Kaplan I, Oldenburg NE, Meskell P et al (2002) Real time MRI-ultrasound image guided stereotactic prostate biopsy. Magn Reson Imaging 20:295-299
12. Cothren RM, Shekhar R, Tuzcu EM et al (2000) Three-dimensional reconstruction of the coronary artery wall by image fusion of intravascular ultrasound and bi-plane angiography. Int J Card Imaging 16:69-85
13. Schlaier JR, Warnat J, Dorenbeck U et al (2004) Image fusion of MR images and real-time ultrasonography: evaluation of fusion accuracy combining two commercial instruments, a neuronavigation system and a ultrasound system. Acta Neurochir 146:271-277
14. Hernes TA, Ommedal S, Lie T et al (2003) Stereoscopic navigation-controlled display of preoperative MRI and intraoperative 3D ultrasound in planning and guidance of neurosurgery: new technology for minimally invasive image-guided surgery approaches. Minim Invasive Neurosurg 46:129-137
15. D'Onofrio M, Vecchiato F, Faccioli N et al (2007) Ultrasonography of the pancreas. 7. Intraoperative imaging. Abdom Imaging 32:200-206
16. D'Onofrio M, Malagò R, Zamboni G et al (2007) Ultrasonography of the pancreas. 5. Interventional procedures. Abdom Imaging 32:182-190
17. Haaga JR, Reich NE, Havrilla TR, Alfidi RJ (1977) Interventional CT scanning. Radiol Clin North Am 15:449-456
18. Haaga JR, Reich NE, Havrilla TR et al (1977) CT guided biopsy. Cleve Clin Q 44:27-33
19. Haage P, Piroth W, Staatz G et al (1999) CT-guided percutaneous biopsies for the classification of focal liver lesions: a comparison between 14 G and 18 G puncture biopsy needles. Rofo 171:44-48

20. Christoffersen P, Poll P (1970). Preoperative pancreas aspiration biopsies. Acta Pathol Microbiol Scan [Suppl 212]:28-32
21. Tillou A, Schwartz MR, Jordan PH Jr (1996) Percutaneous needle biopsy of the pancreas: when should it be performed? World J Surg 20:283-286
22. Linder S, Blåsjö M, Sundelin P, von Rosen A (1997) Aspects of percutaneous fine-needle aspiration biopsy in the diagnosis of pancreatic carcinoma. Am J Surg 174:303-306
23. Brandt KR, Charboneau JW, Stephens DH et al (1993) CT-and US guided biopsy of the pancreas. Radiology 187:99-104
24. Bret PM, Nicolet V, Labadie M (1986) Percutaneous fine-needle aspiration biopsy of the pancreas. Diagn Cytopathol 2:221-227
25. Dickey JE, Haaga JR, Stellato TA et al (1986) Evaluation of Computed Tomography guided percutaneous biopsy of the pancreas. Surg Gynecol Obstet 163:497-503
26. Elvin A, Andersson T, Scheibenpflug L, Lindgren PG (1990) Biopsy of the pancreas with a biopsy gun. Radiology 176:677-679
27. Luning M, Kursawe R, Schopke W et al (1985) CT guided percutaneous fine-needle biopsy of the pancreas. Eur J Radiol 5:104-108
28. Mueller PR (1993) Pancreatic biopsy: striving for excellence. Radiology 187:15-16
29. Paulson EK, Sheafor DH, Enterline DS et al (2001) CT fluoroscopy-guided interventional procedures: techniques and radiation dose to radiologists. Radiology 220:161-167
30. Carlson SK, Bender CE, Classic KL et al (2001) Benefits and safety of CT fluoroscopy in interventional radiologic procedures. Radiology 219:515-520
31. Kato R, Katada K, Anno H et al (1996) Radiation dosimetry at CT fluoroscopy: physician's hand dose and development of needle holders. Radiology 201:576-578
32. Yueh N, Halvorsen RA Jr, Letourneau JG, Crass JR (1989) Gantry tilt technique for CT-guided biopsy and drainage. J Comput Assist Tomogr 13:182-184
33. Rodriquez J, Kasberg C, Nipper M et al (1992) CT-guided needle biopsy of the pancreas: a retrospective analysis of diagnostic accuracy. Am J Gastroenterol 87:1610-1613
34. Mallery JS, Centeno BA, Hahn PF et al (2002) Pancreatic tissue sampling guided by EUS, CT/US, and surgery: a comparison of sensitivity and specificity. Gastrointest Endosc 56:218-224
35. Di Stasi M, Lencioni R, Solmi L et al (1998) Ultrasound-guided fine needle biopsy of pancreatic masses: results of a multicenter study. Am J Gastroenterol 93:1329-1333
36. Moulton JS (2005) Percutaneous Image Giuded Biopsy. In: Baum S, Pentecost MJ (eds) Abrams' Angiography. Interventional Radiology. Little, Brown and Company Boston, New York, Toronto pp 166-178
37. Soudah B, Fritsch RD, Wittekind C et al (1989) Value of the cytologic analysis of fine needle aspiration biopsy specimens in the diagnosis of pancreatic carcinomas. Acta Cytol 33:875-880
38. Paulsen SD, Nghiem HV, Negussie E et al (2006) Evaluation of imaging-guided core biopsy of pancreatic masses. AJR Am J Roentgenol 187:769-772
39. Gazelle GS, Haaga JR, Rowland DY (1992) Effect of needle gauge, level of anticoagulation, and target organ on bleeding associated with aspiration biopsy. Work in progress. Radiology 183:509-513
40. Solbiati L, Ierace T, Tonolini M, Cova L (2005) Ablation of liver metastases. In: vanSonnenberg E, McMullen W, Solbiati S (eds) Tumor Ablation. Springer, Berlin Heidelberg, New York, pp 311-321
41. Lüning M, Schmeisser B, Wolff H et al (1984) Analysis of the results of 96 CT-guided fine needle biopsies of liver masses. Rofo 141:267-275
42. Stattaus J, Kühl H, Hauth EA et al (2007) Liver biopsy under guidance of multislice Computed Tomography: comparison of 16G and 18G biopsy needles Radiologie 47:430-438
43. Altemeier WA, Schowengerdt CG, Whiteley DH (1970) Abscesses of the liver: surgical considerations. Arch Surg 101:258-266
44. Procacci C, Mansueto G, D'Onofrio M et al (2002) Non-traumatic abdominal emergencies: imaging and intervention in acute pancreatic conditions. Eur Radiol 12:2407-2434
45. Lee MJ, Wittich GR, Mueller PR (1998) Percutaneous intervention in acute pancreatitis. RadioGraphics 18:711-724
46. vanSonnenberg E, Wittich GR, Chon KS et al (1997) Percutaneous radiologic drainage of pancreatic abscesses. AJR Am J Roentgenol 168:979-984
47. Lewin JS, Duerk JL, Jain VR et al (1996) Needle localization in MR-guided biopsy and aspiration: effects of field strength, sequence design, and magnetic field orientation. AJR Am J Roentgenol 166:1337-1345

48. Silverman SG, Collick BD, Figueira MR et al (1995) Interactive MR-guided biopsy in an open-configuration MR imaging system. Radiology 197:175-181
49. Kariniemi J, Blanco Sequeiros R, Ojala R, Tervonen O (2005) MRI-guided abdominal biopsy in a 0.23-T open-configuration MRI system. Eur Radiol 15:1256-1262
50. D'Agostino HB, Solinas A (1995) Percutaneous ablation therapy for hepatocellular carcinomas. AJR Am J Roentgenol 164:1165-1167
51. Lewin JS, Connell CF, Duerk JL et al (1998) Interactive MRI-guided radiofrequency interstitial thermal ablation of abdominal tumors: clinical trial for evaluation of safety and feasibility. J Magn Reson Imaging 8:40-47

6 Diagnostica per immagini: fegato e vie biliari

Roberto Malagò, Riccardo Manfredi

6.1. Introduzione

Il fegato rappresenta uno degli organi maggiormente studiati in diagnostica per immagini. Le procedure interventistiche percutanee imaging-guidate sono spesso presenti nell'iter diagnostico e terapeutico della patologia epatica. Quando e perché ricorrere alle procedure interventistiche percutanee per la diagnosi ed il trattamento della patologia epatica viene correttamente stabilito se risultano accurate la caratterizzazione ed il bilancio di malattia (*planning* pre-procedura) alla diagnostica per immagini, che viene utilizzata anche per i successivi controlli (*follow-up*).

6.2. Procedure diagnostiche

6.2.1. Planning pre-procedura

L'ecografia convenzionale, per la sua grande diffusione nella pratica clinica, rappresenta nella maggior parte dei casi la metodica di primo livello per l'identificazione della patologia focale epatica. Una volta identificata una lesione focale epatica, risulta ovviamente indispensabile la successiva caratterizzazione.

Premesso che l'esperienza dell'operatore e la qualità dell'apparecchio ecografico possono influire sull'accuratezza finale, lo studio ecografico B-mode può non essere tuttavia diagnostico, soprattutto nelle lesioni ipoecogene, nei pazienti a rischio, quali quelli oncologici o con epatopatia cirrotica. Le successive scelte diagnostiche passano a questo punto necessariamente dall'imaging per una caratterizzazione lesionale non invasiva.

L'ecografia con mezzo di contrasto (*Contrast-Enhanced Ultrasonography*, CEUS) migliora la caratterizzazione e la stadiazione delle lesioni epatiche e dovrebbe, di conseguenza, essere la prima metodica impiegata per lo studio di una lesione epatica identificata in ecografia [1–3].

M. D'Onofrio, A. Ruzzenente, *Ecografia e procedure interventistiche percutanee*.
ISBN 978-88-470-1061-1.

Tomografia computerizzata

La classificazione delle lesioni focali epatiche in due grandi gruppi, benigne e maligne, implica varie tappe ben codificate nell'iter diagnostico da seguire sulla base degli aspetti tipici della lesione focale epatica.

L'accuratezza della TC bifasica nella caratterizzazione delle lesioni focali epatiche benigne è dell'86-91% [4]. Le principali lesioni focali epatiche maligne che possono richiedere procedure diagnostiche interventistiche percutanee sono l'epatocarcinoma, le metastasi, il colangiocarcinoma ed altri tumori maligni rari.

Epatocarcinoma

L'aspetto tipico dell'epatocarcinoma alla TC si evidenzia in fase arteriosa, con lesione tipicamente iperdensa in rapporto alla sua ipervascolarizzazione (Fig. 6.1). L'impregnazione di contrasto del tessuto neoplastico permette di distinguere la porsione vitale della neoplasia da quella necrotica, che permane costantemente ipodensa, soprattutto nelle lesioni di grosse dimensioni (Fig. 6.2). Identificare correttamente le zone vitali delle neoplasie è utile ai fini del *planning* di un'eventuale procedura diagnostica invasiva, nel senso che consente di guidare il prelievo su tessuto utile ai fi-

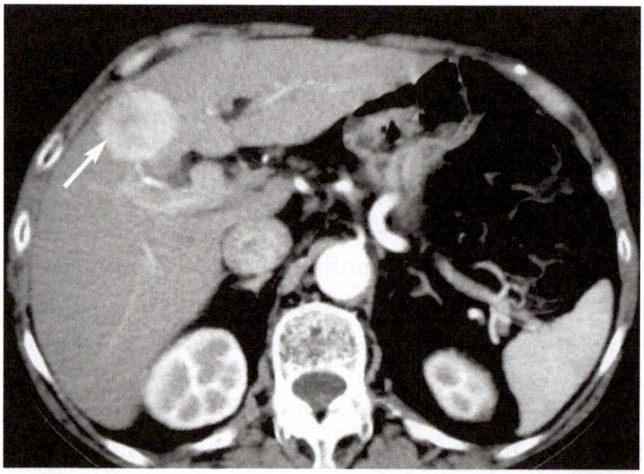

Fig. 6.1. Aspetto TC di epatocarcinoma. Piccola formazione espansiva ipervascolarizzata, quindi iperdensa (*freccia*) in fase post-contrastografica arteriosa, del IV segmento epatico

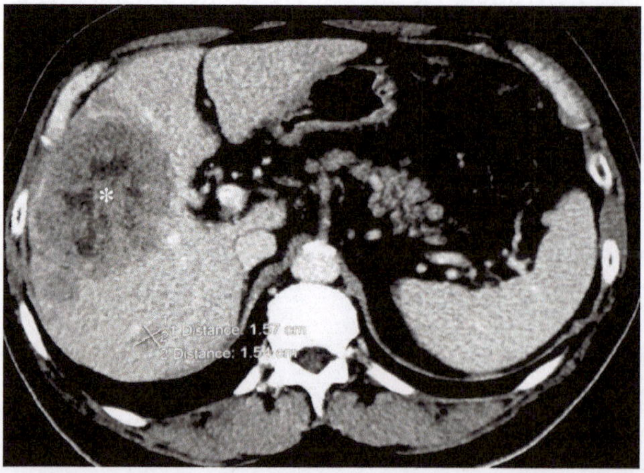

Fig. 6.2. Aspetto TC di epatocarcinoma. Voluminosa formazione espansiva del lobo epatico di destra che presenta enhancement disomogeneo in fase post-contrastografia arteriosa con aree ipoedense (*asterisco*) centrolesionali da riferire a necrosi. In adiacenza è misurata altra piccola formazione nodulare in rapporto alla multifocalità della malattia

ni diagnostici. In TC risulta inoltre spesso agevole l'identificazione di eventuali noduli satellite. Una piccola percentuale di epatocarcinomi (meno del 10%) è tuttavia ipovascolarizzata. Nella forma a crescita infiltrante, in fase contrastografica arteriosa risulta dimostrabile il tipico aspetto multinodulare confluente della neoplasia con assente demarcazione tra parenchima epatico normale e neoplasia con margini sfumati. La diagnosi con esame TC di questo tipo di epatocarcinoma, purtroppo non sempre di facile esecuzione, in rapporto alla pessima prognosi della lesione dovrebbe portare all'esclusione del paziente da eventuali trattamenti.

L'atipicità dell'aspetto TC degli epatocarcinomi, ad esempio l'ipovascolarizzazione, è un'indicazione alle procedure diagnostiche percutanee. Per la caratterizzazione dell'epatocarcinoma all'imaging è inoltre richiesta la concordanza di due metodiche diverse [5].

I valori di sensibilità riportati in Letteratura per l'identificazione dell'epatocarcinoma variano dall'88 al 94%, con valori di specificità compresi tra il 96 ed il 99% [6-8].

Metastasi

Le metastasi sono le lesioni maligne più frequenti nel parenchima epatico, che rappresenta uno degli organi più frequentemente interessati da tali lesioni. I tumori del tratto gastro-enterico, in particolare quelli del colon-retto, rappresentano la causa più frequente di metastasi al fegato. In fase post-contrastografica le metastasi presentano spesso un tenue anello di impregnazione di contrasto periferico, più evidente in fase arteriosa rispetto alla fase portale, risultando quindi ipodense in fase venosa (Fig. 6.3a) e tardiva. Questo aspetto semeiologico ne favorisce l'identificazione (Fig. 6.3b).

Le condizioni in cui è indicata la tipizzazione della lesione metastatica con procedure diagnostiche percutanee sono: presenza di lesione con aspetto di metastasi alla TC in assenza di un tumore primitivo noto; comparsa di una lesione con aspetto di metastasi alla TC in un paziente in cui la diffusione a distanza della malattia compor-

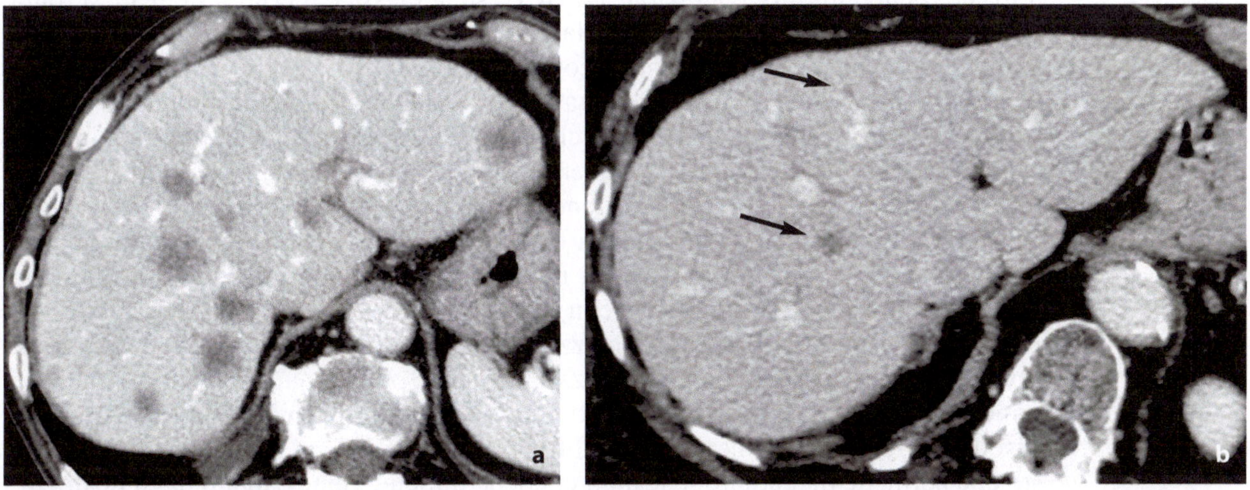

Fig. 6.3a, b. Aspetto TC di metastasi epatiche. **a** In fase post-contrastografica venosa le multiple lesioni secondarie risultano nettamente ipodense e localizzate ad entrambi i lobi. **b** In fase post-contrastografica venosa si riconoscono due piccole lesioni ripetitive ipodense (*frecce*) in ambito epatico

ti modificazione della stadiazione in sostanziale della prognosi e quindi della strategia terapeutica (ad esempio in presenza di un adenocarcinoma duttale pancreatico loco-regionalmente resecabile all'imaging).

Colangiocarcinoma e tumori rari

Le possibilità di caratterizzazione TC del colangiocarcinoma sono basse. Sia per il colangiocarcinoma periferico che per altri tumori epatici primitivi e secondari rari, l'imaging della lesione può risultare scarsamente informativo ai fini della tipizzazione, risultando spesso indispensabile il ricorso alle procedure interventistiche diagnostiche percutanee per ottenere una diagnosi finale. Il linfoma epatico, ad esempio, può talora insorgere come localizzazione primitiva della malattia, ma più frequentemente è secondario a localizzazioni linfoghiandolari e spleniche. L'imaging è scarsamente informativo ai fini della caratterizzazione della lesione, risultando invece indispensabile per la stadiazione sovra e sotto-diaframmatica.

Risonanza magnetica

La RM ha molteplici potenziali vantaggi per lo studio delle lesioni focali epatiche: la tipizzazione tissutale con le sequenze T1 e T2-dipendenti, l'elevata risoluzione di contrasto, l'acquisizione multiplanare diretta, nonché l'utilizzo dei mezzi contrasto epatospecifici e la diffusione.

Epatocarcinoma

L'aspetto degli epatocarcinomi alla RM dipende da molteplici fattori, quali grado di fibrosi, emorragia, *pattern* istologico, grado di necrosi e grado di steatosi. Nelle sequenze T1-dipendenti gli epatocarcinomi possono apparire isointensi, ipointensi od iperintensi rispetto al parenchima epatico normale. Nelle sequenze T2-dipendenti l'epatocarcinoma é generalmente iperintenso. La RM consente una diagnosi differenziale tra noduli di rigenerazione ed HCC: se la massa é iperintensa in T2 si tratta di un HCC, fino a prova contraria. Se la massa é ipointensa in T1 ed in T2, si tratta di un nodulo rigenerativo o displastico con accumulo di ferro. Se la massa é iperintensa in T1 ed ipo o isointensa in T2, si tratta di un nodulo displastico o un HCC di basso grado. Dopo somministrazione di chelati del Gadolinio, l'HCC presenta intensa captazione di mezzo di contrasto, generalmente in fase arteriosa, soprattutto se di dimensioni ridotte (Fig. 6.4). Una lesione ipervascolarizzata in fase arteriosa é molto probabilmente un HCC, tuttavia anche i noduli displastici e, a volte, quelli rigenerativi, possono mostrare simili gradi di impregnazione di contrasto. L'intensità della presa di contrasto varia soprattutto con il grado di necrosi nei tumori di maggiori dimensioni. La somministrazione di mezzi di contrasto SPIO (*Superparamegnetic Iron Oxide Particles*) permette di visualizzare gli HCC poiché questi hanno un numero minore di cellule di Kupffer, o addirittura ne sono privi. Il Mn-DPDP (Mangafodipir trisodium, Teslascan; Amersham Health, Princeton, NJ) é un altro mezzo di contrasto che permette di studiare le lesioni epatiche dubbie: viene captato dagli epatociti, risultando in un'aumentata intensità di segnale nelle sequenze in T1 e rendendo dunque possibile distinguere i tumori di origine epatocellulare dalle metastasi. L'HCC può mostrare impregnazione di contrasto in fase tardiva dopo somministrazione di

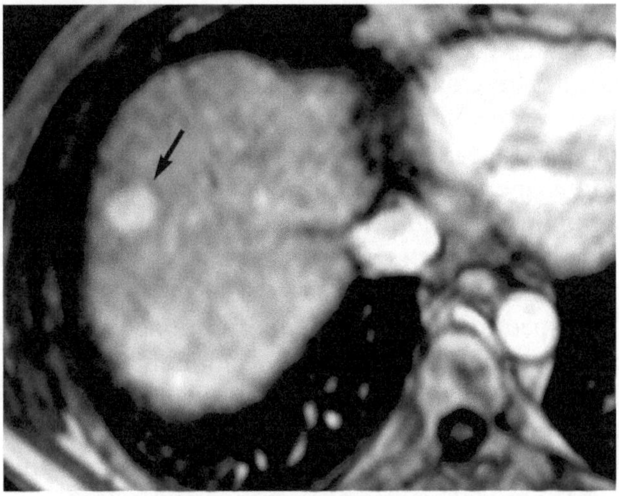

Fig. 6.4. Aspetto RM di epatocarcinoma. Piccola formazione espansiva ipervascolarizzata, quindi iperintensa (*freccia*) in fase post-contrastografica arteriosa, ben evidente alla cupola epatica

Mn-DPDP [9, 10], Gd- BOPTA [11] e Gd-EOB-DTPA [12], tuttavia si tratta di un reperto comune anche ad altri tumori epatocellulari primitivi, quali FNH ed adenoma.

Diversi Autori hanno riportato valori di sensibilità della RM per la diagnosi di epatocarcinoma superiori a quelli della TC e dell'ecografia [13-15].

L'utilizzo di imaging dinamico RM ad alta risoluzione con fette sottili (2-4 mm) é fondamentale per lo studio del fegato cirrotico, poiché molti epatocarcinomi sono di piccole dimensioni [16, 17]. Per la RM con mezzi di contrasto SPIO sono stati riportati valori di sensibilità dell'84,7% per lesione e del 94,7% per paziente [18].

Metastasi

La maggior parte delle metastasi appare ipointensa nelle sequenze T1-dipendenti ed iperintensa nelle sequenze T2-dipendenti (Fig. 6.5); esistono alcune eccezioni a questa regola, come ad esempio il melanoma metastatico, che appare iperintenso in T1.

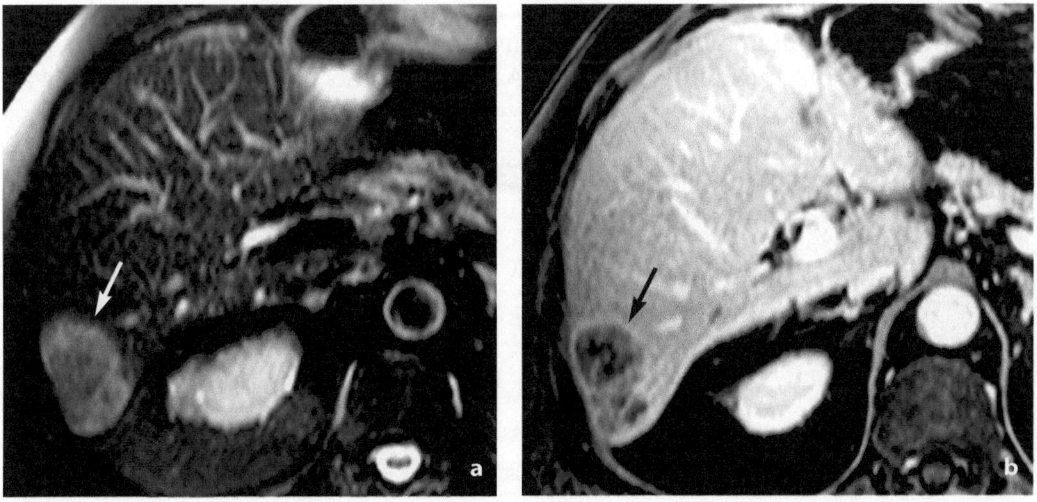

Fig. 6.5a, b. Aspetto RM di metastasi epatica. Formazione espansiva lievemente e disomogeneamente iperintensa (*freccia* in **a**) nelle sequenze T2-dipendenti al VI segmento epatico. La formazione espansiva è ipovascolarizzata, quindi ipointensa (*freccia* in **b**) in fase dinamica

Le sequenze fortemente T2 dipendenti sono particolarmente utili per la diagnosi differenziale con le lesioni benigne, che usualmente hanno un'intensità di segnale più elevata. Le metastasi hanno generalmente intensità di segnale eterogenea e margini irregolari e sfumati in T2; é inoltre possibile riconoscere un aspetto a bersaglio, con una porzione centrale iperintensa circondata da un alone di intensità di segnale inferiore a quella della parte centrale, ma superiore a quella del parenchima normale. La somministrazione di mezzi di contrasto endovena può migliorare l'identificazione delle lesioni focali (Fig. 6.5). Le metastasi hanno un'impregnazione di contrasto eterogenea e possono mostrare aree necrotiche centrali. L'utilizzo di mezzi di contrasto epatospecifici migliora l'identificazione e la caratterizzazione delle metastasi epatiche (Fig. 6.6). Il Gd-BOPTA (Gadolinium-BOPTA; Bracco, Milano, Italia) risulta in un *enhancement* del parenchima epatico più selettivo e prolungato, che permette di superare i problemi di *timing* di acquisizione che si hanno con il Gd-DTPA. Anche il Mangafodipir trisodium (Mn-DPDP) risulta in un aumentato rapporto segnale-rumore ed in un *enhancement* epatico prolungato (il cui picco dura circa 30 minuti), mentre le metastasi non mostrano *enhancement* significativo. I mezzi di contrasto SPIO ed USPIO (*Ultrasmall Superparamagnetic Iron Oxide Particles*) sono particelle di ossidi di ferro che riducono il segnale del parenchima epatico normale, riducendo il tempo di rilassamento T2 per effetto della suscettibilità magnetica: le immagini acquisite ad un'ora dalla somministrazione mostrano l'attività fagocitica del fegato, mentre le metastasi non captano il mezzo di contrasto perché prive di cellule di Kupffer e quindi appaiono iperintense rispetto al parenchima normale. È riportato che l'impiego di mezzi di contrasto epatospecifici possa migliorare l'identificazione e la caratterizzazione delle metastasi epatiche [19].

Colangiocarcinoma e tumori rari

La RM del sistema biliare si avvale tipicamente di una combinazione di immagini fortemente dipendenti in T2 a fette sottili ed a fette spese. In tale modo il sistema biliare extraepatico può essere visualizzato accuratamente fino a livello della biforcazione del dotto epatico [20, 21]. La visualizzazione delle vie biliari intraepatiche non dilatate può essere migliorata dalla somministrazione di mezzi di contrasto ad escrezione biliare: il Mn-DPDP ed il Gd-BOPTA; quest'ultimo viene escreto per il 2-4% nella bile [22, 23].

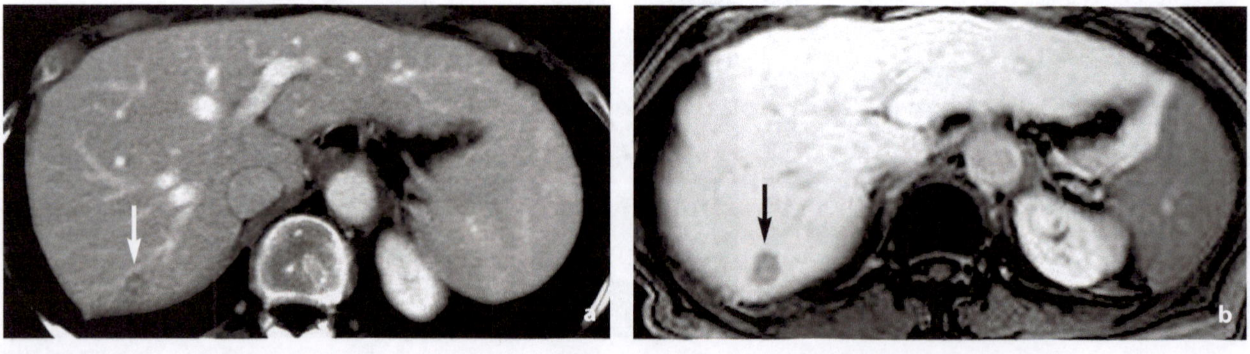

Fig. 6.6a, b. Aspetto RM di metastasi epatica. **a** Allo studio TC, in fase venosa, risulta mal riconoscibile piccola lesione focale (*freccia*) del VII segmento epatico; **b** Risulta invece nettamente ipointensa (*freccia*) all'esame RM con mezzo di contrasto epatospecifico (Gd-BOPTA) a parziale escrezione biliare, consentendone immediata ed agevole identificazione

Lim e coll ha dimostrato che la colangiografia RM con Gd-BOPTA permette di ottenere risultati migliori di quella con Mn-DPDP nella visualizzazione delle vie biliari non dilatate [24].

6.2.2. Follow-up post-procedura

Non é richiesto un follow-up dopo le procedure interventistiche diagnostiche percutanee. In caso di dolore addominale post-procedura la prima indagine che viene generalmente effettuata é l'ecografia. In caso di sintomatologia più importante, o nel sospetto clinico di complicanza emorragica, é indicata l'esecuzione di una TC con mezzo di contrasto endovena che permette di riconoscere eventuali raccolte, ematomi o sanguinamenti attivi.

6.3. Procedure terapeutiche

6.3.1. Planning pre-procedura

Caratterizzata la natura neoplastica della lesione, per la scelta dell'iter terapeutico ne risulta indispensabile le stadiazione. Lesioni neoplastiche resecabili dovrebbero essere direttamente indirizzate all'intervento chirurgico, mentre lesioni neoplastiche non resecabili devono essere sottoposte a trattamento percutaneo [25, 26].

Tomografia computerizzata

La diagnostica per immagini, più spesso la TC, è dirimente per la scelta del trattamento e la fattibilità, in termini di valenza clinica e sicurezza, della procedura.

In percentuale l'epatocarcinoma è la lesione che più frequentemente viene trattata per via percutanea. La presenza della capsula è associata alle forme di epatocarcinoma ben differenziate e ad una prognosi migliore (Fig. 6.7). Il riconoscimento di una capsula integra all'indagine TC testimonierebbe l'assenza di embolizzazione microvascolare del tumore nel parenchima epatico circostante, con conseguente minore ricorrenza di malattia dopo trattamento. Inoltre, la presenza di una capsula condiziona in maniera importante la riuscita del trattamento percutaneo, in quanto contenendo alcol (PEI) o calore (RFTA) favorirebbe la necrosi tumorale in corso di trattamento percutaneo.

La TC si rivela inoltre metodica efficace per la valutazione dell'invasione delle strutture vascolari, fenomeno abbastanza usuale nel caso di HCC, risultando particolarmente frequente l'interessamento dei vasi portali maggiori che depone per una prognosi peggiore (Fig. 6.8). È stata riportata una correlazione statisticamente significativa tra le dimensioni del tumore e l'invasione venosa portale [27, 28]. Nello studio dei rapporti vascolari della neoplasia, l'affidabilità diagnostica della MDCT (*Multidetector Computed Tomography*) è sicuramente incrementata dall'utilizzo delle ricostruzioni multiplanari. Inoltre, in stadi avanzati non è infrequente la metastatizzazione a distanza dell'epatocarcinoma: le capacità diagnostiche descritte per la TC sono di fondamentale importanza per la sua stadiazione pre-procedura.

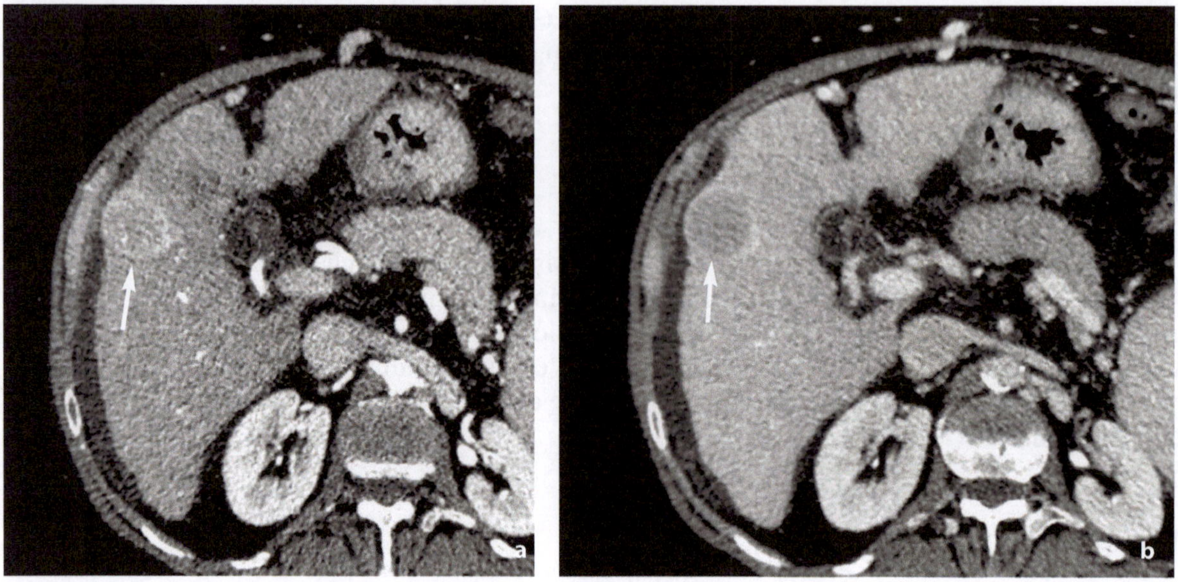

Fig. 6.7a, b. Epatocarcinoma capsulato. **a** All'esame TC in fase post-contrastografica arteriosa si rileva formazione espansiva tenuemente iperdensa (*freccia*) lungo il profilo laterale delle porzioni caudali del lobo epatico di destra. **b** In fase post-contrastografica venosa la lesione risulta evidentemente capsulata (*freccia*)

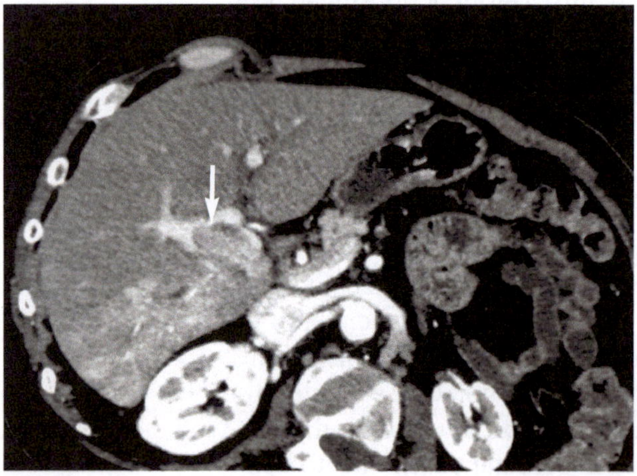

Fig. 6.8. Epatocarcinoma angioinvasivo. Formazione espansiva multinodulare confluente del VI segmento che invade il ramo destro della vena porta (*freccia*)

L'alcolizzazione (PEI) era inizialmente impiegata come palliativo per le neoplasie epatiche non resecabili [29]. A partire dalla Conferenza di Barcellona del 2000, la PEI è stata in consenso etichettata come opzione terapeutica dell'epatocarcinoma [5]. L'alcolizzazione percutanea, dunque, permane impiegata per il trattamento palliativo degli epatocarcinomi voluminosi, spesso in associazione con la radiofrequenza, risultando tuttavia indicata per il trattamento degli epatocarcinomi piccoli in sede periferica sottoglissoniana o peri-ilare. È inoltre riportata in Letteratura l'alcolizzazione delle metastasi epatiche [30].

La termoablazione (RFTA) è indicata sia per il trattamento degli epatocarcinomi che delle metastasi [31]. È riportato in Letteratura il valore stimato della percentuale di resecabilità degli epatocarcinomi e delle metastasi, che si assesta tra il 5 ed il 15% [32-34]. La termoablazione rimane una terapia locale è deve dunque essere applicata ai tumori confinati nel fegato, in assenza di diffusione vascolare e/o a distanza della neoplasia. È indicata per lesioni focali epatiche con aspetto nodulare da crescita espansiva all'imaging. Il tumore dovrebbe essere uninodulare o se multinodulare preferibilmente con numero entro le 4-5 lesioni [31]. Per il trattamento di RFTA le dimensioni ideali del tumore epatico sono generalmente quelle contenute entro i 4-5 cm (Figg. 6.1, 6.4, 6.7). La sede periferica superficiale della neoplasia, e quindi la vicinanza ad organi adiacenti quali il colon o la pleura, nonché la vicinanza alla colecisti ed all'ilo epatico, sono tutte condizioni a rischio di complicanze nel trattamento con RFTA.

Per quanto riguarda i risultati clinici, studi recenti hanno dimostrato come la resezione epatica migliori la sopravvivenza, rispetto alla RFTA, nel trattamento dell'epatocarcinoma su cirrosi [26, 35]. Tuttavia la termoablazione viene riportata equivalente alla resezione chirurgica in un gruppo selezionato di pazienti con classe Child-Pugh B, HCC multipli o HCC con diametro fino a 3 cm [36]. Lencioni e coll ha dimostrato che nei pazienti non candidati alla chirurgia con cirrosi di classe Child A o B con HCC singolo e diametro fino a 5 cm, o fino a 3 lesioni con diametro fino a 3 cm, la termoablazione ottiene buoni risultati e la prognosi dipende dalla classe Child (P=0.0006) e dal numero di tumori (P=0,0133) [37].

Per quanto riguarda la valenza clinica nel trattamento delle metastasi epatiche, quello percutaneo delle lesioni focali epatiche maligne è indicato in assenza di metastatizzazione diffusa del fegato e/o metastatizzazione a distanza. Nel caso delle metastasi epatiche, una precoce localizzazione delle lesioni ed una precisa stima del loro numero, dimensioni e localizzazione segmentale sono richieste per identificare i pazienti candidabili all'intervento chirurgico e per decidere il piano terapeutico più adeguato.

Attualmente l'evoluzione tecnologica della TC ha permesso di ottenere un evidente miglioramento nella stadiazione della patologia epatica, migliorando da un punto di vista clinico l'approccio metodologico al trattamento della patologia primitiva e metastatica del fegato. Identificare in maniera precisa il numero e la tipologia dell'epatocarcinoma e delle metastasi epatiche rappresenta l'elemento fondamentale nella pianificazione del trattamento chirurgico, percutaneo o medico.

Risonanza magnetica

La RM ripete le possibilità descritte per la TC circa la scelta del trattamento e la fattibilità, in termini di valenza clinica e sicurezza, della procedura. Risulta tuttavia meno utilizzata per il maggiore costo e, soprattutto, per la minor accessibilità e panoramicità stadiativa. L'impiego dei mezzi di contrasto epatospecifici, come già detto, migliora l'identificazione delle metastasi epatiche [19]. Ne segue che l'esame RM con mezzi di contrasto epatospecifici dovrebbe essere selettivamente impiegato nei casi in cui l'identificazione, o conferma, di una lesione focale cambi radicalmente il protocollo terapeutico ed il giudizio prognostico.

La RM può avere un peculiare applicazione nel *planning* del drenaggio degli ascessi nel caso in cui si sospetti il coinvolgimento/comunicazione con il sistema biliare [38, 39]. La comunicazione con le vie biliari potrebbe avere importati ricadute cliniche ai fini della diffusione dell'infezione (colangite) ed ai fini della durata del trattamento [40]. Il drenaggio delle vie biliari deve quindi essere programmato in associazione a quello dell'ascesso epatico. La comunicazione delle raccolte ascessuali intraepatiche può anche essere ricercata nel follow-up, spesso con esami contrastografici (fistolografia TC), in quanto la dimostrazione del coinvolgimento delle vie biliari può risultare più agevole, risoltosi con il drenaggio l'effetto compressivo dell'ascesso sulle strutture adiacenti.

6.3.2. Follow-up post-procedura

Il follow-up dopo le procedure interventistiche terapeutiche ablative può essere effettuato con diverse modalità di imaging: US, CEUS, CT e RM.

L'utilizzo dell'ecografia con mezzo di contrasto permette di controllare l'esito della procedura subito dopo la fine della stessa ed a distanza [41]. Il gruppo BCLC (*Barcelona Clinic Liver Cancer*) ha dimostrato che l'esame CEUS ad un mese dalla procedura ha un alto valore di accuratezza diagnostica (sensibilità del 91%, specificità del 97% ed accuratezza del 95%) rispetto alla TC nella valutazione della risposta al trattamento percutaneo [42]. Solbiati e coll ha riportato che l'introduzione dell'uso della CEUS, durante le procedure interventistiche terapeutiche e subito alla fine delle stesse, ha consentito di ridurre la percentuale di lesioni trattate parzialmente dal 16,1% al 5,9% [43].

La TC con mezzo di contrasto é la metodica imaging più utilizzata per la valutazione della risposta terapeutica alle procedure percutanee per l'HCC [43-49]. Come proposto da Lim (vedi sopra), un intervallo di tempo di 1-3 mesi dalla procedura sembra essere il momento ideale per la valutazione. Al follow-up le lesioni completamente trattate appaiono ipodense (Fig. 6.9), senza foci di *enhancement* sia all'interno della lesione che alla sua periferia. Dovrebbe inoltre essere presente, per sicurezza, un margine periferico di 0,5-1 cm di tessuto epatico normale ablato [50]. A lungo termine si può vedere una riduzione in volume della lesione. La presenza di *en-*

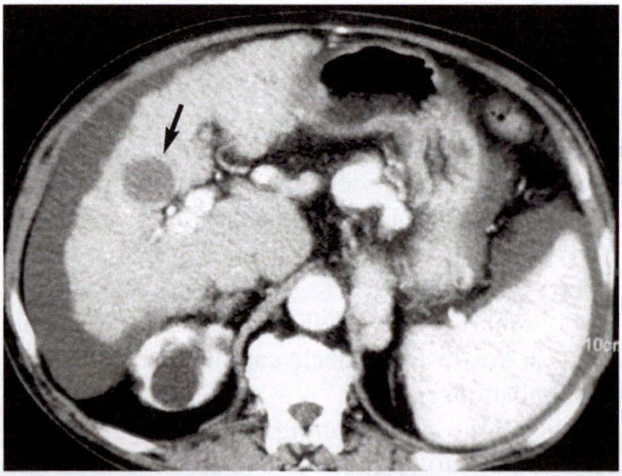

Fig. 6.9. Epatocarcinoma trattato con termoablazione. Lesione epatica completamente avascolare, quindi ipodensa (*freccia*) in fase dinamica

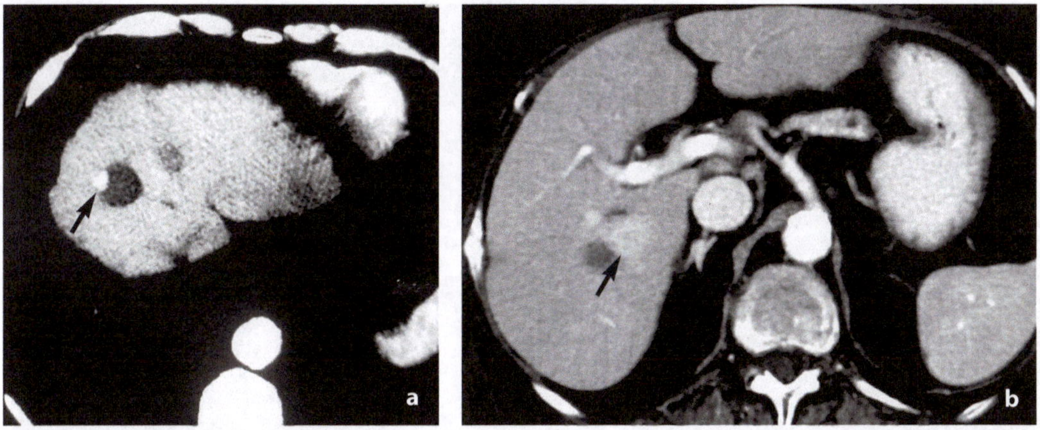

Fig. 6.10a, b. Recidiva di epatocarcinoma post-termoablazione. **a** In fase post-contrastografica arteriosa la lesione, sottoposta a trattamento termoablativo, presenta minuto gettone ipervascolarizzatà, quindi iperdenso (*freccia*). **b** In fase post-contrastografica arteriosa tardiva si riconosce evidente ripresa di malattia come formazione espansiva disomogeneamente vascolarizzata, quindi tenuemente iperdensa (*freccia*), a ridosso di area ipodensa in esiti di termoablazione di epatocarcinoma epatico

hancement focale dovrebbe sempre essere considerata segno di malattia residua o recidiva (Fig. 6.10); l'assenza di *enhancement* ai controlli a breve termine, entro 3 mesi dalla procedura, non significa sempre trattamento riuscito, in quanto i follow-up successivi possono mostrare ripresa di malattia in sede periferica. D'altro canto, la presenza di *enhancement* nel follow-up ad 1 mese dal trattamento può anche essere legata alla reazione infiammatoria all'insulto termico: di solito l'impregnazione di contrasto da iperemia reattiva ha spessore uniforme ed abbraccia la lesione trattata, risultando poi iper o isodenso nelle fasi portale e tardiva [50].

Anche la RM con Gadolinio può essere utilizzata per il follow-up post trattamento [51]. Le caratteristiche delle lesioni trattate con successo o meno sono sovrapponibili a quelle viste in TC. La necrosi completa della neoplasia, trattata in completa assenza di tessuto tumorale residuo, influenzano la sopravvivenza dopo RFTA [52]. L'effetto terapeutico della radiofrequenza nel trattamento delle lesioni primitive (epatocarcinoma) e secondarie (metastasi epatiche) del fegato è oggetto di numerosissime segnalazioni in Letteratura [25, 53-62].

Il follow-up imaging del drenaggio di ascessi epatici è importante e spesso affidato all'esame TC. Se il trattamento percutaneo non comporta un miglioramento del quadro clinico o una riduzione volumetrica della lesione va sospettata, specie se in presenza di dati laboratoristici indicativi, la presenza di una comunicazione con il sistema biliare [63]. Ne segue la necessità di una valutazione, diretta o indiretta, con esame RM o TC, dell'integrità del sistema biliare. In particolare, in corso di esame TC, l'iniezione di mezzo di contrasto nella raccolta consente di visualizzare/escludere eventuali tragitti fistolosi (fistolografia TC) di comunicazione con le vie biliari (Fig. 6.11).

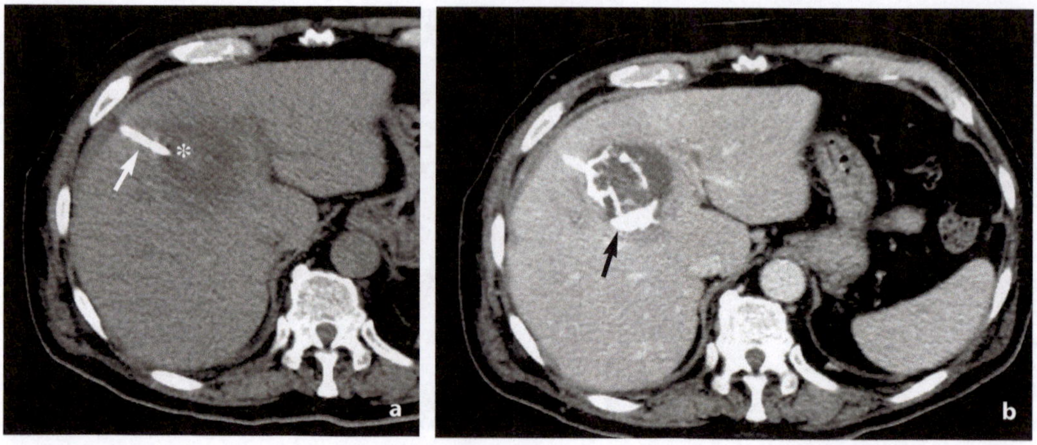

Fig. 6.11a, b. Fistolografia TC . **a** Attraverso catetere di drenaggio (*freccia*) viene introdotto mezzo di contrasto nell'ascesso epatico, al fine di documentare l'assenza di una comunicazione della lesione (*asterisco*) con le vie biliari intraepatiche, non opacizzate in questo caso in cui si assiste, invece, al ristagno del mezzo di contrasto nella raccolta, con formazione di immagine di livello (*freccia* in **b**)

6.4. Key Points

1. La caratterizzazione e la stadiazione dei tumori primitivi e secondari del fegato deve essere affidata, in prima istanza, all'esame TC.
2. La caratterizzazione e la stadiazione delle lesioni solide del fegato può risultare più accurata all'esame RM con mezzi di contrasti organospecifici.
3. Le procedure interventistiche diagnostiche sono indicate per la diagnosi di tumori del fegato non resecabili e non diagnosticabili in maniera non invasiva.
4. La caratterizzazione e la stadiazione dei tumori primitivi e secondari del fegato devono precedere le procedure interventistiche terapeutiche.
5. Nelle procedure terapeutiche ablative ecoguidate del fegato, il controllo perfusionale immediato con ecografia con mezzo di contrasto è mandatorio.
6. Il follow-up delle terapie ablative del fegato è affidato all'esame TC.

Bibliografia

1. Claudon M, Cosgrove D, Albrecht T et al (2008) Guidelines and good clinical practice recommendations for contrast enhanced ultrasound (CEUS) - update 2008. Ultraschall Med 29:28-44
2. Forner A, Vilana R, Ayuso C et al (2008) Diagnosis of hepatic nodules 20 mm or smaller in cirrhosis: Prospective validation of the noninvasive diagnostic criteria for hepatocellular carcinoma. Hepatology 47:97-104
3. Faccioli N, D'Onofrio M, Comai A, Cugini C (2007) Contrast-enhanced ultrasonography in the characterization of benign focal liver lesions: activity-based cost analysis. Radiol Med 112:810-820
4. Kamel IR, Choti MA, Horton KM et al (2003) Surgically staged focal liver lesions: accuracy and reproducibility of dual-phase helical CT for detection and characterization. Radiology 227:752-757
5. Bruix J, Sherman M, Llovet JM et al (2001) Clinical management of hepatocellular carcinoma. Conclusions of the Barcelona-2000 EASL Conference. Journal of Hepatology 35:421-430
6. Jang HJ, Lim JH, Lee SJ et al (2000) Hepatocellular carcinoma: are combined CT during arterial

portography and CT hepatic arteriography in addition to triple-phase helical CT all necessary for preoperative evaluation? Radiology 15:373-380

7. Kang BK, Lim JH, Kim SH et al (2003) Preoperative depiction of hepatocellular carcinoma: ferumoxides-enhanced MR imaging versus triple-phase helical CT. Radiology 226:79-85
8. Lim JH, Park CK (2004) Hepatocellular carcinoma in advanced liver cirrhosis: CT detection in transplant patients. Abdom Imaging 29:203-207
9. Murakami T, Baron RL, Peterson MS et al (1996) Hepatocellular carcinoma: MR imaging with Mangafodipir trisodium (Mn-DPDP). Radiology 200:69-77
10. Rofsky NM, Weinreb JC, Bernardino ME et al (1993) Hepatocellular tumors: characterization with Mn-DPDP-enhanced MR imaging. Radiology 188:53-59
11. Manfredi R, Maresca G, Baron RL et al (1999) Delayed MR imaging of hepatocellular carcinoma enhanced by gadobenate dimeglumine (Gd-BOPTA). J Magn Reson Imaging 9:704-710
12. Huppertz A, Haraida S, Kraus A et al (2005) Enhancement of focal liver lesions at gadoxetic acid-enhanced MR imaging: correlation with histopathologic findings and spiral CT—initial observations. Radiology 234:468-478
13. Eubank WB, Wherry KL, Maki JH et al (2002) Preoperative evaluation of patients awaiting liver transplantation: comparison of multiphasic contrast-enhanced 3D magnetic resonance to helical Computed Tomography examinations. J Magn Reson Imaging 16:565-575
14. Mori K, Scheidler J, Helmberger T et al (2002) Detection of malignant hepatic lesions before orthotopic liver transplantation: accuracy of ferumoxides-enhanced MR imaging. AJR Am J Roentgenol 179:1045-1051
15. Rode A, Bancel B, Douek P et al (2001) Small nodule detection in cirrhotic livers: evaluation with US, spiral CT, and MRI and correlation with pathologic examination of explanted liver. J Comput Assist Tomogr 25:327-336
16. Krinsky GA, Lee VS, Theise ND et al (2001) Hepatocellular carcinoma and dysplastic nodules in patients with cirrhosis: prospective diagnosis with MR imaging and explantation correlation. Radiology 219:445-454
17. Holland AE, Hecht EM, Hahn WY et al (2005) Importance of small (< or = 20 mm) enhancing lesions seen only during the hepatic arterial phase at MR imaging of the cirrhotic liver: evaluation and comparison with whole explanted liver. Radiology 237:938-944
18. Kim YK, Kwak HS, Kim CS et al (2006) Hepatocellular Carcinoma in Patients with Chronic Liver Disease: Comparison of SPIO-enhanced MR Imaging and 16-Detector Row CT. Radiology 238:531-41
19. Schneider G, Grazioli L, Saini S (2003) Contrast Agents for liver MR Imaging in: MRI of the liver. Springer, Berlin Heidelberg, New York
20. Schroeder T, Malago M, Debatin JF et al (2005) "All-in-one" imaging protocols for the evaluation of potential living liver donors: comparison of magnetic resonance imaging and multidetector computed tomography. Liver Transpl 11:776-787
21. Taourel P, Bret PM, Reinhold C et al (1996) Anatomic variants of the biliary tree: diagnosis with MR cholangiopancreatography. Radiology 199:521-527
22. Petersein J, Spinazzi A, Giovagnoni A et al (2000) Focal liver lesions: evaluation of the efficacy of gadobenate dimeglumine in MR imaging - a multicenter phase III clinical study. Radiology 215:727-736
23. Spinazzi A, Lorusso V, Pirovano G et al (1999) Safety, tolerance, biodistribution and MR imaging enhancement of the liver with gadobenate dimeglumine: results of clinical pharmacologic and pilot imaging studies in nonpatient and patient volunteers. Acad Radiol 6:282-291
24. Lim JS, Kim MJ, Jung YY, Kim KW (2005) Gadobenate dimeglumine as an intrabiliary contrast agent: comparison with mangafodipir trisodium with respect to non-dilated biliary tree depiction. Korean J Radiol 6:229-34
25. Lencioni R, Crocetti L (2007) Radiofrequency ablation of liver cancer. Tech Vasc Interv Radiol 10: 38-46
26. Guglielmi A, Ruzzenente A, Valdegamberi A et al (2008) Radiofrequency ablation versus surgical resection for treatment of hepatocellular carcinoma in cirrhosis. J Grastrointest Surg 12: 192-198
27. Karahan OI, Yikilmaz A, Isin S, Orhan S (2003) Characterization of hepatocellular carcinomas with triphasic CT and correlation with histopathologic findings. Acta Radiol 44:566-571
28. Baron RL, Brancatelli G (2004) Computed Tomographic imaging of hepatocellular carcinoma. Gastroenterol 127:133-143
29. Livraghi T, Festi D, Monti F et al (1986) US-guided percutaneous alcohol injection of small hepatic and abdominal tumors. Radiology 61:309-312

30. Giovannini M (2002) Percutaneous alcohol ablation for liver metastasis. Semin Oncol. 29:192-195
31. Lencioni R, Crocetti L (2005) Radiofrequency ablation. In: vanSonnenberg E, McMullen W, Solbiati S (eds) Tumor Ablation. Springer, Berlin, Heidelberg, New York, pp 205-218
32. Livraghi T, Bolondi L, Buscarini L et al (1995) No treatment, resection and ethanol injection in hepatocellular carcinoma: a retrospective analysis of survival in 391 patients with cirrhosis. Italian Cooperative HCC Study Group. J Hepatol 22:522-526
33. Shiina S, Tagawa K, Unuma T et al (1991) Percutaneous ethanol injection therapy for hepatocellular carcinoma. A histopathologic study. Cancer 68:1524-1530
34. Orlando A, Cottone M, Virdone R et al (2003) Treatment of small hepatocellular carcinoma associated with cirrhosis by percutaneous ethanol injection. A trial with a comparison group. Scand J Gastroenterol 32:598-603
35. Vivarelli M, Guglielmi A, Ruzzenente A et al (2004) Surgical resection versus percutaneous radiofrequency ablation in the treatment of hepatocellular carcinoma on cirrhotic liver. Ann Surg 240:102-107
36. Guglielmi A, Ruzzenente A, Valdegamberi A et al (2008) Radiofrequency ablation versus surgical resection for the treatment of hepatocellular carcinoma in cirrhosis. J Gastrointest Surg 12:192-198
37. Lencioni R, Cioni D, Crocetti L et al (2005) Early-stage hepatocellular carcinoma in patients with cirrhosis: long-term results of percutaneous image-guided radiofrequency ablation. Radiology 234:961-967
38. Hanbidge AE, Buckler PM, O' Malley ME, Wilson SR (2004) From the RSNA refresher courses: imaging evaluation for acute pain in the right upper quadrant. RadioGraphics 24:1117-1135
39. Menu Y, Vuillerme MP (2002) Non-traumatic abdominal emergencies: imaging and intervention in acute biliary conditions. Eur Radiol 12:2397-2406
40. Sugiyama M, Atomi Y (2002) Risk factors predictive of late complications after endoscopic sphincterotomy for bile duct stones: long-term (more than 10 years) follow-up study. Am J Gastroenterol 97:2763-2767
41. Bolondi L, Correas JM, Lencioni R et al (2007) New perspectives for the use of contrast-enhanced liver ultrasound in clinical practice. Dig Liver Dis 39:187-195
42. Vilana R, Bianchi L, Varela M et al (2006) Is microbubble-enhanced ultrasonography sufficient for assessment of response to percutaneous treatment in patients with early hepatocellular carcinoma? Eur Radiol 16:2454-2462
43. Solbiati L, Ierace T, Tonolini M, Cova L (2004) Guidance and monitoring of radiofrequency liver tumor ablation with contrast-enhanced ultrasound. Eur J Radiol 51 [Suppl]:S19-23
44. Gazelle GS, Goldberg SN, Solbiati L, Livraghi T (2000) Tumor ablation with radio-frequency energy. Radiology 217:633-646
45. Lim HK, Han JK (2002) Hepatocellular carcinoma: evaluation of therapeutic response to interventional procedures. Abdom Imaging 27:168-179
46. Lim HK, Choi D, Lee WJ et al (2001) Hepatocellular carcinoma treated with percutaneous radiofrequency ablation: evaluation with follow-up multiphase helical CT. Radiology 221:447-454
47. Mitsuzaki K, Yamashita Y, Nishiharu T et al (1998) CT appearance of hepatic tumors after microwave coagulation therapy. AJR Am J Roentgenol 171:1397-1403
48. Bartolozzi C, Lencioni R, Caramella D et al (1994) Hepatocellular carcinoma: CT and MR features after transcatheter arterial embolization and percutaneous ethanol injection. Radiology 191:123-128
49. Ebara M, Kita K, Sugiura N et al (1995) Therapeutic effect of percutaneous ethanol injection on small hepatocellular carcinoma: evaluation with CT. Radiology 195:371-377
50. Kim SK, Lim HK, Kim YH et al (2003) Hepatocellular carcinoma treated with radio-frequency ablation: spectrum of imaging findings. RadioGraphics 23:107-121
51. Sironi S, Livraghi T, Meloni F et al (1999) Small hepatocellular carcinoma treated with percutaneous RF ablation: MR imaging follow-up. AJR Am J Roentgenol 173:1225-1229
52. Guglielmi A, Ruzzenente A, Sandri M et al (2007) Radio frequency ablation for hepatocellular carcinoma in cirrhotic patients: prognostic factors for survival. J Gastrointest Surg 11:143-149
53. Lencioni R, Crocetti L, Cioni D et al (2004) Percutaneous radiofrequency ablation of hepatic colorectal metastases: technique, indications, results, and new promises. Invest Radiol 39:689-697
54. Gillams AR, Lees WR (2004) Radio-frequency ablation of colorectal liver metastases in 167 patients. Eur Radiol 14:2261-2267
55. Berber E, Pelley R, Siperstein AE (2005) Predictors of survival after radiofrequency thermal ablation of colorectal cancer metastases to the liver: a prospective study. J Clin Oncol 23:1358-1364
56. Lencioni R, Cioni D, Crocetti L et al (2005) Early-stage hepatocellular carcinoma in patients with

cirrhosis: long-term results of percutaneous image-guided radiofrequency ablation. Radiology 234:961-967
57. Tateishi R, Shiina S, Teratani T et al (2005) Percutaneous radiofrequency ablation for hepatocellular carcinoma. An analysis of 1000 cases. Cancer 103:1201-1209
58. Cabassa P, Donato F, Simeone F et al (2006) Radiofrequency ablation of hepatocellular carcinoma: long-term experience with expandable needle electrodes. AJR Am J Roentgenol 186:S316-321
59. Choi D, Lim HK, Rhim H et al (2007) Percutaneous radiofrequency ablation for early-stage hepatocellular carcinoma as a first-line treatment: long-term results and prognostic factors in a large single-institution series Eur Radiol 17:684-692
60. Solbiati L, Livraghi T, Goldberg SN et al (2001) Percutaneous radio-frequency ablation of hepatic metastases from colorectal cancer: long-term results in 117 patients. Radiology 221:159-166
61. Jakobs TF, Hoffmann RT, Trumm C et al (2006) Radiofrequency ablation of colorectal liver metastases: mid-term results in 68 patients. Anticancer Res 26:671-680
62. Sørensen SM, Mortensen FV, Nielsen DT (2007) Radiofrequency ablation of colorectal liver metastases: long-term survival. Acta Radiol 48:253-258
63. Sugiyama M, Atomi Y, Singh A et al (2006) Imaging-guided catheter drainage of abdominal collections with fistulous pancreaticobiliary communication. AJR Am J Roentgenol 187:1591-1596

7 Diagnostica per immagini: pancreas

Giulia Zamboni, Mirko D'Onofrio, Roberto Pozzi Mucelli

7.1. Introduzione

Le procedure interventistiche percutanee imaging-guidate vengono spesso utilizzate nell'iter diagnostico e terapeutico della patologia pancreatica. La giustificazione della procedura interventistica, diagnostica o terapeutica, deriva da una corretta valutazione imaging della localizzazione e dell'estensione della patologia (*planning* pre-procedura). La valutazione della corretta esecuzione della procedura (successo tecnico) e del trattamento della patologia (successo clinico) è spesso affidata al controllo con metodiche di imaging (*follow-up*).

7.2. Procedure diagnostiche

7.2.1. Planning pre-procedura

È ormai opinione consolidata che i tumori solidi del pancreas che appaiano resecabili all'imaging diagnostico non debbano essere sottoposti a prelievo citologico o istologico: un prelievo negativo, infatti, non escluderebbe la diagnosi di tumore ed inoltre il rischio di *seeding* tumorale, per quanto basso, non può mai essere escluso [1].

La caratterizzazione di una lesione pancreatica, rappresentando il primo passo per una corretta pianificazione delle procedure diagnostiche interventistiche, richiede la corretta valutazione della struttura, solida o cistica, e vascolarizzazione della stessa. Le lesioni pancreatiche solide possono essere studiate in modo ottimale sia con la TC (Fig. 7.1) che con la RM (Fig. 7.2). Le lesioni pancreatiche cistiche vengono invece preferibilmente studiate con la RM.

Il secondo passo per il *planning* delle procedure diagnostiche, caratterizzata la natura neoplastica della lesione, consiste nella valutazione della sua eventuale resecabilità. Le lesioni neoplastiche solide resecabili (Fig. 7.3, 7.4) dovrebbero essere direttamente indirizzate all'intervento chirurgico, mentre le lesioni neoplastiche non resecabili (Fig. 7.5) devono essere sottoposte a prelievo citologico o istologico, indispensabile per una corretta impostazione delle terapie palliative [2].

M. D'Onofrio, A. Ruzzenente, *Ecografia e procedure interventistiche percutanee*.
ISBN 978-88-470-1061-1. © Springer 2008

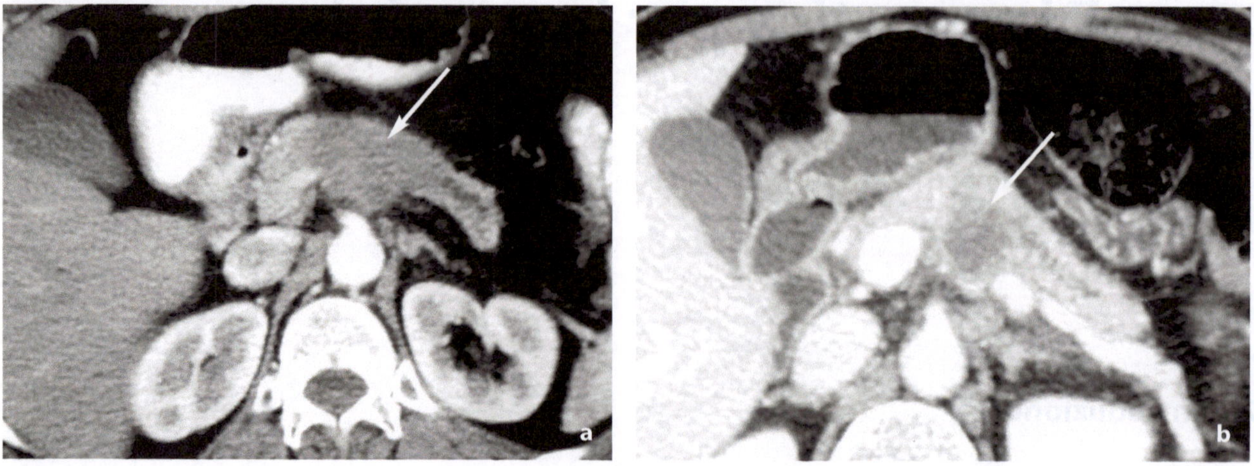

Fig. 7.1a, b. Aspetto TC dell'adenocarcinoma duttale del pancreas. **a** Formazione espansiva solida (*freccia*) del corpo pancreatico, ipodensa in fase pancreatica con retrodilatazione del dotto di Wirsung. **b** Formazione espansiva solida (*freccia*) del corpo pancreatico, ipodensa in fase venosa con retrodilatazione del dotto di Wirsung

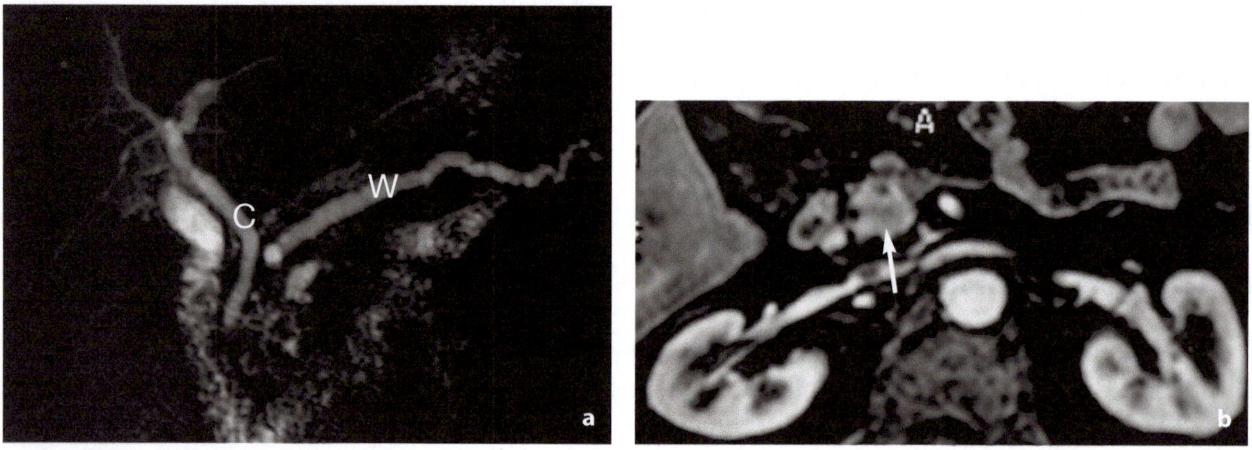

Fig. 7.2a, b. Aspetto RM dell'adenocarcinoma duttale del pancreas. **a** Segno del doppio dotto all'esame colangio-wirsungrafico espletato in RM (CWRM). Il Wirsung dilatato (*W*) ed il coledoco (*C*) si seguono fino ad una piccola formazione espansiva solida ipovascolarizzata (*freccia* in **b**) della testa del pancreas

Tomografia computerizzata

La TC è lo strumento più utilizzato per valutare la resecabilità dei tumori pancreatici [3]. L'ottima risoluzione spaziale e l'elevata copertura anatomica fornite dalla TC multidetettore consentono, con un unico esame, una valutazione locoregionale ed a distanza della patologia neoplastica pancreatica. La rapidità di esecuzione della scansione unita all'utilizzo di iniettori di ultima generazione ha ottimizzato la fase contrastografica pancreatica, con conseguente incremento della cospicuità, ovvero differenza di densità, del tumore rispetto alle strutture normali. Inoltre i dati MDCT (*Multidetector Computed Tomography*) possono essere visualizzati con diverse modalità, aumentando la resa diagnostica e, in definitiva, l'utilità dell'esame [4].

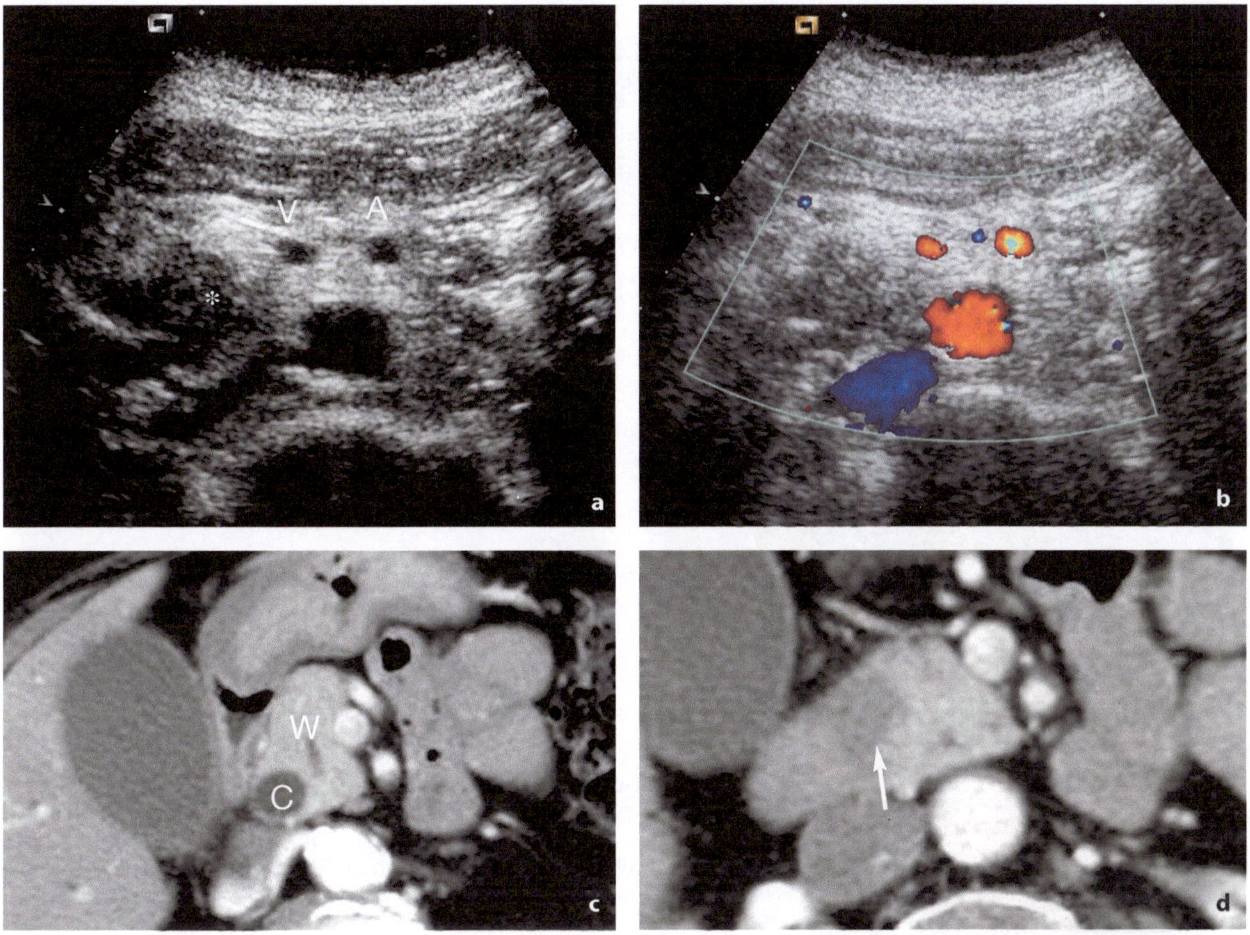

Fig. 7.3a-d. Adenocarcinoma duttale resecabile. **a** Studio B-mode che rileva massa ipoecogena (*asterisco*) della testa del pancreas, separata dai vasi mesenterici superiori, vena (*V*) ed arteria (*A*). **b** Dato confermato allo studio color-Doppler. **c** All'esame TC in fase pancreatica il dotto di Wirsung (*W*) ed il coledoco (*C*) si seguono dilatati fino in corrispondenza di piccola formazione espansiva solida ipodensa (*freccia* in **d**) separata dai vasi mesenterici superiori

I criteri classici di non resecabilità in TC includono: invasione extrapancreatica di strutture o organi adiacenti, ad eccezione del duodeno; occlusione, stenosi o *encasement* semicircolare dei grossi vasi peripancreatici (tripode celiaco, arteria epatica, arteria mesenterica superiore, vena porta, vena mesenterica superiore) (Fig. 7.5); metastasi epatiche, carcinomatosi peritoneale, metastasi linfonodali o a distanza [5, 6]. I valori predittivi per la non resecabilità in TC spirale variano dall'89 al 100%, con valori di accuratezza compresi tra l'85 ed il 95% [3].

I valori predittivi per la resecabilità (Fig. 7.3, 7.4), tuttavia, sono molto inferiori, compresi tra 45 e 79% [7-9]. L'angio-TC con ricostruzioni tridimensionali fornisce informazioni aggiuntive e migliora i risultati della valutazione di resecabilità dei tumori pancreatici: in uno studio retrospettivo, i valori predittivi per la resecabilità

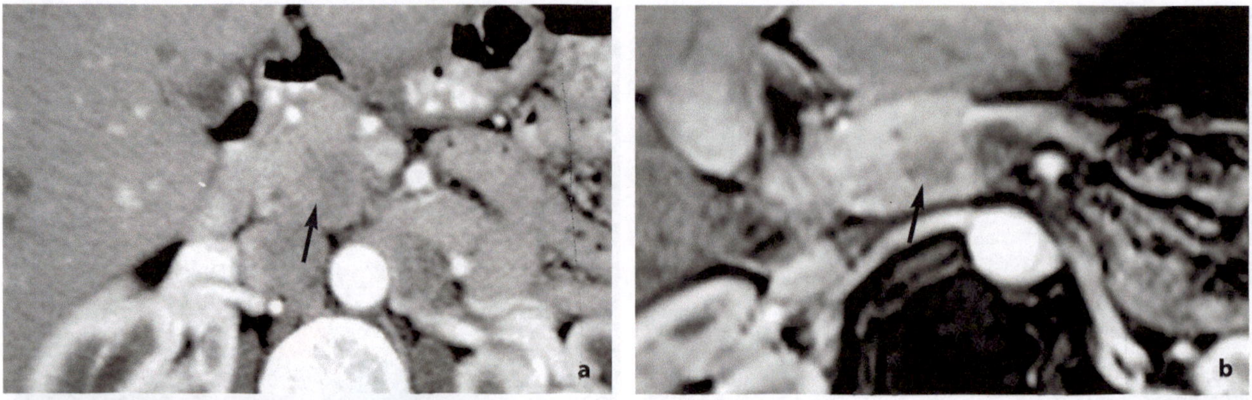

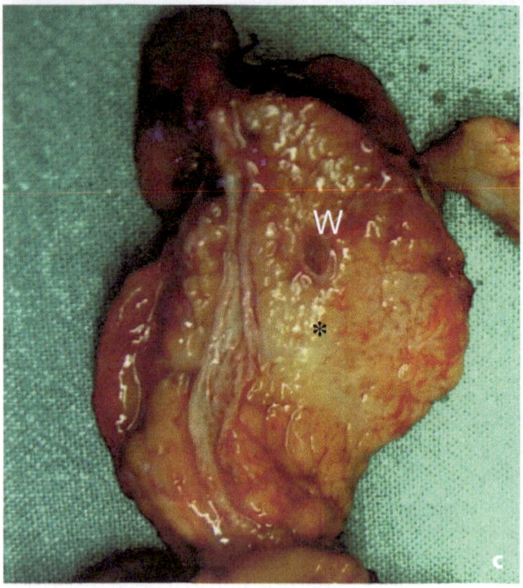

Fig. 7.4a-c. Adenocarcinoma duttale resecabile. **a** Allo studio TC si riconosce piccola formazione espansiva solida ipovascolare della testa pancreatica (*freccia*) al passaggio con il processo uncinato ed indovata nel parenchima. **b** Allo studio RM si conferma piccola formazione espansiva solida ipovascolare della testa pancreatica (*freccia*) al passaggio con il processo uncinato ed indovata nel parenchima. **c** Pezzo operatorio con piccolo adenocarcinoma duttale (*asterisco*) responsabile di iniziale dilatazione del dotto di Wirsung (*W*)

vascolare sono stati del 70% per la TC e del 96% per l'angio-TC [10].

I risultati della stadiazione pre-operatoria sono migliorati con l'avvento delle TC multidetettore: per la definizione di resecabilità sono stati ottenuti valori di sensibilità del 100%, specificità del 94,4%, valore predittivo positivo del 97,5% e negativo del 100%. Con l'utilizzo della TC multidetettore per la valutazione di non resecabilità sono stati riportati in Letteratura valori di sensibilità del 94,4%, specificità del 100% con valore predittivo positivo del 100% e negativo del 97,5% [11].

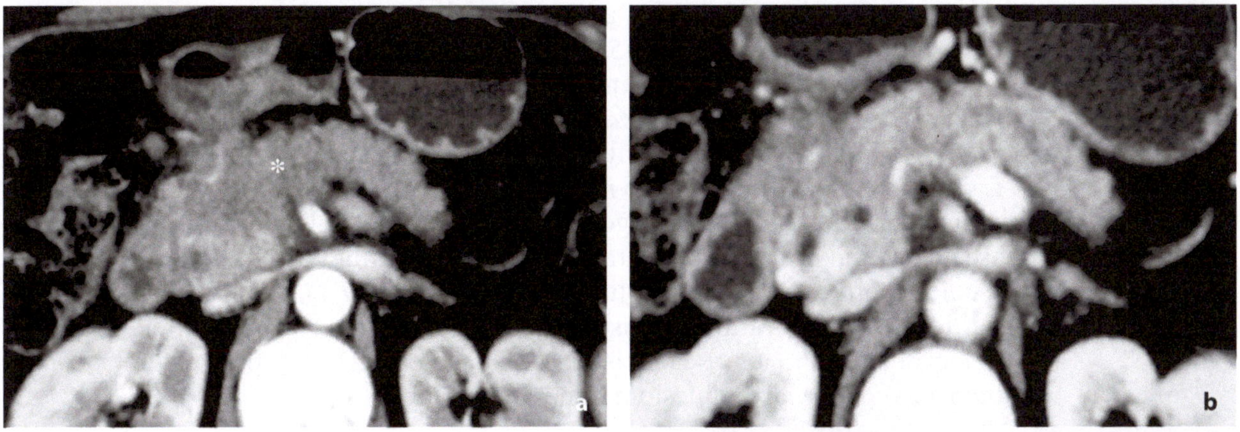

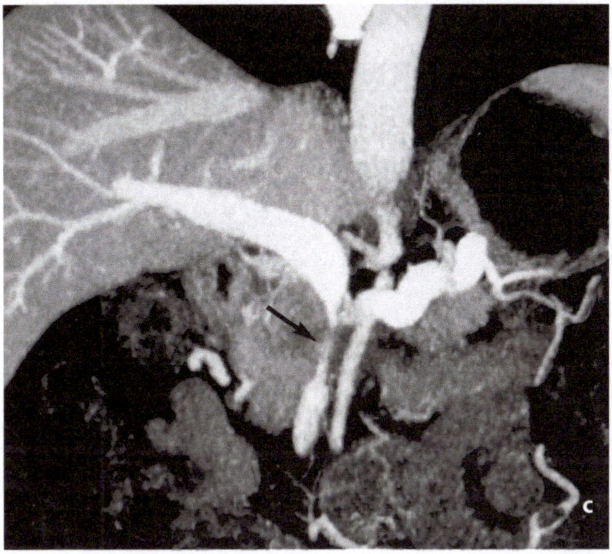

Fig. 7.5a-c. Adenocarcinoma duttale non resecabile. **a** Allo studio TC si riconosce massa solida ipovascolarizzata (*asterisco*) a margini sfumati del corpo pancreatico che posteriormente raggiunge l'arteria mesenterica superiore. **b** In fase venosa si apprezza il coinvolgimento della confluenza venosa spleno-mesenterico-portale da parte della neoplasia descritta, che risulta meglio evidente nelle ricostruzioni coronali (**c**) con caratteri di stenosi neoplastica a manicotto (*freccia*) della struttura vascolare

Risonanza magnetica

La RM presenta, rispetto alla TC, potenziali vantaggi utili per lo studio dei tumori del pancreas; in particolare, l'elevata risoluzione di contrasto, la possibilità di visualizzare i vasi e valutarne la pervietà anche senza l'utilizzo di mezzi di contrasto endovena e l'acquisizione multiplanare diretta [12]. I primi studi di comparazione hanno dimostrato che la RM è equivalente alla TC bifasica, o addirittura migliore, nell'identificazione dei tumori pancreatici [13-17]. Le innovazioni tecnologiche, introdotte in RM negli ultimi anni, hanno promosso uno sviluppo della metodica che, tuttavia, si può definire inferiore a quello della TC: studi recenti hanno infatti dimostrato una superiore sensibilità della TC [18].

L'utilizzo di mezzi di contrasto organospecifici in RM, ed in particolare del Mangafodipir trisodium (Teslascan, GE Healthcare, Norvegia), ne migliora la sensibilità: il Mangafodipir viene captato dal parenchima pancreatico, con conseguente enhancement intenso e prolungato nelle immagini in T1, mentre non viene captato dagli adenocarcinomi [19]. Con l'utilizzo del Mangafodipir trisodium sono state riportate sensibilità del 93-100% [15, 17]. L'impiego di mezzi di contrasto organospecifici può dunque migliorare l'identificazione e la caratterizzazione dei tumori pancreatici, mentre l'utilizzo di mezzi di contrasto ad escrezione biliare (ad esempio Gd-BOPTA Multihance, Bracco, Italia) ne migliora la stadiazione epatica [20].

La RM trova specifico impiego nello studio delle lesioni cistiche del pancreas. Le lesioni pancreatiche cistiche vengono preferibilmente studiate con esame RM che consente una più accurata dimostrazione della architettura della lesione (Fig. 7.6) e dei suoi rapporti con il sistema duttale pancreatico (Fig. 7.7). In particolare, in previsione di una procedura interventistica è fondamentale la diagnosi differenziale tra pseudocisti e lesioni non pseudocistiche del pancreas [21, 22], per evitare l'erroneo trattamento conservativo di lesioni tumorali (Fig. 7.8).

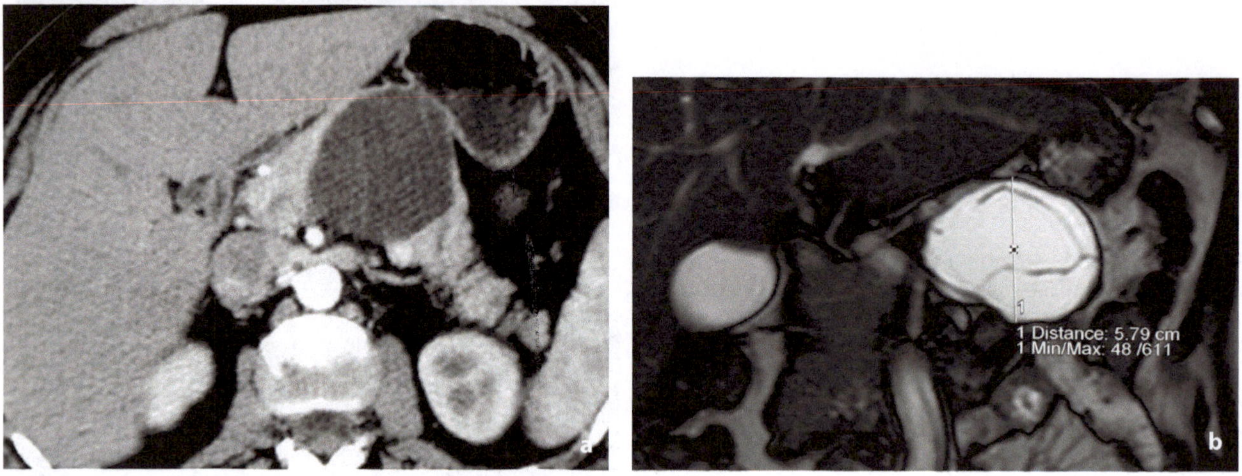

Fig. 7.6a, b. Cistoadenoma mucinoso del pancreas. **a** Allo studio TC si riconosce voluminosa formazione cistica del corpo pancreatico, l'architettura della quale risulta meglio rappresentata all'esame RM (**b**) che evidenzia la presenza di setti intralesionali

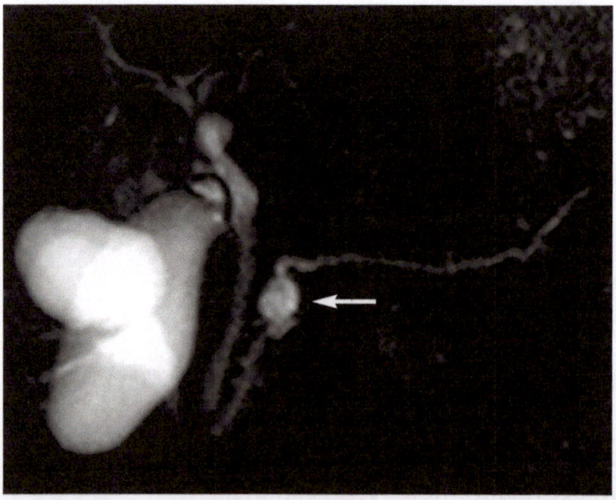

Fig. 7.7. Tumore intraduttale. All'esame RM risulta bene evidente una piccola lesione cistica (*freccia*) della testa del pancreas comunicante con il sistema duttale

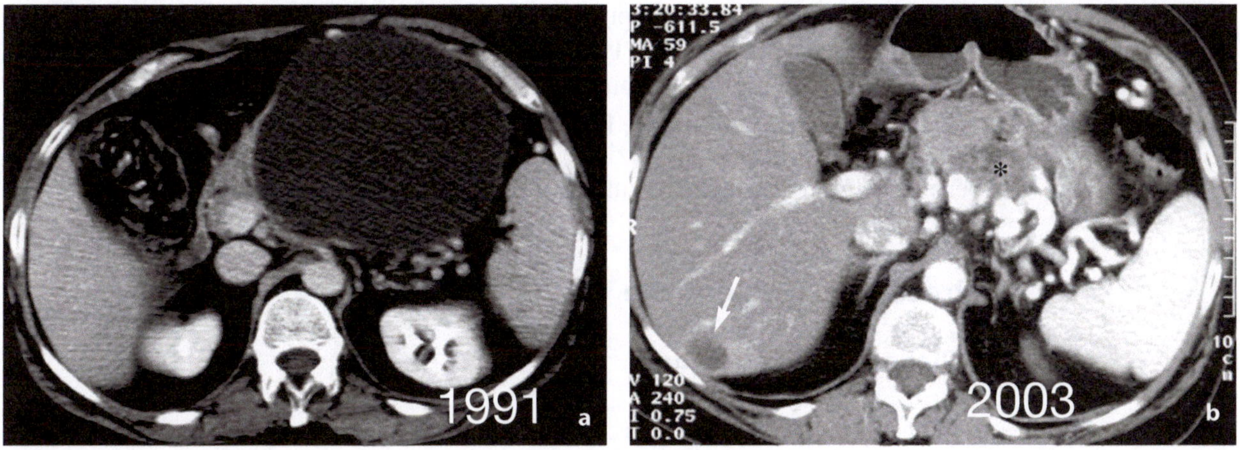

Fig. 7.8a, b. Cistoadenocarcinoma mucinoso del pancreas. **a** Esame TC espletato nel 1991 con diagnosi errata di pseudocisti pancreatica. La lesione trattata conservativamente (cisto-digiuno anastomosi) degenera in cistoadenocarcinoma con evidente tessuto neoplastico solido in sede di anastomosi (*asterisco*) e comparsa di una lesione ripetitiva epatica (*freccia*) all'indagine TC espletata nel 2003 (**b**)

Imaging funzionale (scintigrafia, PET)

L'imaging funzionale ha attualmente, come prevalente campo di applicazione, lo studio dei tumori endocrini. La possibilità di studiare i tumori neuroendocrini con analoghi radiomarcati della somatostatina è stata resa possibile con la sintesi dell'octreotide. Per l'indagine si utilizza il peptide [111In-DTPA-D-Phe1]-pentetreotide (Octreoscan, Mallinckrodt Medical BV, Petten, Olanda), che presenta notevoli vantaggi: la marcatura è semplice e non sono necessarie fasi di purificazione; le immagini possono essere ottenute senza problemi a distanza di 24 ore, o anche più, data la lunga emivita dell'Indio-111 (2,8 giorni). Il vantaggio più importante è legato alla prevalente escrezione renale del farmaco (>90%), che rende ragione della scarsa attività di fondo a livello addominale. Il pentetreotide rimane in sede tissutale a lungo, aumentando il contrasto tra accumulo tumorale e attività di fondo. Il rapporto tumore/non-tumore per l'individuazione di accumuli patologici deve essere almeno di 1,2 per lesioni in regione toracica e 1,3 per lesioni addominali.

La PET con FDG (Fluorodesossiglucosio) radiomarcato con 18F è indicata nei tumori neuroendocrini poco differenziati che, non esprimendone i recettori, risultano non visibili alla scintigrafia con octreotide marcata. Nello studio degli adenocarcinomi la PET/PET-TC ha un'elevata sensibilità (89%), ma specificità solo moderata (69%), poiché molte lesioni benigne, ad esempio gli pseudotumori infiammatori, possono mimare neoplasie [23].

7.2.2. Follow-up post-procedura

In assenza di complicanze, generalmente, non è richiesto alcun *follow-up* dopo procedure interventistiche diagnostiche. In caso di dolore addominale dopo prelievo citologico o istologico è tuttavia necessario ricorrere ad una rapida valutazione imaging, dando generalmente la preferenza all'ecografia, in quanto metodica rapida ed eseguibile al letto del paziente. L'ecografia può mostrare la comparsa di versamento ascitico, o il suo aumento qualora presente anche al momento del prelievo. In caso di sintomatologia più importante, persistenza della sintomatologia o nel sospetto di sanguinamento è indicata l'esecuzione di una TC con mezzo di contrasto endovena, che permette di riconoscere eventuali raccolte, ematomi o sanguinamenti attivi.

7.3. Procedure terapeutiche

7.3.1. Planning pre-procedura

Le procedure interventistiche percutanee con intento terapeutico nel distretto pancreatico sono dedicate prevalentemente, se non esclusivamente, al trattamento delle complicanze chirurgiche o della pancreatite acuta. Le linee guida del 2006 della *International Association of Pancreatology* [24] includono due voci che riguardano procedure di interventistica percutanea sotto guida imaging nei pazienti affetti da pancreatite acuta:

- nei pazienti settici andrebbe sempre eseguito un agoaspirato su raccolta per coltura microbiologica, per distinguere tra necrosi sterile ed infetta;
- la necrosi pancreatica infetta in pazienti con segni e sintomi di sepsi è un'indicazione al drenaggio chirurgico e/o radiologico.

Le diverse modalità di imaging hanno potenzialità e ruoli differenti nella diagnosi e nel planning pre-trattamento delle complicanze della pancreatite acuta.

Tomografia computerizzata

La TC ha un ruolo di primo piano perché non risente delle limitazioni dell'ecografia (meteorismo intestinale, habitus del paziente, presenza di cateteri e ferite chirurgiche). La TC è un esame di rapida esecuzione, adatto alle urgenze ed ai pazienti in condizioni critiche. La TC consente inoltre di definire la gravità della pancreatite acuta, valutando l'estensione della flogosi in sedi extra-pancreatiche e la presenza di necrosi parenchimale pancreatica. Infine, la TC permette di diagnosticare la presenza di complicanze della pancreatite, quali necrosi pancreatica, pseudocisti, ascessi ed ascite. La necrosi pancreatica, infetta o meno, è associata ad un elevato tasso di mortalità: questa risulta del 30-35% per la necrosi infetta e del 10-15% per la necrosi sterile [24]. La mortalità da ascesso pancreatico (10-25%) è inferiore a quella da necrosi infetta [24]. Una diagnosi precoce è fondamentale per impostare una corretta terapia: una diagnosi di necrosi infetta può, ad esempio, richiedere un intervento chirurgico o un trattamento percutaneo per stabilizzare o trattare in modo definitivo il paziente. La TC può inoltre mostrare inclusi gassosi nelle raccolte, importante segno di infezione in assenza di comunicazioni anomale con i visceri cavi. In caso non sia visibile infiltrato gassoso all'esame TC, l'agoaspirato percutaneo ha l'importante compito di escludere la temibile complicanza infettiva.

La TC con mezzo di contrasto endovena consente di distinguere tra pancreatite necrotica e pancreatite interstiziale, mostrando aree di pancreas necrotico che non assume mezzo di contrasto. Spesso è associata la presenza di necrosi (steatonecrosi) peripancreatica. Dopo la somministrazione di mezzo di contrasto endovena, il parenchima pancreatico normale (40-50 HU alla TC in fase pre-contrastografica) aumenta di densità fino ad almeno 80-90 HU. Se la densità del parenchima pancreatico non raggiunge le 80 HU, il sospetto di necrosi pancreatica è alto, mentre la diagnosi è certa se la densità è inferiore a 50 HU [25].

Raccolte fluide

Le raccolte fluide in TC appaiono come raccolte ipodense a margini sfumati e sprovviste di capsula che si insinuano nelle aree pancreatica e peripancreatica (Fig. 7.9). Generalmente non è richiesto alcun intervento; in alcuni casi si procede all'agoaspirazione della raccolta per documentarne la sterilità o l'eventuale sovrapposta infezione, evenienza che ne impone il drenaggio percutaneo. Di solito si utilizzano aghi sottili da 20-22G (20G = 0,795-0,812 mm). Effettuare il prelievo in più zone della raccolta può aumentare la resa del campionamento, quindi l'accuratezza della procedura. Il fluido aspirato viene inviato per colorazione Gram, esame colturale e studi di sensibilità agli antibiotici. Il tasso di complicanze della procedura è molto basso.

Il trattamento delle raccolte che comunicano con le vie biliari o con il sistema duttale pancreatico richiede il drenaggio della raccolta nonché la chiusura della fistola. L'approccio terapeutico attualmente include il drenaggio percutaneo, l'interventistica endoscopica, il drenaggio biliare trans-epatico, il drenaggio chirurgico ed il management medico [26]. Freeny e coll hanno riportato una durata media di permanenza del drenaggio nelle raccolte di 29 giorni quando non comunicanti con i dotti pancreatici e di 96 giorni in presenza di una comunicazione [27]. Singh e coll hanno analizzato retrospettivamente 42 drenaggi di raccolte comunicanti con le vie biliari e 15 comunicanti con i dotti pancreatici: il tasso di successo clinico per il drenaggio è stato del

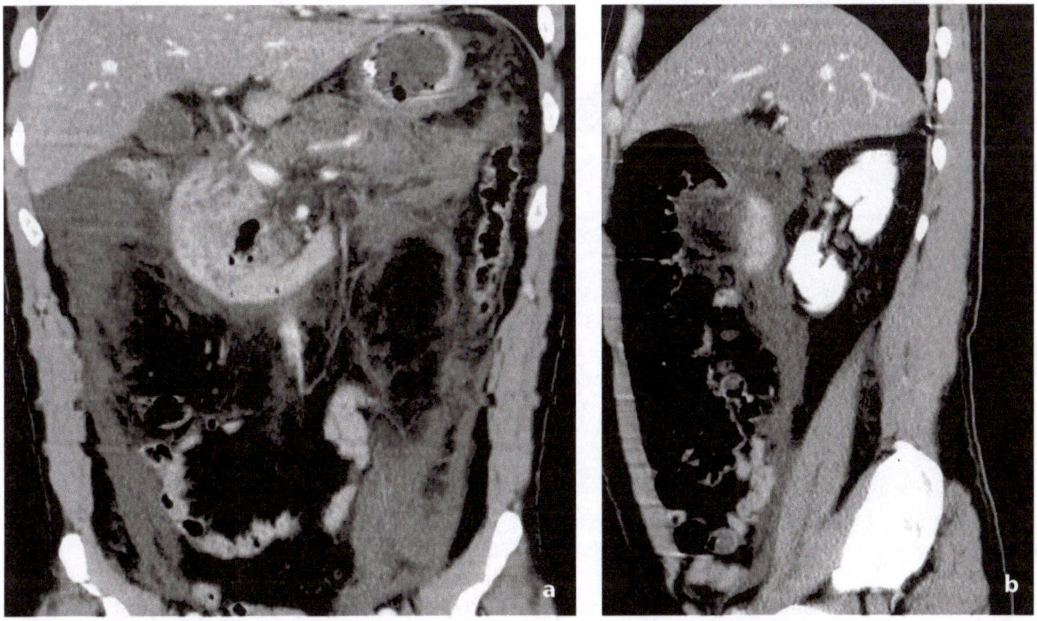

Fig. 7.9a, b. Raccolta retroperitoneale in pancreatite acuta. Esame TC con ricostruzioni coronali (**a**) e sagittali (**b**) che evidenzia raccolta retroperitoneale in pancreatite acuta

93% per le raccolte con comunicazione biliare e del 67% per le raccolte comunicanti con il sistema duttale pancreatico, con una differenza che è risultata statisticamente significativa [26]. Il tasso di successo per le raccolte con coltura positiva è stato del 95,5% per quelle biliari e del 66,7% per quelle comunicanti con i dotti pancreatici.

Pseudocisti

La pseudocisti è la lesione pancreatica a contenuto liquido più frequente. In TC si evidenzia una lesione, più o meno omogeneamente ipodensa a seconda della prevalenza della componente liquida intralesionale, a margini abbastanza netti, indovata nell'area pancreatica e/o peripancreatica, spesso provvista di capsula perilesionale (Fig. 7.10).

Le pseudocisti asintomatiche con diametro inferiore a 5 cm generalmente si risolvono spontaneamente e dovrebbero semplicemente essere monitorate con TC od ecografia. Le pseudocisti di dimensioni maggiori, quelle che aumentano di dimensioni o quelle associate a dolore o a fenomeni ostruttivi sul sistema duttale, sulle vie biliari o sul tratto gastroenterico, possono essere drenate per via percutanea o chirurgica [28].

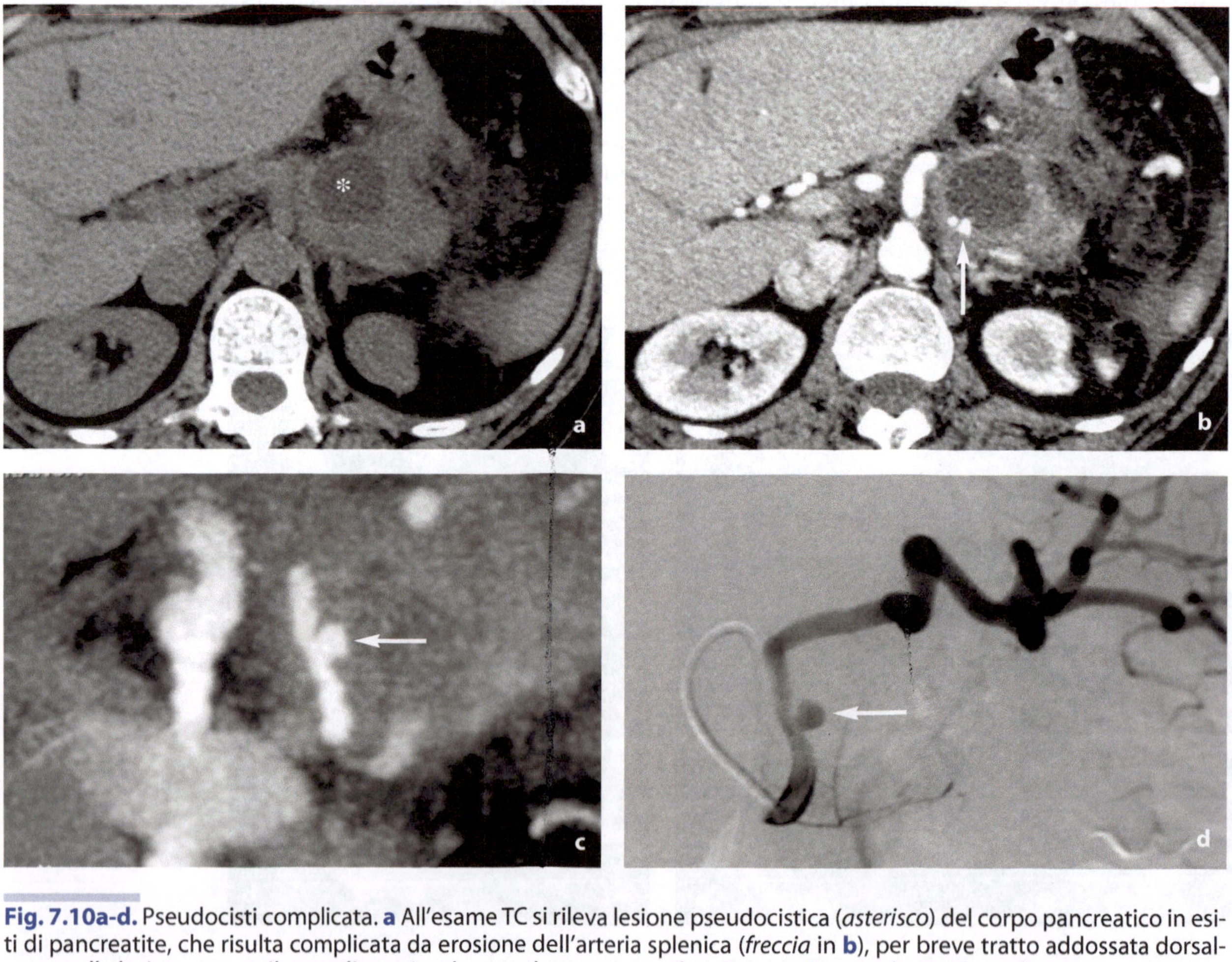

Fig. 7.10a-d. Pseudocisti complicata. **a** All'esame TC si rileva lesione pseudocistica (*asterisco*) del corpo pancreatico in esiti di pancreatite, che risulta complicata da erosione dell'arteria splenica (*freccia* in **b**), per breve tratto addossata dorsalmente alla lesione, con sviluppo di un piccolo pseudoaneurisma (*freccia* in **c**). **d** Lo studio angiografico pre-trattamento conferma la lesione vascolare (*freccia*)

Necrosi pancreatica

La necrosi pancreatica è un'area, focale o diffusa, di parenchima pancreatico non vitale, spesso associata alla presenza di necrosi del grasso peripancreatico e raccolte (Fig. 7.11). La diagnosi viene fatta visualizzando il mancato enhancement del parenchima pancreatico alla TC. La percentuale di necrosi è indicativa della gravità della pancreatite, secondo il *CT severity index* [24, 28]. Il drenaggio della necrosi sterile è ancora un tema controverso: il razionale per non effettuare il drenaggio è evitare il rischio di trasformare una raccolta sterile in una infetta.

La necrosi infetta è invece classicamente un'indicazione al *debridement* o alla necrosectomia chirurgica. In questa evenienza l'utilizzo di drenaggi percutanei è sconsigliato, in quanto la presenza di grossolani frammenti di materiale necrotico, che spesso si associa alla necrosi infetta, può determinare l'ostruzione dei cateteri. Uno studio ha riportato un successo del 100% in 20 pazienti utilizzando cateteri di grosso calibro con fori laterali allargati, cateteri con suzione, cestelli per calcoli e facendo ricorso ad abbondante quantità di liquido di lavaggio, in sessioni multiple [29].

Diversi elementi sono fondamentali per garantire una maggiore efficacia del drenaggio percutaneo della necrosi infetta:

- utilizzo di più cateteri per drenare la necrosi infetta;
- utilizzo di cateteri di grosso calibro (20-30 Fr), poiché le raccolte possono contenere componenti solide;
- eventuale riposizionamento e sostituzione del catetere con uno di calibro maggiore;
- manutenzione/gestione del catetere, che consiste in irrigazioni quotidiane con soluzione fisiologica fino a quando il liquido di lavaggio esca pulito. La tecnica prevede la preliminare aspirazione, per quanto possibile, di tutto il liquido contenuto nella raccolta e la successiva instillazione prudente di circa 20 mL di soluzione fisiologica, che verrà quindi aspirata ed eliminata, ripetendo la manovra fino ad ottenere un liquido di lavaggio limpido;
- controllo TC necessario per valutare l'eventuale presenza di sacche di fluido residuo e/o non drenato.

I cateteri dovrebbero essere posizionati in modo che la maggior parte dei fori laterali sia nella parte più declive della raccolta. I cateteri vengono rimossi quando non drenano più di 10 mL al giorno per due giorni consecutivi e l'imaging di follow-up dimostra la risoluzione della raccolta.

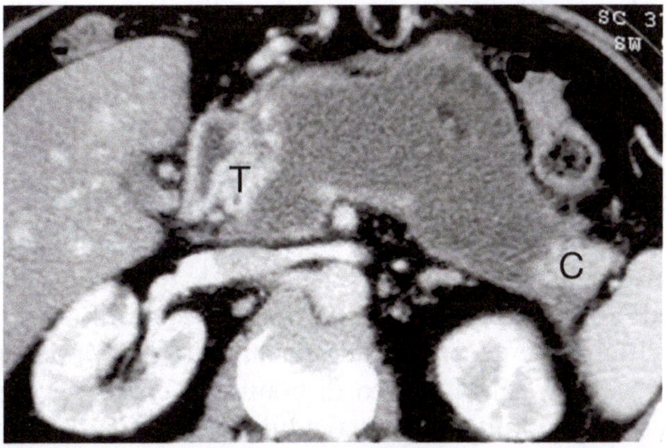

Fig. 7.11. Necrosi pancreatica. L'esame TC mostra una raccolta pancreatica in pancreatite acuta necrotico-emorragica a livello del corpo pancreatico. Il parenchima pancreatico permane riconoscibile esclusivamente a livello della coda (*C*) e della testa (*T*)

Ascessi pancreatici

L'aspetto TC degli ascessi pancreatici è variabile, ma generalmente questi appaiono come aree ipodense anche in fase post-contrastografica, ben evidenti ed abbastanza definite, con o senza gas intralesionale, localizzate nel parenchima pancreatico o nei tessuti peripancreatici [30, 31].

Il drenaggio percutaneo degli ascessi pancreatici spesso richiede l'utilizzo di più cateteri, con calibro solitamente compreso tra 12 e 30 Fr. La Letteratura indica percentuali di successo dal 65 al 90% nel drenaggio percutaneo degli ascessi pancreatici [32, 33].

Lesioni vascolari

Il coinvolgimento dei vasi pancreatici o peripancreatici può avvenire nel corso di pancreatiti acute per l'azione erosiva degli enzimi proteolitici attivati, come complicanza di una pseudocisti, per il decubito di un drenaggio chirurgico o per infiltrazione tumorale.

Gli pseudoaneurismi derivano dall'autolisi di un'arteria peripancreatica o dall'erosione di una pseudocisti in un'arteria viscerale, con trasformazione del suo lume in uno pseudoaneurisma (Fig. 7.10). L'emorragia è inizialmente contenuta da una capsula fibrosa; la lesione, tuttavia, aumenta progressivamente di dimensioni per effetto della pressione arteriosa. L'incidenza di pseudoaneurismi nei pazienti con pseudocisti è del 10-31% [28]. La TC consente di studiare accuratamente lo pseudoaneurisma e di riconoscere il ramo arterioso di origine, permettendo una diagnosi precisa ed accurata.

La rottura arteriosa è una delle più temibili emergenze pancreatiche, con mortalità superiore al 50%. Il sanguinamento da vasi coinvolti con shock emorragico può avvenire nel lume intestinale, nello spazio peritoneale o nel retroperitoneo. La TC è in grado di mostrare accuratamente le raccolte che circondano i vasi arteriosi e spesso può dimostrare il sanguinamento in atto nonché la sua sede di origine.

Risonanza magnetica

Il parenchima pancreatico normale risulta lievemente iperintenso rispetto al fegato in T1 ed isointenso o lievemente ipointenso in T2. Dopo la somministrazione di Gadolinio, il parenchima pancreatico normale assume mezzo di contrasto prima del fegato e della milza. La fase arteriosa (circa 10 secondi dopo l'inizio dell'iniezione di 20 mL di Gadolinio a 2 mL/sec) è la più utile per distinguere il parenchima vitale da quello necrotico e permette di riconoscere possibili complicanze arteriose peripancreatiche. L'elevata risoluzione di contrasto della RM, inoltre, consente di riconoscere i detriti all'interno delle raccolte [34]. L'utilizzo della RM è vantaggioso nei pazienti che non possono essere sottoposti a TC per allergia al mezzo di contrasto iodato. La RM, tuttavia, non si è dimostrata più accurata della TC nella diagnosi di pancreatite acuta; è un'indagine che richiede tempi di esecuzione più lunghi rispetto alla TC ed è di difficile esecuzione in condizioni di emergenza o nei pazienti in condizioni critiche che necessitino di macchinari di supporto per la sopravvivenza.

La RM senza mezzo di contrasto endovena può essere utilizzata per valutare i sistemi duttali pancreatico e biliare (MRCP). Le immagini fortemente T2 dipendenti sono ottenute in tempi relativamente rapidi e forniscono informazioni accurate sulla presenza di calcoli biliari e sulle condizioni del dotto pancreatico.

Le lesioni pancreatiche cistiche vengono preferibilmente studiate, come già detto, con esame RM che consente più accurata dimostrazione dell'architettura della lesione e dei suoi rapporti con il sistema duttale pancreatico. In particolare, in previsione di una procedura interventistica terapeutica è fondamentale la corretta diagnosi differenziale tra pseudocisti e lesioni non pseudocistiche del pancreas [21, 22]. Per rispondere a tale quesito diagnostico, il ricorso all'esame RM è mandatorio nei casi in cui l'inquadramento clinico-laboratoristico e l'aspetto imaging (ecografico e/o TC) di una lesione cistica del pancreas risultino di non univoca interpretazione.

Lo studio RM delle complicanze della pancreatite (raccolte fluide, pseudocisti, necrosi pancreatica, ascesso) fornisce informazioni molto importanti sul contenuto della lesione (Fig. 7.12). Le immagini T2 dipendenti consentono un giudizio di drenabilità della lesione, in rapporto alla fluidità, in maniera più accurata rispetto all'esame ecografico e soprattutto rispetto all'esame TC (Fig. 7.12). La dimostrazione con esame RM di una maggiore componente fluida rende più probabile il successo del trattamento percutaneo, mentre in caso contrario si impone l'indicazione all'intervento chirurgico.

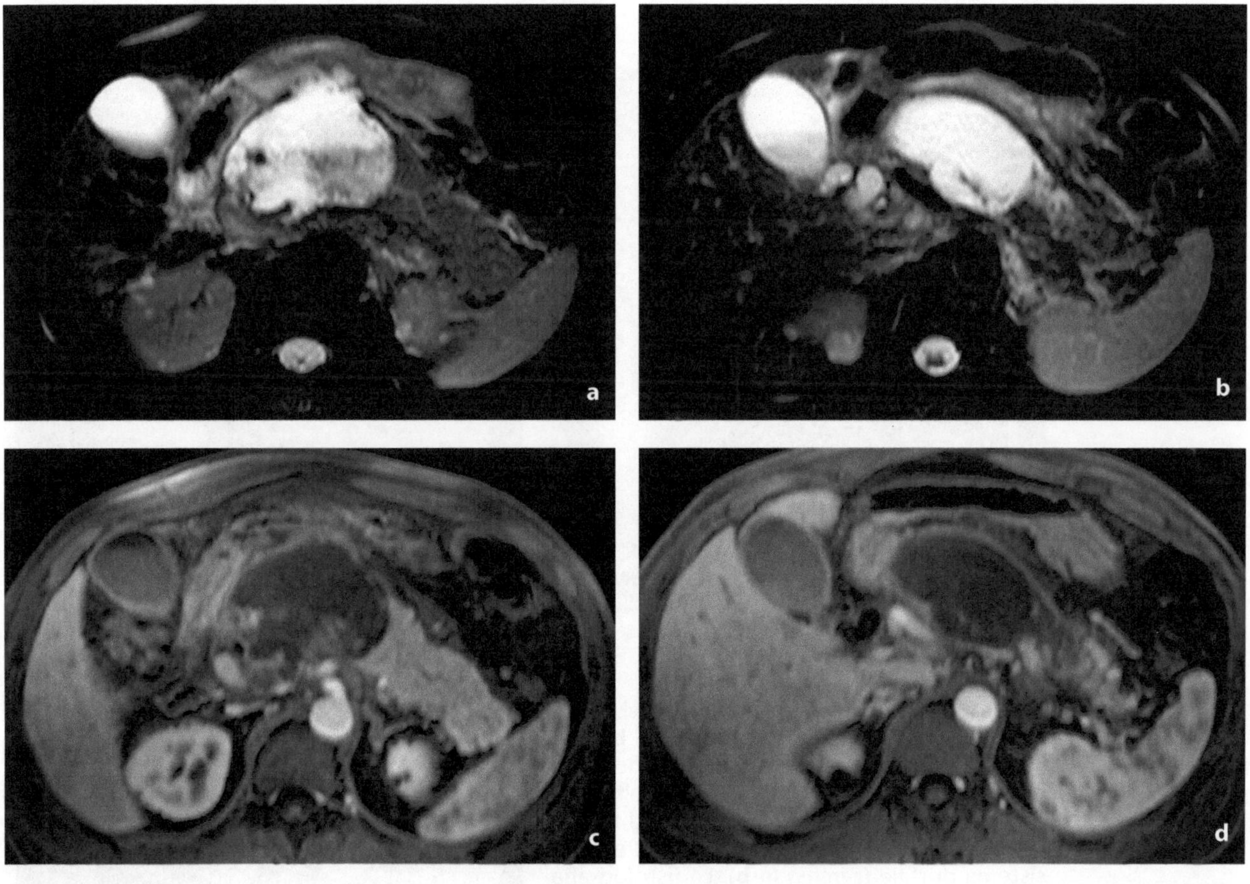

Fig. 7.12a-d. Raccolte in pancreatite. **a, b** La RM con sequenze T2 dipendenti meglio rappresenta il rapporto tra contenuto liquido e solido delle raccolte pancreatiche rispetto all'indagine dinamica (**c, d**)

7.3.2. Follow-up post-procedura

Il follow-up imaging delle procedure interventistiche pancreatiche è importante e spesso affidato all'esame TC, che garantisce la necessaria panoramicità di esplorazione. La completa assenza di risposta clinica al trattamento di raccolte pancreatiche impone l'immediata ripetizione dell'esame TC al fine di evidenziare l'eventuale presenza di sacche di fluido residuo e/o non drenato. Il miglioramento del quadro clinico, invece, consente di procrastinare di alcuni giorni il controllo TC, che viene comunque effettuato per attestare la riduzione volumetrica delle lesioni trattate. Risultati clinici diversi sono attesi per il trattamento delle diverse lesioni flogistiche pancreatiche (per una migliore trattazione, confronta il Capitolo 4).

Se il trattamento percutaneo non comporta un miglioramento del quadro clinico o una riduzione volumetrica della raccolta trattata, alla valutazione laboratoristica (amilasi) del liquido drenato va associata valutazione, diretta o indiretta con esame RM o TC, dell'integrità del sistema duttale, di eventuali comunicazioni patologiche tra la raccolta e il sistema duttale e/o tra la raccolta e le vie biliari (Fig. 7.13). In particolare, in corso di esame TC l'iniezione di mezzo di contrasto nella raccolta consente di visualizzare eventuali tragitti fistolosi (fistolografia TC) di comunicazione con le vie biliari o il sistema duttale pancreatico, che risulteranno quindi opacizzati (Fig. 7.13).

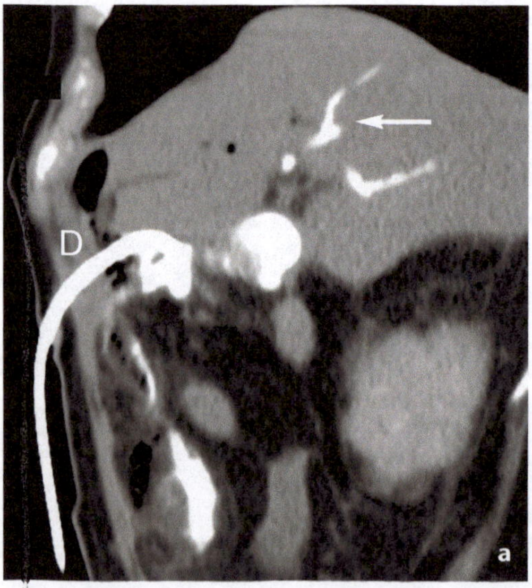

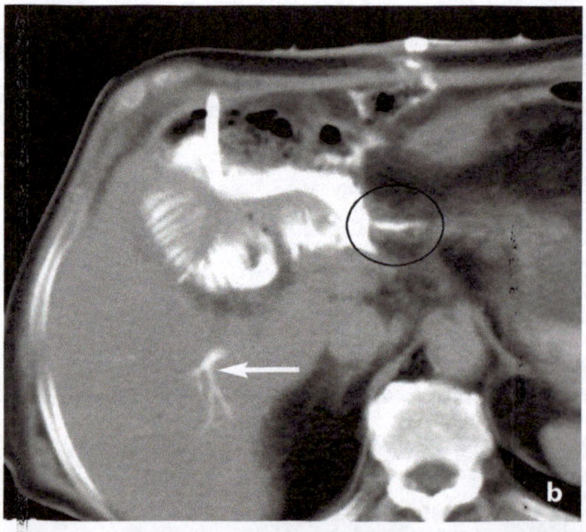

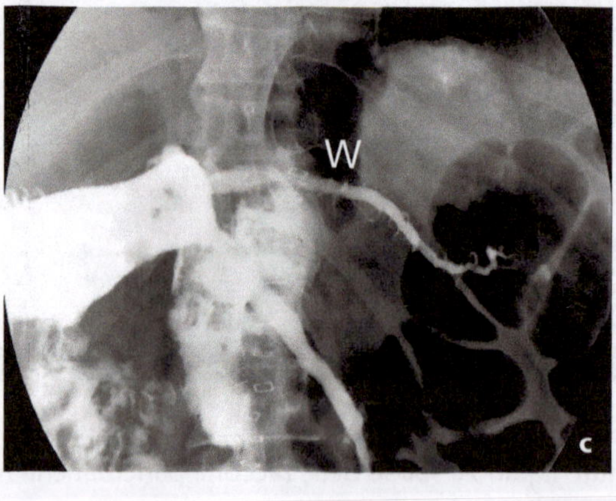

Fig. 7.13a, c. Deiscenza delle anastomosi in esiti di duodeno-cefalo-pancreasectomia. **a, b** La fistolografia TC prevede l'opacizzazione del catetere di drenaggio (*D*) e quindi della raccolta, al fine di dimostrare se vengano opacizzati tramiti fistolosi con le vie biliari (*frecce* in **a** e **b**) e con il sistema duttale (*cerchio* in **b**). La fistolografia convenzionale conferma l'opacizzazione del dotto di Wirsung (*W* in **c**)

La dimostrazione della comunicazione della raccolta con i sistemi biliare e/o pancreatico, che può anche essere effettuata con fistolografia (Fig. 7.13), diviene cruciale ai fini dell'iter terapeutico e del successo clinico del trattamento [26].

7.4. Key points

1. La caratterizzazione e la stadiazione delle lesioni solide del pancreas va in prima istanza affidata all'esame TC.
2. La caratterizzazione e la stadiazione delle lesioni solide del pancreas devono precedere le procedure interventistiche diagnostiche.
3. Le procedure interventistiche diagnostiche sono indicate per la diagnosi di tumori pancreatici non resecabili e per la tipizzazione delle lesioni non diagnosticabili in maniera non invasiva.
4. La caratterizzazione delle lesioni cistiche del pancreas può risultare più accurata con l'impiego dell'esame RM.
5. In previsione di una procedura interventistica su lesione cistica pancreatica, nei casi in cui risultino dubbi l'inquadramento clinico-laboratoristico e l'aspetto imaging ecografico e/o TC, l'impiego dell'esame RM è mandatorio.

Bibliografia

1. Goldin S, Bradner M, Zervos E, Rosemurgy AS (2007) Assessment of pancreatic neoplasms: review of biopsy techniques. J Gastrointest Surg 11:783-790
2. Brugge W (2004) Pancreatic fine needle aspiration: to do or not to do? JOP 5:282-288
3. Lu D, Reber H, Krasny R et al (1997) Local staging of pancreatic cancer: criteria for unresectability of major vessels as revealed by pancreatic-phase, thin section helical CT. AJR Am J Roentgenol 168:1439-1443
4. Brennan D, Zamboni G, Raptopoulos V, Kruskal J (2007) Comprehensive preoperative assessment of pancreatic adenocarcinoma with 64-section volumetric CT. RadioGraphics 27:1653-1666
5. Hough T, Raptopoulos V, Siewert B, Matthews J (1999) Teardrop superior mesenteric vein: CT sign for unresectable carcinoma of the pancreas. AJR Am J Roentgenol 173:1509-1512
6. Diehl S, Lehmann K, Sadick M et al (1998) Pancreatic cancer: value of dual-phase helical CT in assessing resectability. Radiology 206:373-378
7. Tabuchi T, Itoh K, Ohshio G et al (1999) Tumor staging of pancreatic adenocarcinoma using early and late-phase helical CT. AJR Am J Roentgenol 173:375-380
8. Freeny P, Traverso L, Ryan J (1993) Diagnosis and staging of pancreatic adenocarcinoma with dynamic computed tomography. Am J Surg 165:600-606
9. Bluemke D, Cameron J, Hruban R et al (1995) Potentially resectable pancreatic adenocarcinoma: spiral CT assessment with surgical and pathologic correlation. Radiology 197:381-385
10. Raptopoulos V, Steer M, Sheiman R et al (1997) The use of helical CT and CT angiography to predict vascular involvement from pancreatic cancer: correlation with findings at surgery. AJR Am J Roentgenol 168:971-977
11. Zamboni G, Kruskal J, Vollmer C et al (2007) Pancreatic adenocarcinoma: value of multidetector CT angiography in preoperative evaluation. Radiology 245:770-778
12. Gazelle G, Saini S, Mueller PR (1998) Hepatobiliary and Pancreatic Imaging and Intervention. Thieme, New York, p 889
13. Ichikawa T, Haradome H, Hachiya J et al (1997) Pancreatic ductal adenocarcinoma: preoperative assessment with helical CT versus dynamic MR imaging. Radiology 202:655-662
14. Irie H, Honda H, Kaneko K et al (1997) Comparison of helical CT and MR imaging in detecting and staging small pancreatic adenocarcinoma. Abdom Imaging 22:429-433

15. Rieber A, Tomczak R, Nüssle K et al (2000) MRI with mangafodipir trisodium in the detection of pancreatic tumours: comparison with helical CT. Br J Radiol 73:1165-1169
16. Romijn M, Stoker J, van Eijck C et al (2000) MRI with mangafodipir trisodium in the detection and staging of pancreatic cancer. J Magn Reson Imaging 12:261-268
17. Schima W, Függer R, Schober E et al (2002) Diagnosis and staging of pancreatic cancer: comparison of mangafodipir trisodium-enhanced MR imaging and contrast-enhanced helical hydro-CT. AJR Am J Roentgenol 179:717-724
18. Grenacher L, Klauss M, Dukic L et al (2004) Diagnosis and staging of pancreatic carcinoma: MRI versus multislice-CT - a prospective study. Rofo 176(11):1624-1633
19. Schima W, Ba-Ssalamah A, Kölblinger C (2007) Pancreatic adenocarcinoma. Eur Radiol 17:638-649
20. Caudana R, Morana G, Pirovano GP et al (1996) Focal malignant hepatic lesions: MR imaging enhanced with gadolinium benzyloxypropionictetra-acetate (BOPTA) -preliminary results of phase II clinical application. Radiology 199:513-20
21. Kim Y, Saini S, Sahani D et al (2005) Imaging diagnosis of cystic pancreatic lesions: pseudocyst versus nonpseudocyst. RadioGraphics 25:671-685
22. Sahani D, Kadavigere R, Saokar A (2005) Cystic pancreatic lesions: a simple imaging-based classification system for guiding management. RadioGraphics 25:1471-1484
23. Heinrich S, Goerres G, Schäfer M et al (2005) Positron emission tomography/computed tomography influences on the management of resectable pancreatic cancer and its cost-effectiveness. Ann Surg 242:235-243
24. Isaji S, Takada T, Kawarada Y et al (2006) JPN Guidelines for the management of acute pancreatitis: surgical management. J Hepatobiliary Pancreat Surg 13:48-55
25. Hollett M, Jorgensen M, Jeffrey RJ (1995) Quantitative evaluation of pancreatic enhancement during dual-phase helical CT. Radiology 195:359-361
26. Singh A, Gervais D, Alhilali L et al (2006) Imaging-guided catheter drainage of abdominal collections with fistulous pancreaticobiliary communication. AJR Am J Roentgenol 187:1591-1596
27. Freeny P, Lewis G, Traverso L, Ryan J (1988) Infected pancreatic fluid collections: percutaneous catheter drainage. Radiology 167:435-441
28. Procacci C, Mansueto G, D'Onofrio M et al (2002) Non-traumatic abdominal emergencies: imaging and intervention in acute pancreatic conditions. Eur Radiol 12:2407-2434
29. Echenique A, Sleeman D, Yrizzary J et al (1998) Percutaneous catheter-directed debridement of infected pancreatic necrosis: Results in 20 patients. J Vasc Interv Radiol 9(4):565-571
30. Ranson JHC, Balthazar BE, Caccavale R, Cooper M (1985) Computed tomography and the prediction of pancreatic abscess in acute pancreatitis. Ann Surg 201:656-665
31. van Sonnenberg E, D'Agostino HB, Casola G (1991) Percutaneous abscess drainage: current concepts. Radiology 181:617-626
32. van Sonnenberg E, Wittich GR, Chon KS (1997) Percutaneous radiologic drainage of pancreatic abscesses. AJR Am J Roentgenol 168:979-984
33. van Sonnenberg E, Wittich GR, Goodacre BW et al (2001) Percutaneous abscess drainage: update. World J Surg 25:362-369
34. Megibow A, Lavelle M, Rofsky N (2001) MR imaging of the pancreas. Surg Clin North Am 81:307-320

Indice analitico

A

Accuratezza 3, 4, 6, 9, 12-15, 17, 19, 20, 51, 53, 57, 59, 61-64, 67, 89, 95-100, 105, 106, 114, 123, 129
Adenocarcinoma 7, 8, 11, 13, 55, 58-61, 65, 87, 108, 122, 123, 124, 125, 127, 135, 136
Adenocarcinoma duttale 8, 55, 58, 59, 61, 87, 108, 122-125
Adenoma 109
Ago 4, 5, 7-12, 15-20, 26, 28, 29, 31, 36, 37, 39-43, 51-60, 62, 63, 67, 69, 88, 89, 91, 93, 94-97, 100
  di Chiba 4
  Menghini 4, 12, 15-18, 53, 60, 62, 63
  tranciante 16-18, 63
  virtuale 88
  Tru-cut 15, 62
Agoaspirato 4-6, 89, 12-14, 17, 19, 51-54, 58, 60-62, 64, 93, 95, 96, 100, 128
Agocannula 4, 16, 53
Ago-elettrodo 39-41
Alcolizzazione percutanea ecoguidata (PEI) 37
Alcool 13, 31, 33, 34, 36-38, 60, 61
Alcool etilico 31, 33, 36, 38
Aliasing 56
Amilasi 77-79, 134
Amperaggio ridotto 94
Anafilassi 31, 32
Anestesia locale 11, 16, 27, 31, 37, 41, 57, 74
Angio-TC 123, 125
Apnea 12, 59, 76, 87
Applicazioni cliniche 14, 19, 28, 41, 61, 63, 78
Ascessi 25-29, 33, 79, 97, 113, 115, 128, 132
  di origine biliare 28
  di origine portale 28
  pancreatici 79, 132
Ascesso 26-29, 79, 80, 997, 98, 114, 116, 128, 133
  epatico piogenico 28
  pancreatico 79, 98, 128
Ascite 28, 38, 128
Asepsi 27
Aspetto a bersaglio 110
Aspirazione 4, 12, 15, 28, 29, 31-33, 35, 52, 53, 59, 62, 63, 89, 96, 98, 131
  ecoguidata 20, 29, 61, 64
  intermittente 29

B

Bilancio di malattia 105
Bilirubinemia 26
B-mode 4, 7, 9, 10, 18, 37, 41, 53-56, 58, 67, 71, 73-75, 81, 105, 123
Biopsia 9, 12, 13, 15-20, 60, 62, 6,3, 92-96
  epatica 15-17, 20
  TC-guidata 93
Bisturi 17, 74

C

Campionamento bioptico 62, 63
Campione 10, 12, 13, 19, 59-61, 63, 64, 78
  citologico 13, 59, 60, 61, 64
  istologico 19, 63
Campo sterile 16, 18, 27, 74
Capillarità 4, 52
Caratterizzazione 3, 8, 80, 99, 105-108, 110, 116, 121, 126, 135
Carcinoma 13, 21, 22, 46-48, 54, 64, 100, 102, 116-119, 135, 136
Carcinomatosi peritoneale 123
Cateteri 25, 26, 28, 29, 31, 67, 68, 70, 72, 76, 78, 128, 131, 132

di drenaggio 25, 28, 31, 68
double lumen 68, 78
CEUS (*Contrast-Enhanced Ultrasonography*) 8, 22, 57, 81, 105, 114, 116
Child-Pugh 113
Cirrosi epatica 6, 20
Cisti 25, 27, 30-34
epatica idatidea 27
epatica semplice 27
Cistoadenocarcinoma mucinoso 127
Cistoadenoma 57, 126
mucinoso 126
sieroso 57
Citologo 12, 13, 19, 60, 61, 95
Classificazione Gharbi 30
Classificazione WHO (*World Health Organization*) 30
Coagulazione 4, 26, 28, 36, 53
Colangiocarcinoma 9, 106, 108, 110
Colangite 114
Colangiti chimiche 31
Colecistite acuta 28, 34, 35
Colecistostomia percutanea 25, 34, 35
Coleperitoneo 35
Color-Doppler 7, 8, 12, 27, 56, 64, 123
Complicanze 12, 15, 19, 20, 29, 30, 32-35, 38, 42, 43, 56, 62, 63, 79, 93, 97, 98, 100, 113, 127-129, 132, 133
del drenaggio percutaneo 29
Consenso informato 4, 53
Contrasto organospecifici 3, 125, 126
Controindicazioni 28, 38, 100
al drenaggio 28
PEI 38
Cristalli interrotti 4, 51, 62, 67, 68

D

Dati laboratoristici 115
Debridement 78, 131, 136
Deiscenza 72, 134
Diagnosi
citologica 13, 14, 61, 95
istologica 63, 19
DICOM (*Digital Imaging and Comunications in Medicine*) 85, 88
Diff-Quick 13, 61
Disseminazione ematogena 26
Doppler 4, 6-8, 12, 20, 22, 27, 37, 45, 53-59, 64, 70, 73, 74, 80, 123
Dose radiante 12, 59, 94, 95
Drenaggi TC-guidati 97
Drenaggio 25-29, 31,33, 35, 45, 68-70, 73-80, 98, 113-116, 128, 129, 131, 132, 134
biliare trans-epatico 129
trans-epatico 129
continuo 29, 31
percutaneo 26, 28, 29, 45, 70, 78-80, 98, 129, 131, 132

E

Echinococcosi epatica 26, 29, 30, 31
Eco-color-Doppler 12
Ecografia endoscopica 61
Ecografia interventistica 25, 67
Elastosonografia 3
Ematossilina-eosina 19, 63
Emorragia intracistica 33
Encasement 123
Enhancement 56, 57, 73, 106, 110, 114, 115, 117, 125, 131, 136
Enzimi 32, 73, 77, 132
Epatocarcinoma 6-9, 13, 15, 35-39, 43-45, 100, 106-109, 111-115
TC 107
RM 108
Epatopatia cronica 36
Epatopatia diffusa 17
Errori di campionamento 95
Esame colturale 35, 77, 79, 129

F

Fallimento 16, 19, 28, 29, 63, 76
Fast test 31
Fibrosi epatica 20
Fissativo 61
Fistola 32, 78, 79, 129
Fistola pancreatica 78, 79
Fistolografia 114-116, 134, 135
Fistolografia TC 114-116, 134
Flebite della vena porta 97
Fluoroscopia 35, 93-96
MDCT (*Multidetector Computed Tomography*) 94
TC 93, 94, 96
FNAC 4, 12
FNH (*Focal Nodular Hyperplasia*) 109
Follow-up 32, 33, 38, 42, 44, 48, 57, 98, 100, 105, 111, 114-116, 118, 121, 131, 134
Formalina 19, 63
French 67

Frustolo 16-20, 63
Funzionalità epatica 26, 40, 97
Fusione di immagini 85, 89, 92

G

Gadolinio 108, 115, 132
Gangrena della colecisti 35
Gauge 4, 22, 52, 65, 102
Gd-BOPTA 109-111, 117, 126
Gd-EOB-DTPA 109
Generatore di radiofrequenza 97
Guida laterale 5, 15, 18, 51-53, 68
Guida ecografica 3-6, 9-12, 14-18, 20, 26-29, 37, 38, 45, 51-53, 59, 61, 62, 64, 67-71, 74-77, 79, 80, 85-89, 91
Guida TC 11, 12, 61, 62, 70, 71, 93-96, 98
Guida RM 99, 100

H

Hepatocellular Carcinoma (HCC) 6, 39, 43, 44, 91, 108, 109, 111, 113, 114
HU 129

I

Identificazione delle lesioni focali 110
Indici di colestasi 26
Imaging 3, 4, 6, 7, 10, 14, 15, 20-22, 28, 30, 33, 34, 38, 44, 46, 47, 51, 53, 56, 57, 59, 64, 65, 70-72, 78-81, 83, 85, 89, 101-103, 105, 107-109, 113-115, 117-119, 121, 127, 128, 131, 133-136
  3D/4D 10
  armonico 4, 6, 7, 20, 53, 70-72
  dinamico RM 109
  di fusione 89
Immunoistochimica 19, 61, 63
Insulinoma 57
Iperemia reattiva 115

K

Kit di guida 4, 5, 51, 67, 68

L

Lavaggio combinato 78
Lesione focale epatica 10, 18, 105, 106
Lesione neoplastiche resecabili 111
Linee guida 3, 14, 15, 128
Linfoma epatico 108

M

Macrocircolo 6, 8
Malattia residua 115
Mangafodipir trisodium 108, 110, 117, 125, 126, 136
Mn-DPDP 109-111
Metastasi 6-8, 10, 11, 13, 35, 41, 42, 44, 58, 96, 100, 106-110, 112, 113, 115, 118, 123
  colon-rettali 44
  epatiche 35, 41, 44, 96, 100, 107, 110, 112, 113, 115, 123
Metastatizzazione a distanza 111, 113
Mezzi di contrasto 3, 38, 99, 108-110, 113, 125, 126
  ecografico 4, 9, 37, 54
  SPIO 108-110
  USPIO 110
MHz 6, 7, 53
Microbolle 9, 41, 42
Microtomo 19, 63
Morbilità 20, 28, 29
Multiple image 95

N

Necrosi pancreatica 78, 98, 128, 129, 131, 133
Noduli satellite 107
Neoplasie 14, 25, 33, 35, 36, 38, 40-43, 61, 95, 106, 112, 127
  epatiche primitive 25
  epatiche secondarie 25

O

Octreoscan 127
Octreotide 127

P

Pancreatite 64, 72-74, 97, 98, 128-133
Panoramicità 71, 85, 96, 113, 134
Papanicolaou 13, 61
Paraffina 19, 63
Passaggio trans-colico 59
Passaggio trans-gastrico 59
Patologia epatica 3, 105, 113
Pazienti settici 128
PEI (*Percutaneous Ethanol Injection*) 36, 39, 43, 111, 112
Pervietà del catetere 28
PET con FDG (fluorodesossiglucosio) 127
Pig tail 25, 68
Planning pre-procedura 105, 111, 121, 128
Power-Doppler 54, 56
Prelievo 4, 6, 8, 10-13, 16-20, 52, 55, 58, 60-64, 93, 95, 96, 100, 106, 121, 127-129
  citologico 4, 13, 19, 20, 58, 63, 64, 95, 121, 127
  istologico 96
PRF (*Pulse Repetition Frequency*) 7, 56
Procedure interventistiche 3-5, 8, 10, 12, 15, 25, 45, 51, 53, 57, 59, 67, 70, 80, 85, 88, 92-96, 99-101, 105, 108, 111, 114, 116, 121, 127, 128, 134, 135
  diagnostiche 3-5, 15, 53, 88, 93, 95, 127, 135
  terapeutiche 45, 67, 80, 96, 114, 116
  RM-guidate 99
  sotto guida TC 93, 94
Profilassi antibiotica 40
Protocolli 4, 16, 26, 36, 40, 62, 70
Pseudoaneurisma 74, 130, 132
Pseudocisti 72, 79, 80, 98, 99, 126, 127, 130, 132, 133
  complicata 75, 130
  infetta 78, 79

Q

Quick-check 94

R

Raccolta 68-73, 75-79, 92, 98, 115, 116, 128, 129, 131, 134, 135
  retroperitoneale 129
Raccolte fluide 129, 133
Rapporto segnale-rumore 99, 110
Real-time 21, 46, 101
Resecabilità 113, 121-124
Resezione epatica 113
RFTA (*Radiofrequency Thermoablation*) 111-113, 115
Rilievi clinici 28
Rimozione 31, 78, 79
Risoluzione 3, 33-35, 78, 79, 109, 131
  di contrasto 6, 98, 99, 108, 125, 132
  spaziale 6, 20, 51, 53, 56, 94, 96, 99, 122
Risposta al trattamento 44, 114
RM (Risonanza Magnetica) 98, 108, 113, 125, 132

S

Sanguinamento 12, 29, 41, 43, 56, 79, 93, 128, 132
Scintigrafia 127
Scleroterapia 34
Scolicida 30, 31
Seeding tumorale 43, 121
Segno del doppio dotto 122
Segno di Murphy 35
Seldinger 26, 28, 35, 67-70
Sensibilità 7, 15, 20, 56, 62, 95-97 99, 107, 109, 114, 124-127, 129
Sequenze a *Gradient-Echo* veloci 100
Setticemia arteriosa 97
Sierologia 30
Soluzione salina ipertonica 31
Sonde ecografiche 5, 15, 62, 67
Sostanze scolicide 31
Split screen 10
SPIO 108-110
Stadiazione 5, 20, 53, 92, 105, 108, 111, 113, 116, 124, 126, 135
  pre-operatoria 124
Standard 10, 20, 34, 99
Standard DICOM (*Digital Imaging and Communications in Medicine*) 85
Steatonecrosi 129
Studio Doppler 4, 6, 8, 20, 27, 45, 53, 55, 64, 70, 73, 80

T

Tampone 18, 79
TC bifasica 106, 125
TC multidetettore 122, 124
Tecnica coassiale 96
Tecnica PAIR 31, 32
Tecnica PAIRD 32

Tecnica PEVAC (*Percutaneous Evacuation of Cyst Content*) 32
Temperatura erogata 41
Terapie ablative locali 36
Terapia antibiotica 26, 28
Termoablazione con radiofrequenza 25, 39, 40
Termoablazione TC guidata 96
Tramite transepatico 30
Trasduttore 4, 15, 51
Trattamento delle cisti epatiche semplici 33
Trocar 26-28, 35, 68-70, 75, 98
Tumore intraduttale 126
Tumori cistici del pancreas 72
Turbe coagulative 26

U

USPIO 110

V

Valutazione laboratoristica 134
Vetrino 12, 13, 60, 61
WHO-IWGE (*WHO-Informal Working Groups on Echinococcosis*) 30
Virtual Navigator System 86
Visualizzazione multiplanare 85
Vitamina K 26
Volume totale di alcool iniettato 37

W

Wirsung 79, 122-124, 134

Finito di stampare nel mese di maggio 2008